監修 3学会構成　心臓血管外科専門医認定機構
編集 日本胸部外科学会・日本心臓血管外科学会・日本血管外科学会

心臓血管外科
専攻医・専門医必修！

Off the Job Training
テキスト

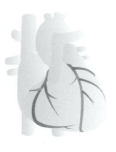

CARDIOVASCULAR SURGERY
OFF THE JOB TRAINING

南江堂

■ 監　修
3 学会構成　心臓血管外科専門医認定機構

■ 編　集
日本胸部外科学会　日本心臓血管外科学会　日本血管外科学会

■ 編集協力
世界手術教育フォーラム　日本心臓血管外科学会 U-40（渡邊　隼　桑内慎太郎）

■ 編集委員
横山　　斉	福島県立医科大学心臓血管外科
夜久　　均	京都府立医科大学心臓血管外科学
東　　信良	旭川医科大学血管外科
朴　　栄光	イービーエム株式会社・福島県立医科大学心臓血管外科

■ 執筆者（五十音順）
東　　信良	旭川医科大学血管外科
安達　秀雄	練馬光が丘病院心臓血管外科
阿部　恒平	聖路加国際病院心血管センター心臓血管外科
荒井　裕国	東京医科歯科大学心臓血管外科
池田　　司	帝京大学心臓血管外科
上田　敏彦	やまとサンクリニック
上田　裕一	奈良県総合医療センター
氏平　功祐	手稲渓仁会病院心臓血管外科
梅田　有史	日本大学心臓血管外科
大木　隆生	東京慈恵会医科大学外科
大北　　裕	高槻病院心・大血管センター
岡村　賢一	東京大学心臓外科
岡村　　誉	練馬光が丘病院心臓血管外科
岡本　一真	明石医療センター心臓血管外科
小野　　稔	東京大学心臓外科
尾原　秀明	慶應義塾大学外科
金岡　祐司	川崎医科大学心臓血管外科
金子健二郎	新百合ヶ丘総合病院血管外科
椛沢　政司	千葉県循環器病センター心臓血管外科
北川　哲也	徳島大学心臓血管外科
桑内慎太郎	関西医科大学総合医療センター心臓外科
郡谷　篤史	済生会八幡総合病院血管外科
児玉　章朗	名古屋大学血管外科
小林順二郎	国立循環器病研究センター
近藤　慎浩	弘前大学胸部心臓血管外科

在國寺健太	名古屋市立東部医療センター心臓血管外科
齋藤　俊英	一宮市立市民病院心臓血管外科
坂本　和久	京都大学心臓血管外科
坂本喜三郎	静岡県立こども病院
佐藤　　紀	埼玉医科大学総合医療センター血管外科
椎谷　紀彦	浜松医科大学心臓血管外科
下川　智樹	帝京大学心臓血管外科
新保　秀人	三重県立総合医療センター
田口　隆浩	田口脳心臓血管クリニック
竹村　博文	金沢大学先進総合外科
田中　千陽	旭川医科大学心臓外科
谷口　直樹	関西医科大学総合医療センター心臓外科
種本　和雄	川崎医科大学心臓血管外科
田林　侑花	岩手県立中央病院心臓血管外科
中野　清治	原宿リハビリテーション病院
西　　宏之	大阪警察病院心臓血管外科
西野　貴子	近畿大学心臓血管外科
西村　征憲	宮崎市郡医師会病院心臓病センター心臓血管外科
朴　　栄光	イービーエム株式会社・福島県立医科大学心臓血管外科
橋本　和弘	東京慈恵会医科大学心臓外科
福田　幾夫	弘前大学胸部心臓血管外科
保科　克行	東京大学血管外科
前田　剛志	東京慈恵会医科大学血管外科
松田　　均	国立循環器病研究センター心臓血管外科
深山　紀幸	関西医科大学総合医療センター血管外科
宮本　裕治	大手前病院
村上　厚文	国際医療福祉大学血管外科
森田　茂樹	国立病院機構九州医療センター心臓血管外科
夜久　　均	京都府立医科大学心臓血管外科学
安水　大介	大阪市立大学心臓血管外科
横山　　斉	福島県立医科大学心臓血管外科
吉田　　靖	大阪大学先進臨床工学共同研究講座
吉野　邦彦	聖路加国際病院心血管センター心臓血管外科
鷲山　直己	浜松医科大学心臓血管外科
渡邊　　隼	Lampang Hospital, Thailand

推薦の言葉

　心臓血管外科専門医認定機構は新専門医制度の開始に向けて制度を大きく変えることを決断いたしました．問題となっていた取得までの年数の短縮を図るため，認める手術術式の拡大，修練医に手術の機会を与えることで更新しやすくなる指導医加算の取り入れを図ると同時に，修練医にはプロフェッショナルとして求められる生涯にわたる自主努力を身につけていただくための Off the Job Training（OFF-JT）の義務化を導入いたしました．プロフェッショナル（専門医）と呼ばれる職業は自らを律し，常に鍛錬を怠らないことが求められます．練習をしないプロスポーツ選手はおりません．この OFF-JT を必須とすることで指導医には時間を取って教育のなかに取り組む努力をお願いし，修練医には生涯にわたって技を磨く習慣をつけていただくことを求めています．しかし，修練医の皆さんのなかにはどのように OFF-JT を行ったらよいのかわからない方々も多くいらっしゃると思います．確保の難しいシミュレーター利用，ブタの心臓を用いて行う Wet Lab ばかりではなく，簡単にできる様々な Dry Lab もあります．これまで多くの方々は個々に工夫をして手技練習を行ってきましたが，それぞれの方々の工夫を本書で紹介することで自分に必要なレベル，環境・状況にあった方法，さほどの準備なく行える簡易的な方法などを皆様にご理解いただき，楽しみながら，空いた時間を有効に使って修練し，技術の獲得につなげていただきたいと思っています．本書では練習時の注意事項，チェックポイントも示されており，練習の効果が出やすいように工夫されています．練習という習慣を身につけることで課題が更に明確化し，ついには練習をしないことが手術に向かううえで，不安となります．そうなればしめたものです．手術はどんどん上達していきます．

　指導医の先生方にも様々な OFF-JT 法を学んでいただき，レベルにあった方法を修練医に紹介し，その評価を本書でお示ししている評価項目を参考に行ったうえで次のステップの方法を提示，十分な鍛錬の経験を認めたうえで手術の機会を与えるという流れをつくっていただきたいと思います．そのうえでも本書は大きな手助けになると思います．

2018 年 9 月

3 学会構成 心臓血管外科専門医認定機構　前代表幹事
橋本和弘

巻頭言

　世界に誇れる素晴らしい内容の詰まった心臓血管外科の教科書が出来上がった感激を胸に，この巻頭言を書かせていただいている．わが国の心臓血管外科トレーニングについて，ここ数年は Off the Job Training（OFF-JT）の充実に舵を切ってきたところであるが，それを行うための系統的教科書となりうる適切なものがなかったことから，横山 斉 日本心臓血管外科学会理事長の精力的リーダーシップのもとに，熱い思いを持った執筆者たちの熱意によって，ここまで質の高いものが完成したと思っている．

　この書を通読してもらえれば，外科の基本となる手技から始まって，心臓血管外科の代表的手術術式の詳細な解説とそれに関する OFF-JT の方策，また実際の術中に起こりうるトラブルとその対処法も示されていることがわかる．そのうえに手術に臨む精神論まで書かれていることに大変な満足感を得られることは間違いない．その内容には執筆者の長年の経験に裏打ちされたノウハウと，これまでのトラブルを含めての多くの経験から学ばれた危機回避法がギッシリ入っている．他人が経験したトラブルを教訓として，その落とし穴と回避方法を知って前に進んでいくのが，最も効率的かつ安全なトレーニング方法であることは論を俟たない．特に若手の先生方が経験した症例を紹介され，その対処法について先輩医師を含めて記述されているパートなどは，正に宝の山と言っても過言ではない．このような素晴らしい内容の書に仕上がっているので，スキルアップを目指すすべての心臓血管外科医にこの書を精読してもらいたい．本書を精読し，それから OFF-JT に臨み，さらに本書に戻り，OFF-JT，ON-JT の場面を経験し，もう一度本書に戻る，といったプロセスを繰り返すことで必ずや達人の域に達する心臓血管外科医になることができるはずである．

　高い企画力と統率力で発案・企画から完成まで漕ぎつけられた横山先生と，わが国の心臓血管外科トレーニングのために情熱をもってご執筆くださった分担執筆者の先生方に感謝しつつ，この書を皆様にお届けしたい．

2018 年 9 月

3学会構成 心臓血管外科専門医認定機構　代表幹事
種本和雄

巻頭言

"すべての手術において腕を磨き，両手を同時に動かせるように，左右の手を同じように動かせるように，練習すること．目標とするのは，有能，洗練，速度，無痛，正確，そして機敏である．"

[ヒポクラテス ca. BC 460～BC 370]

"手術をいかに上手に，円滑に遂行するか"は，古来から追求され，また外科手術がこの世から消え去らない限り，未来永劫，求められる命題である．これは 4000 年以上前の古代エジプト，ナイルのほとりで呻吟したであろう若き学徒から，21 世紀，極東の島国で，漠然とした不安を抱えながら悩む外科医にいたるまで，"患者の役に立ちたい，自分がよりよくなりたい"と思う外科医達の一様の願いである．

外科医の心構えとしては，"患者に対して，治療目的とはいえ侵襲的行為を為すこと"を常に忘れない高邁な倫理観が必須である．また，"病める哀れな弱い人間と向き合うとき，人間を見下すことのない，柔軟な優しい心"(オスラー)が重要である．

また，科学的思考がともすれば看過されそうになるが，発病から手術までの病気の展開を熟知してはじめて外科医は自分がみる物を理解でき，患者の機能不全を治すために取りうるいくつかの道から適切なものを選べる．一方，イメージトレーニングが重要で，目を閉じて手術の一部始終を反芻することや，頭のなかで，心内構造を再構築し，実際の手術に際しても，心内を想像しながら手技を進めていくプロセスの巧拙が患者の生命を左右する．このように，外科手術は極めて知的な作業である．

卓越した外科手技の獲得には，自己を振り返る訓練が必要で，遭遇した症例ごとの要領を得た記録の集積など，自分の歴史構築が重要である．また，同時に，他人の意見を素直に受容する心のやわらかさも外科医にとって必要な資質である．

精神の安定も重要で，平静心(equanimity)と表現される．畳の上をぶれずに真っ直ぐ歩くのは容易であるが，千丈の谷に架かった細い橋桁もスタスタと同様に進むことができなければ，手術室の修羅場を生き抜けまい．外科医は豊富な練習量，臨床経験，科学的知識など，自分の全人格をもって，手術に立ち向かわなければならない．

近年，麻酔医，看護師，技士などの手術室・ICU チームをまとめ上げるリーダーシップの重要性が強調されている．リーダーは気概を持って，目標の明確化，明示，メンバーへの動機づけ，自らの率先垂範で組織を運営し，目標を達成しなければならない．このリーダーシップ涵養には "Non-Technical Skills for Surgeons" として構築されたシステムが有用であり，豊かな人間性，リベラルアーツなど，意識して獲得すべき重要な素養である．

2018 年 9 月

日本胸部外科学会　理事長
大北　裕

巻頭言

Practice, Practice, Practice！

　Sir William Osller は "Medicine is a science of uncertainty and art of probability." の名言を残しており，医学の Science と Art については長年語られてきたが，外科には「職人技」といえる領域があると私は信じている．その入門レベルは基本的な技の習得から始まる．特に心臓血管外科は切除の外科ではなく，再建・機能の外科であることから，手術手技や技量の違いが術後に端的に現れる．したがって，実際の手術に携わる前には，十分な修練と技量の獲得が完了しているべきであることは論を俟たない．Manual of Cardiac Surgery から引用して，technical skill training の重要性を強調したい．

　　The concert musician and the great athlete, even at the peak of their skills, realize the fundamental importance of practice; surgeons should do no less.

　　Practice is obviously of most importance to a surgeon during the most intense period of learning - the residency. It should be utilized whenever necessary after residency to maintain or attain the highest level of technical skill.

　　　(Bradley J. Harlan, Albert Starr, Fredric Harwin: Basic Surgical Technique. Manual of Cardiac Surgery, Springer-Verlag, 1995: p.21)

　趣味の音楽やスポーツでも練習をするが，外科医として最高レベルの skill を修得して維持するため練習を継続することは，professional としての務めである．特に "the most intense period of learning - the residency" と記載されていることを肝に命じるべきである．必要に応じて独自の練習方法を編み出し，体に覚え込ませること，そして Mental State も然りである．さらに最高レベルへの到達には，その後の臨床経験を含め，おそらく 10,000 時間を要するものと思われる．こうした点から，本書が多くの心臓血管外科医に裨益することを祈念している．

2018 年 9 月

日本心臓血管外科学会　前 理事長
上田裕一

巻頭言

　外科における医療行為は，診断，適応決定，患者へのインフォームドコンセント，外科手術，術後管理から成り立ち，そのどれもが患者に「納得のいく医療」を提供するための大切な要素である．外科医が他の診療科の医師と大きく異なるのは，これらの要素のなかで，特に外科手術の上達にも努めなければならない点である．

　外科手術は様々な要素で構成されるが，最も重要な要素は，手術を組み立てる構成力だと思っている．手術経験数が増えるに従い，自分自身の体験や先輩のアドバイスで，その手技のコツと落とし穴が蓄積されていく．外科医は術前に，皮切から始まり皮膚縫合に終わるまでの手術全体の流れをイメージする．コツと落とし穴の蓄積に伴い，手術のイメージは精緻化し，あらゆる突発事態も含んだ成熟した構成となる．

　私の若い頃は，手術を上達させるためには，高名な外科医の手術を見て，その手技を盗めと教えられた．情報化の進んだ現代においては，当然ながらより効率的で体系的な教育方式が望まれ，Off the Job Training（OFF-JT）が改めて注目されている．OFF-JT の役割は，Dry Lab やWet Lab で手術手技に習熟し，イメージトレーニングで危機的事態を経験することで，若い外科医の手術の構成力を大きく伸ばすことである．心臓血管外科専門医認定機構が，専門医資格取得の修練条件として OFF-JT を取り入れたのは，時宜にかなったことであり，そのトレーニングの参考とするために本書が出版されることになった．OFF-JT はこれまでは個々の外科医に委ねられていたが，本書により体系化され，より実り多きトレーニング手段となっていくと感じている．

　私の破裂性腹部大動脈瘤の術者としての初体験は，卒後 12 年目に出向先の病院で消化器外科医と行ったものであった．破裂孔から噴出してくる血液を見て，「心臓血管外科医にならなくて良かった」と言って手を引いてしまっている消化器外科医達に指示しつつ，先輩から聞いていたコツと落とし穴を頭のなかで反芻しながら手術を組み立てる努力を続けた．多少脚が震えはしたが，無事手術を完遂し患者を救えたことが，その後の自信につながっている．心臓血管外科専門医を目指す医師は，実際の手術を学びつつ，本書を利用して OFF-JT に励み，実践に備えて手術に対するイメージを膨らませていってほしいと思っている．

2018 年 9 月

日本血管外科学会　前 理事長
宮田哲郎

巻頭言

新しい時代に入った心臓血管外科医のトレーニング：OFF-JT に期待

　心臓血管外科という難易度が高く，かつ生命に直結する外科分野の若い人たちを，どういう修練方法で信頼できる外科医に育てていくのか，この長年の命題が最近急速に変化しています．従来の徒弟制度風の教育からの脱皮が求められるのは，手術対象がより複雑でリスクが高くなり，高度な技能とそれを支える外科医としての Competency が求められてきた背景があります．また，若手の教育の効率化とシステムづくりに力を入れ，魅力ある教育制度を示すことが若手を呼び込むには不可欠となってきています．その流れで登場してきたのが Off the Job Training（OFF-JT）です．シミュレーターを用いたトレーニング，いわゆる Dry Lab の分野は内視鏡外科ですでに長い実績がありますが，心臓血管外科領域でもようやくそれが現実となってきました．わが国で開発された冠動脈バイパス吻合シミュレーターシステムが登場し，さらにその他のモジュールも順次登場してくるなかで，心臓血管外科専門医制度でもこの OFF-JT を必須要件としました．このような時代の流れを先取りしてこのたび OFF-JT に集約したテキストが発刊されることは，わが国の心臓血管外科領域で画期的なことであり，これを実現させた横山 斉 福島県立医科大学教授はじめ学会関係の指導者の方々，そして執筆に参画された多くの皆様のご尽力に敬意を表します．OFF-JT を中心に心臓血管外科医のトレーニングシステムを考える集まりである世界手術教育フォーラムを代表してお祝い申し上げます．

　海外でのシミュレーショントレーニングの動きはすでに大きく動いていて，米国でも 10 年前から胸部外科関連分野の指導的学会が集まって，Visioning Simulation Conference なるものが開催され，cardiothoracic surgical education のシステムづくりが米国専門医制度とのジョイントで進められています（JTCVS 2008; 135: 477-484）．米国の外科専門医制度における Core-Competency（高い実践能力）のなかに practice-based learning and improvement と interpersonal and communication skills があります．前者は臨床例での修練を指しますが，当然 simulation-based education が入ってきます．また，後者のように単に手術手技（skill）の修練のみでなく，患者管理，危機管理，チーム医療のなかでの役割が非常に重要で，本書は skill-training と critical case simulation & checklist の 2 つの柱を置いたことは企画の素晴らしさを示しています．

　わが国の心臓血管外科は，外科医や専攻医が経験できる手術症例数が基本的に少ないという厳しい環境にありますが，この画期的な OFF-JT のテキストブックの登場でわが国の心臓血管外科の修練方法が新たな時代に入ったことを示すとともに，その質と安全性の向上に役立つものと確信します．

2018 年 9 月

世界手術教育フォーラム　代表

松田　暉

企画意図と本書の使い方：初心者から達人への道しるべ

　本書は，日本初の心臓血管外科 Off the Job Training（OFF-JT）に関するテキストブックである．2016 年からの心臓血管外科専門医制度への OFF-JT 導入に伴い，多くの指導医から OFF-JT に関する質問が心臓血管外科専門医認定機構に寄せられている．そこで，指導医と専攻医のための入門書として 3 学会協力のもと緊急出版することになった．ベテラン指導医の執筆はもちろんのこと，実際にトレーニングを受ける若手外科医にも編集と執筆に協力してもらった．

　まずは【総論】で OFF-JT の全体像をつかんで欲しい．この数年は伝統的な外科修練からの転換期である．外科技能の向上とは？　向上に有効なトレーニングとは？　スキルはどう評価するのか？　専門医制度との関係は？　など，基本的な事項を解説した．ぜひ一読して欲しい．外科トレーニングでは常識となっている考え方や用語も解説した．

　【各論❶】は，【技能】のシミュレーショントレーニングである．心臓血管外科における基本的スキルと標準手術のスキルの練習について紹介している．シミュレーショントレーニングを準備して実施し，専攻医にフィードバックや評価をする際の参考になる．基本的スキルの項にはその道の達人から奥義を記載していただいたので，参考にして欲しい．また，若手医師からも簡便なシミュレーターを紹介してもらった．専攻医には，自分に合った方法でそれぞれ工夫して日々のトレーニングに活用して欲しい．指導医からの問い合わせが多い各施設での【OFF-JT 認定書】発行の実際についても，わかりやすく解説していただいた．

　【各論❷】は，【認知と判断】のシミュレーショントレーニングである．「想定外の事態を想定する」トレーニングであり，ベテランから若手まで幅広い経験から執筆していただいた．想定外の事例が発生した記載が出てきたら，いったん本書を閉じて「何が起きたのか」と「その次の一手」を考えるグループディスカッションのテキストとして使用するのもよし，当直室で一人寝る前に一症例を読み，自分ならこうするとあれこれ考えながら眠りに落ちるのもよしである．いずれにしろ手術経験の宝庫であり，一外科医がこれらのピットフォールをすべて経験するには何十年も必要である．もし明日の手術で想定外の事態に遭遇しても，本書で仮想体験していれば，迷うことなく冷静に正解にたどり着けるであろう．いつもの手術の流れと違う【おかしいな？】が起きたときに，種々の可能性から【何が起きているのか】を判断し，次に【どうするか】を決めて，手を動かし指示を出して対処するイメージを持って欲しい．認知/判断/技能を連動させてトレーニングを行うとより効果的である．多くの外科医がピットフォールを回避して，心臓血管外科医療の安全向上につながることを期待する．

　本書は心臓血管外科の OFF-JT に関するはじめての本である．難度の高い手術のシミュレーションなどは割愛し，入門書として編集した．多くの先生方からの改善の要望を編集部宛にいただければ，改訂版に反映させていきたい．

2018 年 9 月

編集委員を代表して

横山　斉

目　次

Ⅰ．総論

1. OFF-JT とは何か？：伝統的外科修錬からの転換 　　　　　　　横山　斉　　2
2. ON-JT と OFF-JT の相互補完：偶発的経験と計画的経験 　　　横山　斉　　6
3. 専門医制度との関連 　　　　　　　　　　　　　　　　　　　横山　斉　　9
4. 航空業界における OFF-JT：外科トレーニングへの応用 　　　　朴　栄光　　11

Ⅱ．各論❶：Simulator-based Skill Training（SST）

1. Simulator-based Skill Training の種類とエビデンス 　　　　横山　斉　　22
2. Basic Skill Training 　　　　　　　　　　　　　　　　　　　　　　　28
　　A. 結ぶ 　　　　　　　　　　　　　　　　　　　　　　　　　　　　28
　　　❶ 基本的練習法 　　　　　　　　　　　　　　　　　　横山　斉　　28
　　　❷ さらなる上達に向けて 　　　　　　　　　　　　　　上田裕一　　30
　　B. 縫う 　　　　　　　　　　　　　　　　　　　　　　　　　　　　33
　　　❶ 基本的練習法 　　　　　　　　　　　　　　　横山　斉, 朴　栄光　　33
　　　❷ さらなる上達に向けて 　　　　　　　　　　　　　　大北　裕　　34
　　C. 止血する 　　　　　　　　　　　　　　　　　　　　　　　　　　37
　　　❶ 基本的練習法 　　　　　　　　　　　　　　　　　　横山　斉　　37
　　　❷ さらなる上達に向けて 　　　　　　　　　　　　　　橋本和弘　　38
3. 標準手術トレーニング 　　　　　　　　　　　　　　　　　　　　　　41
　　A. 人工心肺操作 　　　　　　　　　　　　　　　　吉田　靖, 渡邊　隼　　41
　　B. CABG/OPCAB 　　　　　　　　　　　　　　　　　　　　　　　50
　　　❶ 末梢端側吻合 　　　　　　　　　　　　　　　　　　横山　斉　　50
　　　❷ 内胸動脈採取 　　　　　　　　　　　　　　　　　　小野　稔　　56
　　　❸ 内視鏡下大伏在静脈採取 　　　　　　　池田　司, 下川智樹, 朴　栄光　　60
　　C. 大動脈弁置換術 　　　　　　　　　　　　　　　夜久　均, 渡邊　隼　　66
　　D. 僧帽弁置換術 　　　　　　　　　　　　　　　　夜久　均, 渡邊　隼　　71
　　E. 腹部大動脈人工血管置換術 　　　　　　　　　　東　信良, 朴　栄光　　76
　　F. 末梢動脈バイパス 　　　　　　　　　　　　　　　　　東　信良　　82
　　G. 血管内治療 　　　　　　　　　　　　　　　　　　　村上厚文　　88
　　H. ステントグラフト内挿術 ▶ 　　　　　　　　　　　　松田　均　　97
4. OFF-JT certificate の認定要件と記載要領 　　　　　　　　　種本和雄　　102
5. トレーニング施設紹介 　　　　　　　　　　　　　　　　　　朴　栄光　　104
6. 私はシミュレーターをこう使っている 　　　　　　　　　　　　　　　106
　　A. 「みかん法」による大動脈カニュレーション手技の習得 ▶ 　齋藤俊英　　106
　　B. 朝の 15 分 　　　　　　　　　　　　　　　　　　　　渡邊　隼　　107
　　C. 冠動脈吻合の練習法：内視鏡手術シミュレーション 　　　氏平功祐　　108

7. 自作のシミュレーター紹介 ……………………………………………………110
- A. 植木鉢型血管吻合シミュレーター ……………………………保科克行 …110
- B. 金魚すくいのポイを用いた裂けない運針のトレーニング ▶ ……安水大介 …112
- C. テープを用いた slip knot のトレーニング ▶ …………………渡邊 隼 …114

Ⅲ. 各論❷：Critical Case Simulation & Checklist

1. 典型的状況と対処：何を想定し，何をチェックし，どう対処するか？ …………118
- A. 人工心肺トラブル …………………………………………………小野 稔 …118
- B. 冠動脈バイパス術トラブル ……………………………………夜久 均 …128
- C. 大動脈弁置換術トラブル …………………………………阿部恒平 …130
- D. 僧帽弁手術トラブル ………………………………………………岡本一真 …137
- E. 大動脈手術トラブル………………………………………………西 宏之 …148
- F. 末梢動脈手術トラブル……………………………………………東 信良 …154
- G. ステントグラフト手術トラブル …………………前田剛志, 金岡祐司, 大木隆生 …158

2. 若手外科医が実際に経験した事例・対処・転帰 ……………………………167
- A. 日本心臓血管外科学会 U-40 より ……………………………………167

＜共通＞
- ❶ 胸骨正中切開時に innominate vein が完全離断…………………………167
- ❷ 再胸骨正中切開時に oscillating saw で大動脈ホモグラフトを損傷し大出血した …170
- ❸ 上行大動脈へ送血管を入れたら解離した ………………………………173
- ❹ 上大静脈のテーピングの際，右肺動脈壁を損傷した ……………………175
- ❺ 下大静脈の脱血管を抜いたら右房が裂けた ……………………………177
- ❻ 右上肺静脈から挿入したベントカテーテルが左室を穿孔していた …………179
- ❼ 人工心肺を開始したあとに人工肺圧が高くなった ………………………181

＜小児＞
- ❽ Fontan 型循環の再手術で癒着剥離中に心房を損傷し空気が心内に混入した ………183
- ❾ 動脈管結紮の際に血管損傷した ………………………………………185

＜成人＞
- ❿ 大動脈弁置換術後の人工心肺離脱困難 …………………………………187
- ⓫ 生体弁大動脈弁置換術後の massive trans-valvular leakage ……………189
- ⓬ 僧帽弁形成術時の左冠動脈回旋枝損傷 …………………………………191
- ⓭ 左内胸動脈を free graft にするため中枢側を剥離・切離する際に左鎖骨下静脈を損傷した ……………………………………………………………………………193
- ⓮ CABG での静脈グラフト中枢側吻合で大動脈を損傷した ………………195
- ⓯ MICS-僧帽弁形成術で大腿動脈送血したら逆行性解離した ……………197
- B. 日本血管外科学会ワーキンググループより ……………………………199
- ❶ 腹部ステントグラフト術時に腎動脈カバーをきたした症例 ………………199
- ❷ 胸部ステントグラフト術のシース抜去時にアクセス血管損傷をきたした症例 …………202
- ❸ 腹部ステントグラフト内挿術 (EVAR) 時のタッチアップバルーンにより血管損傷をきたした症例 ……………………………………………………………………204

❹ 血管内治療時に右総大腿動脈の穿刺部出血をきたした症例 ……………………206

❺ Leriche 症候群の血管内治療後に急性上腸間膜動脈閉塞症をきたした症例 …………209

❻ 腹部人工血管置換術中の遮断鉗子で動脈を損傷した症例 ……………………211

❼ 腹部人工血管置換術時に腸骨静脈を損傷した症例 ……………………214

❽ 下肢バイパス術直後に動脈閉塞をきたした症例 ……………………216

❾ 腹部大動脈吻合部から native aorta が裂けて出血をきたした症例 ……………218

3. エキスパート外科医の肝を冷やした一例 ……………………220

❶ 高度の癒着剥離に苦労した若年女性の自己弁温存大動脈基部再建術 ………安達秀雄 …220

❷ 遮断解除直後に Valsalva 洞から血液が噴き上がった急性大動脈解離の一例
　　　　　　　　　　　　　　　　　　　　　　　　　　　　　　　　荒井裕国 …221

❸ 急性増悪した上大静脈症候群のため脳浮腫・意識消失をきたした Bentall 術後大動脈
　解離の緊急手術— 腋窩静脈脱血による bail-out……………………上田敏彦 …222

❹ 強固な石灰化のために大動脈弁置換が遂行できなかった一例 ……………小野　稔 …223

❺ 人工心肺送血による術中大動脈解離 ……………………北川哲也 …224

❻ 僧帽弁置換 13 年後の再弁置換術中に左室破裂をきたした一例 …………小林順二郎 …225

❼ 筆者の成人先天性心疾患再手術構築に影響を与え続けている一針 ………坂本喜三郎 …226

❽ ガイドワイヤーによる胸腔内出血 ……………………佐藤　紀 …227

❾ 体外循環確立前に上大静脈から出血した一例 ……………………新保秀人 …228

❿ 縫っても縫っても裂ける心室 ……………………竹村博文 …229

⓫ 食事摂取開始後胸骨下ドレーンからの排出物により腸管損傷に気がついた CABG の一例
　　　　　　　　　　　　　　　　　　　　　　　　　　　　　　　　中野清治 …230

⓬ 油断するな，心しておりよ ……………………福田幾夫 …231

⓭ Bentall 手術中に左室破裂を起こし止血に難渋した一例 ……………………宮本裕治 …232

⓮ MICS で発症した術中大動脈解離 ……………………森田茂樹 …233

⓯ 石灰化した左房壁の tear に対し生体弁越しにウシ心膜パッチを縫着して再建した一例
　　　　　　　　　　　　　　　　　　　　　　　　　　　　　　　　夜久　均 …234

⓰ 胸腹部大動脈ステントグラフト治療時に予期せず上腸間膜動脈をカバーした一例
　　　　　　　　　　　　　　　　　　　　　　　　　　　　　　　　大木隆生 …235

索　引……………………236

本書に掲載されているトレーニングは，南江堂ホームページにおいて下記の関連動画を閲覧いただけます．本書冒頭見返しページに印刷された「WEB 動画サービスに関するご案内」をお読みのうえ，ご利用をお願いいたします．なお，動画のある項目については，目次および本文に「動画マーク」（▶️）がついています．

WEB 動画タイトル一覧

Ⅱ．各論 1：Simulator-based Skill Training（SST）
　3．標準手術トレーニング／H．ステントグラフト内挿術
　　　▶️ 動画 1：腹部ステントグラフト内挿術（Endurant）のシミュレーション
　　　▶️ 動画 2：胸部ステントグラフト内挿術（Variant）のシミュレーション
　6．私はシミュレーターをこう使っている
　　A．「みかん法」による大動脈カニュレーション手技の習得
　　　▶️ 動画 3：みかん法
　7．自作のシミュレーター紹介
　　B．金魚すくいのポイを用いた裂けない運針のトレーニング
　　　▶️ 動画 4：金魚すくいのポイ
　　C．テープを用いた slip knot のトレーニング
　　　▶️ 動画 5：slip knot

I. 総論

I. 総論

1. OFF-JT とは何か？：伝統的外科修練からの転換

A 伝統的外科修練とは？

　William Halsted は，1889 年に Johns Hopkins 大学でレジデント制修練を開始した．ここで行われた On the Job Training（ON-JT：実地訓練）とは，病院での診療を通じてひとつ上級の医師が行っていることを見て真似てできるようになる実地研修である．先輩医師から指導を受け，ともに働きながらチームの一員として職能を高めていく，いわば"先輩の背中"をみて仕事を覚えていく流儀（屋根瓦方式）である．この伝統的トレーニングを端的に表した言葉が【See one, do one, teach one】である．これまで多くの外科医がこの方法で指導者，先輩医師から手術を学び，執刀し，後進を指導してきた．新しい手術も一度みて，あとは執刀を重ねて技術を習得していけばよいという考え方である．

B 外科医が習得すべきスキルの全体像とは？ （表1）

　ここで，外科医の手術室でのスキルの全体像を俯瞰する．

　Technical Skill と Non-Technical Skill に分類され，Technical Skill は，知識，認知，判断などの認知機能と実際に操作を行う手技の運動スキルに分類される．また，近年手術室でのコミュニケーションや外科医のリーダーシップ，そしてチームワークが Non-Technical Skill として注目されている．

表1　Surgical skill in OR

Technical Skill
Cognitive Skill
Knowledge
Cognition
Decision
Psychomotor Skills
Eye-Hand Coordination
Non-Technical Skill
Communication
Leadership
Team Work

C 初心者から達人への道のり

　では，外科医はどうやって初心者から達人になるのだろうか？　初心者と達人は何が違うのだろうか？

　1970 年代に米国の Dreyfus が提唱した技能向上に関する Dreyfus Model（図1）がある．Dreyfus は飛行機パイロットやチェスプレーヤーの技能を研究してこのモデルを提唱し，現在

1. OFF-JT とは何か？：伝統的外科修練からの転換

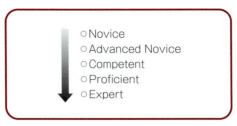

図1　Dreyfus Model of Skill Acquisition

では多くの職業の技能モデルとして普及している．このモデルでは，第1段階：初心者（Novice），第2段階：中級者，半人前（Advanced Novice），第3段階：上級者，一人前（Competent），第4段階：熟練者，できるヤツ（Proficient），第5段階：達人（Expert）と技能が向上していく．これを外科医としての技能と関連づけて紹介する．技術そのものだけではなく手術をうまく進める技能，または ICU での術後管理など外科医が技能を必要とされる状況と照らし合わせて読んで欲しい．

1) Novice（初心者）

当然のことながら外科分野における経験をほとんど持っておらず，うまくやり遂げる能力が自分にあるかを常に気にしている．とりあえず当面与えられた仕事を達成したいという願望が強く，より深く学びたいという意欲は強くない．ミスにどう対処すべきかを知らず，事態が怪しくなれば柔軟に対応することが難しい．個々の事象の重要度は理解していないので，何から何まで考慮して問題を解こうとする．

しかし，状況（context）に左右されない従うべきルールを与えられれば，ある程度仕事は遂行できる．状況を勘案せずとも「X が起きたときは，Y をしなさい」という形式的ルール（たとえば，料理でのレシピ）が有効である．decision tree（たとえば，こう質問されたらこう答えるというコールセンター業務書）が有効．しかし，ある状況においてどのルールを適応すべきかという優先順位がわからず，想定外のことが起きれば対処できない．

2) Advanced Novice（中級者，半人前）

少しだけ，決まったルールから離れられるようになる．独力で仕事にあたれるが，問題処理には手こずる．すでに経験した似通った状況（context）を参考にして，多くにあてはまる原則を見い出せるようにはなるが，まだ全体的な理解はしていない．情報は素早く入手したがる．今の自分の仕事には関係ないと考えて原理原則を基礎から学び直さず，次に何が起きそうかを予測する判断力を身につけようともしない．

3) Competent（上級者，一人前）

独力で問題に対処できる．初中級者は物事に対して決まり切った対応をするが，このレベルになると問題を自ら探し出し解決できる．より熟練した人からのアドバイスを応用し，効果的に使える．過去の経験がより仕事に活かされ，「指導力がある」「臨機応変な対応ができる」と評される．また，初心者に適切な助言を与えることができる．しかし，細部のどの部分が真に重要で焦点を合わせるべきかを決定するには多少苦労し，さらなる経験が必要．

Ⅰ. 総論

4) Proficient（熟練者，できるヤツ）

　このレベルから質的に大きく飛躍する．仕事を達成するための技能に関する全体像を持っている．さらに業務を取り巻く大きな枠組みを模索し理解しようとする．うまくいかなかった自分の行動を修正できる．次回のパフォーマンスを改善するための自分の取り組みを修正できる．直接経験しなくとも他人の経験からも効果的に学ぶことができる．状況に応じて臨機応変に解釈が可能な基本的原理原則を，うまく現実に適応する能力が備わってくる．原則が，特定の状況（context）において何を意味するかがわかっている．次に何が起きる可能性が高いか，また何が失敗する可能性が高いかがわかる．そのとおりに事が進まない場合に，何が起きていて，何を変えなければならないかがわかる．

5) Expert（達人）

　ついに最終段階である．このレベルは，常に物事をよりよく行う方法を探し続けている．膨大な経験があり，それを上手に引き出してぴったりの状況で応用できる．正しいと感じた直感で，素早く動いて対処ができる．ここでいう直感とは，膨大な経験，洗練された記憶力と判断力など脳の知的な活動すべてが総合された能力である．認知心理学者であるK.アンダーソンはこの直感力を「瞬時に膨大な情報を処理する心的イメージ」と表現し，心的イメージとは事実，ルール，関係性などの情報がパターンとして長期記憶に保持されたものであり，特定の状況に迅速かつ的確に反応するのに役立つと述べている[1]．達人は，本質に関係ない部分と重要な部分との区別ができ，どの部分に焦点を当てるべきか，どの部分を無視してもよいかがわかる．手術では，瞬時に何が起きているかと何をすべきかがわかり，卓越した技能で目的を達成できる．自分らしいやり方（スタイル）を究めている．

D 技能が上がると何が変わるのか？

　このモデルでは，技能レベルの階段を上るにつれて多くの特性が変化していく（図2）．中心的コンセプトは，「初心者には状況（context）に依存しないルールが必要だが，達人にはcontextに対応した直感力が備わっている」という認識である．
　自分が，またはチームメンバーがどのレベルにいるか考えてみよう．また，次のステップに

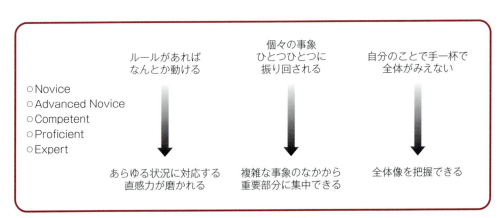

図2　技能レベルにおける変化（Dreyfus Modelより要約）

進むには何が必要か，どんなトレーニングが必要かも考えてみよう．ここで注意すべきは，低い技能レベルにある者は自分を過大評価する傾向があるということである．高度な技能レベルを持つ者は，自分自身を認識する能力が高く，自分を疑ってかかる度合いが増し用心深くなる．初心者は，状況が怪しくなっても，それに気づかず自信満々である．

初心者（Novice）には曖昧さのない明確な指示を与え，小さな成功体験を積ませてあげる必要がある．優秀なのだから，この程度の状況では適切に対応できるだろうなどと期待してはならない．Advanced Novice は，少し慣れてきた状態である．複数の職業での研究によると，驚くべきことに大多数の人は人生においてこの第2段階の Advanced Novice にとどまっている．必要な業務を日々行い，さらに必要といわれれば新しい業務を学ぶが，仕事全体を広範かつ概念的に理解することは一生ない．Advanced Novice は独力で決定を下すことはできない．Advanced Novice に手を貸して，3番目のレベル Competent に引き上げるのに有効な方法は，周囲に優れたお手本を配置することである．お手本外科医が適切な判断を下して良好な結果が得られれば，人は自然と真似をする．屋根瓦方式のチームを形成して全員で経験を積む実地修練システムの強みはここにある．初心者の教育係には，少しだけレベルが上の外科医が向いている．自分が最近経験した失敗や解決法をわかりやすく伝えることができるからである．しかし，日常業務の経験だけでは，一生を終わるまでに達人になれるかどうかはわからない．

さて，次にどのような訓練を積んだら達人になれるのかを考えていこう．

文献
1) アンダース・エリクソン：超一流になるのは才能か努力か？，文藝春秋，2016

Ⅰ. 総論

2. ON-JTとOFF-JTの相互補完：偶発的経験と計画的経験

　経験を伴わない専門技能は存在せず，経験にとって代わるものはない．膨大な経験は達人を
つくる大きな因子である．外科医は，日々の症例一例一例からできるだけ多くを学び，文献や
書籍で知識を広げてきた．しかし，このON-JT経験は，いわば【偶発的経験】であり，外科医
は明日どんな症例が来るかをコントロールできない．

　OFF-JTは，いわば【計画的経験】である．Case scenario（ケース・スタディ）で経験したこと
がない状況や危険な状況を疑似体験できる．シミュレーターを用いて，患者を危険にさらさず
試行錯誤し失敗を何度も経験できる．失敗は成功の母である．多くの達人は数え切れないほど
の失敗を経験して，それを乗り越えている．

　年間手術執刀数が多い外科医のなかでも手術成績のばらつきは大きい．年間執刀数が少なく
とも好成績をあげている外科医もいる．手術経験から多くを学んで有効活用できる外科医とそ
うでない外科医がいる．同じことをまったく同じやり方で漫然と繰り返しても上達に限界があ
ることを，多くの研究が指摘している．手術（ON-JT）の最優先課題は患者のために最高のパ
フォーマンスをすることであり，外科医のトレーニングのために手術があるわけではない．手
術と手術の合間に弱みを克服し能力を向上させるためのトレーニングが必要である．

A どんな訓練法が有効か？—Deliberate Practice

　認知心理学者 A. Ericsson らは，超一流の音楽家，オリンピック選手，チェスのチャンピオン，
バレエのプリマドンナ，ゴルフのトップレベルの選手など多領域の世界トップクラスの研究か
らエキスパートになるための共通の要件を提唱している[1,2]．すべての領域に共通するのは，トッ
プクラスの人々は Deliberate Practice（計画的練習，意図的練習，限界的練習，究極の鍛錬など
と訳される）と呼ばれるトレーニングを長期間（少なくとも10年以上）にわたり忍耐強く行い，
その総練習時間と技能のレベルの相関が極めて高いことである．Deliberate Practice という言葉
は，外科トレーニングの世界でもすでに共通言語となっている．達人をつくるための Deliberate
Practice の条件として Ericsson は次のように述べている．

①目的を持った練習：練習で達成すべき，はっきりと定義された具体的目標があること．上
　手くなりたいという漠然とした目標を，実現可能なこの部分が上手くなりたいという具体
　的目標に変える．

②やるべき作業に全神経を集中：本気でやることが必要であり，集中力を持続させるには1
　時間，長くとも2〜3時間が限度である．

③有益なフィードバック：自分のどの部分が足りないかについてエキスパートからの指摘が
　必要である．フィードバックがなければ，どの部分の改善が必要か，目標にどの程度近づ
　いているかがわからない．

④Comfort Zone から飛び出す練習：自分ができる範囲の居心地のよいスキルレベル（Comfort
　Zone）から出て，困難であるが，不可能ではないレベル（Learning Zone）を目指した練習を

すること．能力ギリギリのスキルの練習を繰り返し，エラーを根気強く修正していく．最終目標は，どんな状況にも瞬時に対応できる「心的イメージ（p.4 参照）」の形成である．目標を持たず漫然と繰り返すだけの楽な練習には効果がないことを Ericsson は繰り返し強調している．逆に，何時間も猛練習をして疲労の極致を経験しても効果はない．

頭脳と肉体を使うスポーツの領域では，Deliberate Practice の時間がスキルと強く相関する多くのエビデンスがある．よって手術トレーニング時間が手術成績に影響することが推測される．

初心者には，手技の知識がない．まず手技の最終目標（完成形）と各ステップの知識を理解させたのちに，スキルトレーニングを行うことが有効である[3]．トライアンドエラーの繰り返しと積み重ねに効果がある．言い換えると，繰り返す訓練によって新たな脳の神経回路を構築していく作業である．

判断力を鍛えるためにはどうすればよいだろうか？　単なる知識詰め込み型講義では効果が乏しいことが多くの研究で示されている．インタラクティブ（双方向）レクチャー，グループ討論，ケーススタディなど，問題に対して自ら考えて結論を出し，指導者からフィードバックを受ける形式が有効である．

Ｂ OFF-JT の種類

1）技術を磨くスキルトレーニング—Psychomotor Ability

Surgery の語源は，「手の技による治療」である．心臓血管外科では小さな技術的ミスが重大な転帰につながる可能性があり特に重要である．また，心停止時間や人工心肺時間は患者予後に大きく影響するため正確で速い手技が要求される．平易な状況での基本手技トレーニングから開始し，状況に合わせた上級トレーニングへと進む．考えなくとも手が動く状況（automation）を目標とする．

2）知識と判断を問うケーススタディ—Cognitive Ability

心臓血管外科では判断の時間が限られており，速やかな対応が必要である．ピットフォールが重大な転帰をとる可能性が高く，リカバリー力が外科医にとっては必須の要件である．

スキルトレーニングだけでは判断力は養えない．外科医としての日常診療だけでは，十分な経験を積むのに長期間を要する．上級医からのピットフォールに関する口伝（失敗談）はあるが，包括的学習とはいえない．学会・研究会での症例報告は成功談が多くピットフォール疑似体験の機会は少ない．本書後半は，まれではあるが重大な転帰に結びつく事象を疑似体験（Critical Case Simulation）できるよう構成した．

Non-Technical Skill のトレーニングについては，紙面の都合上本書では割愛する[4]．

Ｃ 外科スキルの評価法の開発：上手い下手をどう評価するか？

外科スキルは従来客観的評価が困難とされてきたが，1990 年代に Objective Structured Assessment of Technical Skill（OSATS）[5] が開発され，定量的評価の試みがなされている．スキルが定量的に評価可能であれば，その外科医の強みと弱みを評価でき，また手術成績との関連も示すことができる．以下に最近の研究[6,7]を紹介する．

I. 総論

肥満治療外科医グループから各自の典型的な腹腔鏡下胃バイパス手術の録画テープを提出してもらい，エキスパートに執刀医の技術レベルを5段階評価させた．結果は，評価点数の高い外科医が執刀した患者は術後合併症発生率や院内死亡率が低かった．この研究は，医師の技術レベルによって術後成績に大きな違いが生じることを定量的に示した．第一線の外科医のスキルが定量評価できることを示し，また，attending surgeon に対しても技能向上を支援すれば患者に恩恵がある可能性を示唆している．外科医のスキルを向上させることは，医療安全を向上させる有効な手段である．

専門医制度の目的は，よりよい医療の提供である．次に，専門医制度との関連についてみていこう．

文献

1) アンダース・エリクソン：超一流になるのは才能か努力か？，文藝春秋，2016（スキル向上のためには Deliberate Practice が有効である）
2) アンジェラ・ダックワース：やり抜く力：Grit，ダイヤモンド社，2016（やり抜く力（Grid score として定量化）が Deliberate Practice 継続と技能習得の原動力である）
3) El Ahmadieh TY, et al: A Didactic and hands-on module enhances resident microsurgical knowledge and technical skill. Neurosurgery 73 (Suppl 4): 51-56, 2013（講義とハンズオンを組み合わせると研修効果が上がる）
4) Wood TC, et al: Training tools for nontechnical skills for surgeons: a systematic review. J Surg Edu 74: 548-578, 2017（Non-Technical Skill のトレーニングに関する総説）
5) Martin JA, et al: Objective structured assessment of technical skill (OSATS) for surgical residents. Br J Surg 84: 273-278, 1997（外科医のスキルを5段階評価スケールで定量化する試み．多くの外科手技の定量的評価に応用されている）
6) Birkmeyer JD et al: Surgical skill and complication rates after bariatric surgery. N Engl J Med 369: 1434-1442, 2013（外科医のスキルをエキスパートが定量評価すると，その術式の術後合併症発生率と強く相関する）
7) Varban OA et al: Surgical skill in bariatric surgery: does skill in one procedure predict outcomes for another? Surgery 160: 1172-1181, 2016（ある術式でのスキルを定量評価すると，その外科医のそれ以外の手術における手術成績とも相関する）

3. 専門医制度との関連

A 米国の現状

　従来，Subspecialty である Cardiothoracic Surgery の研修は，4 年間の General Surgery Residency 終了後に行われ，研修終了までに長期間を費やしていた．2009 年から General Surgery の研修をせず Cardiothoracic Surgery 研修を卒後 6 年行う Integrated 6 Program が開始され，研修期間短縮により効率的な研修プログラムの確立が必要となった．Joint Council on Thoracic Surgical Education [1] が，American Association for Thoracic Surgery（AATS），American Board of Thoracic Surgery（ABTS），Society for Thoracic Surgeon（STS），Thoracic Surgery Foundation for Research and Education の 4 団体で設立され，経験重視トレーニングからスキルトレーニングへ，主観的技術評価から客観的技術評価へと OFF-JT プログラムを導入した研修制度改革が進行している [2]．

B 日本での OFF-JT 導入

　日本での導入には種々の背景がある．①技術難度の高い低侵襲手術（心拍動下手術，小切開手術，内視鏡手術）の普及により若手外科医の執刀機会が減少した．②医療経済上の要請により手術時間短縮が求められ手術室での教育指導の時間が減少した．③手術室をトレーニングの場とすることが倫理的に許容されない社会的認識がある．④専門医制度改革でより短期間での技術習得プログラムが必要となった．

　現行の専門医制度では，到達目標（手術経験数など）は設定されているが，技能到達度により次のステップに進む仕組みが不明確であり，手術不足による修練期間長期化（2016 年の心臓血管外科専門医合格者は平均 39 歳：卒後 15 年）が問題となっている．新制度では，認定手術要件は軽減せず，「プログラム制度を見据えたカリキュラム制度」となり，所定の期間内に手術スキルを向上させる研修システムが求められる．

　もちろん，導入にあたっての問題点は多い．研修ツールの不足，カリキュラムの未整備，評価とフィードバックのノウハウ不足など課題は山積している．指導医層の意識改革も必要である．自分の研修医時代に OFF-JT 研修を受けていないので効果に疑問を感じている．OFF-JT の指導法を学ぶための Faculty Development も必要である．指導医の役割として今後期待されるのは，OFF-JT 環境・機会の提供（施設内 Dry Lab，研究会 Wet Lab，学会 Skill Lab，Live Animal Lab など），研修医へのプログラム作成（回数，時間），教育係と指導を受ける側のマッチング，技術指導と適切な評価（feedback）などである．過渡期である現在，多くの指導医は具体的指針と OFF-JT 機会提供を学会に期待しているであろう．

　日本心臓血管外科学会と日本血管外科学会は 2016 年に OFF-JT 委員会を立ち上げ，心臓血管外科専門医認定機構の OFF-JT 推進を支援する体制を整えた．また機構内に 3 学会 OFF-JT 連絡協議会を設立し，本書の編集をはじめ OFF-JT プログラムなど OFF-JT 情報の共有と発信を行う

Ⅰ. 総論

体制を整えた．熱意ある指導医とともに日本の OFF-JT 推進に努めていきたい．

文献

1) Verrier ED: Joint Council on Thoracic Surgical Education: an investment in our future. J Thorac Cardiovasc Surg **141**: 318-321, 2011（米国の胸部心臓外科トレーニング変革の総説）
2) Reznick RK, Macrae H: Teaching surgical skills: changes in the wind. N Engl J Med **355**: 2664-2669, 2006（外科スキルのトレーニングについての総説）

4. 航空業界におけるOFF-JT：外科トレーニングへの応用

A 本項のねらい

　外科医の技能トレーニングを議論する際には，パイロットのトレーニングが参照モデルとされることが多い．より効果的な外科手術OFF-JTを模索するため，筆者は2004年から約1年間，米国ホノルル国際空港におけるトレーニングを経て，単発自家用操縦士（日本・米国），計器飛行証明（米国），多発限定（米国）の免許を取得した．本項は，Novice（初心者／訓練生）がProficient（熟練者／自家用免許保持者）にいたるまでの小型飛行機（陸上単発ピストン）パイロットトレーニングについて具体的に紹介し，心臓血管外科領域OFF-JTへのヒントを提示する（図1）．なお，後段ではパイロットにとってExpert（達人）ステージにいたるモチベーションを紹介し，生涯にわたる技能訓練に対する心構えを示した．

B 心臓血管外科医とパイロットの共通点

　パイロットと心臓血管外科医には多くの共通点がある．パイロットはフライトのためにフライトプランを作成する．気象情報を収集・分析し（患者の状態），航路を計画（手術プラン），気象の突発的変化など複数のシナリオの準備（リカバリープラン），機体の状態をチェックリストで確認し（機材・器械チェック），離陸したら（手術開始），クルーを指揮し（チームワーク／リーダーシップ），燃料が尽きるまでに（時間制限），管制官とコミュニケーションをとりながら確実に滑走路に着陸（手術完了）しなければならない．
　一度離陸してしまえば，燃料はいわば自身の寿命となる．よって，いかに事前にフライトの準備を行い，フライト中は極力パイロットの負荷を減らし，余力を確保するかが安全なフライ

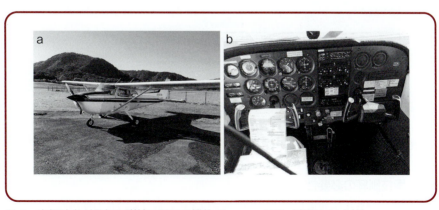

図1　未経験者が最初に訓練で用いる機体 Cessna 172（米国セスナ社）
　4人乗り，160馬力．新造機体の仕様の場合航続距離1,185km，最大巡航速度230km/時，定価約4,000万円

Ⅰ. 総論

トの実現に重要である．このため，操縦技術（基礎的手術手技）や，手順（手術戦略）については，日常的に徹底的トレーニングを行う．また，地域ごとの気象や，フライト中の機材故障といった緊急事態への対処については，熟練者から学ぶことで効率よく Tip & Pitfall を受け継ぐことができる．どのような達人パイロットでも悪天候では飛べない．そのようなとき，パイロットたちは格納庫に集まり，過去のフライト経験について活発に話し合う．航空業界ではこれを「ハンガー（格納庫）トーク」「ハンガーフライト」と呼び，より安全なフライトに必要な航空文化として大切にしている．外科医も術中に熟練医から熱血（？）指導を受けることが日常である．OFF-JT として普段から手術に関して熟練者とコミュニケーションを図ることは，OFF-JT と ON-JT の相互作用を発揮させ，手術がないとき（OFF-JT）には外科医のハンガートークをしてみてはいかがだろうか？

表1 は前述の心臓血管外科医を取り巻く OFF-JT の現況を軸とし，パイロットの訓練環境について比較した．主な違いは，パイロットの場合，定期的に技能審査があり，免許を保有していても機長として航空業務を行う際には要件（requirement）を満たし「現在有効（current）」となる必要がある．このため，OFF-JT・ON-JT 双方を駆使し，トレーニングが計画される．

表1 専門技能教育に関するパイロットと心臓血管外科医の比較

項目	航空業界（パイロット）	医療業界（心臓血管外科医）
Authority	国土交通省	日本心臓血管外科学会，日本胸部外科学会，日本血管外科学会，心臓血管外科専門医認定機構
適用されるルール	航空法など	学会のガイドラインなど
資格制度	細分化された免許制度・国家資格 自家用，事業用，定期運送（エアライン） 計器飛行証明，多発，教育証明，型式限定（機体ごとの操縦免許）	学会主導による専門医制度
実技試験	あり（口頭試問のあとに実技試験）	なし．手術経験数による単位認定
定期的技能審査制度	特定操縦技能審査制度（2年に一度の実技技能審査）	手術経験（単位）による専門医の更新
カリキュラム整備状況	国際標準に準拠し，確立したカリキュラム	今後の課題
Technical Skill 訓練手段（ON-JT）	実機操縦	実臨床
Technical Skill 訓練手段（OFF-JT）	実機操縦，シミュレーター（FTD, FFS）	シミュレーター（Dry Lab），Wet Lab，Animal Lab
技能評価	国の定める審査要領に沿って審査官が評価する	OSATS，指導医などによる定性的評価
指導者の育成・維持	操縦教育証明資格（certified Flight instructor：CFI）	指導医
オペレーション失敗（事故）による死亡リスク	パイロット＋乗客	患者

C Technical Skill Training

1）実技訓練の必要性

1999〜2008 年に発生した 225 件の航空機事故における潜在的要因のうち，67％が安全意識の欠如，42％が技量不足であった（図2）[1]．技量向上を目的とした効果的トレーニングが定期的に実施されていれば，安全意識は向上する．近年，外科手技の Skill Durability（技術の保持）につ

4. 航空業界における OFF-JT：外科トレーニングへの応用

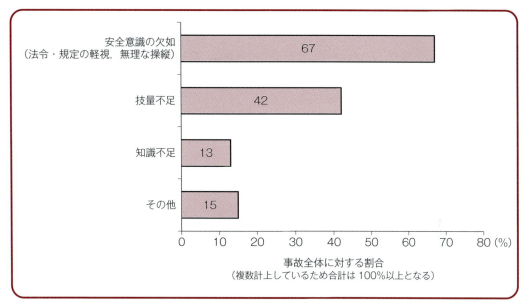

図2　操縦士に起因する航空事故の潜在的要因分析（日本）
1999～2008 年に発生した 225 件．
（運輸安全委員会公表データより）

表2　航空法に基づく飛行経験の規定（recent flight experience）

最近の飛行経験

法的に最近の飛行経験が求められているのは以下の飛行である．
1　航空運送事業の用に供する航空機の操縦者
　航空機を操縦する日から遡って 90 日以内に 3 回以上の離着陸経験．夜間の離着陸を行う場合は，この間に夜間の経験を必要とする．
規 158-1.2
2　計器飛行証明を有し計器飛行を行う場合
　航空機を操縦する日から遡って 180 日以内に 6 時間以上の計器飛行経験
模擬飛行装置で国土交通大臣の指定する方式により操作した経験でもよいとされている
規 161
3　操縦教育を行う場合
　操縦の教育を行う日から遡って 1 年までの間に 10 時間以上の操縦教育を行った飛行経験
規 162

いて研究がなされているが，一定期間実技を行わなければ専門的な技能は低下する．パイロットも同様である．そのため航空法では，表2に示したように最近の飛行経験について明確な記載がある．エアラインパイロットが 90 日航空機を操縦しなかった場合には，業務を行う前に最低 3 回の離発着訓練が法的に必要である．

　パイロットは訓練内容や飛行経験のすべてを生涯ログブックに記録し続け，資格申請や技能の証明として用いる．これは世界共通であり，操縦した機材，時間，場所，訓練内容などが明確に記載され，教官の署名がなされる．このため，航空法で規定された飛行経験を満たすため，パイロットは自主的・計画的にトレーニングを実施する．しかし，この規定はあくまで最低限の規定であり，より安全に飛行業務を実施するためには，常に OFF-JT によるトレーニングを行う．

Ⅰ. 総論

2) 資格制度

　心臓血管外科専門医と比較して，パイロットの資格は細分化されており，資格ごとに教育カリキュラム，審査，評価が確立している．たとえば，自家用操縦士は最低40時間の飛行経験が必要であり，夜間飛行や単独飛行の必要時間なども細かく規定されている．この点は，専門医申請での経験症例の分類と類似している[2]．ちなみに，プロパイロットの入口である事業用操縦士（車でいう2種免許）は200時間以上，エアラインパイロットである定期運送用操縦士は1,500時間以上の飛行経験が必要である．Deliberate Practice（p.6参照）を意識したフライトでは，1時間も飛べば疲労困憊となる．費用面でみてみると，小型機セスナの場合で，1時間あたり日本では約6万円，米国でも約2万円のコストを訓練生は負担し操縦技術を習得していく．定期運送用操縦士の場合には，大型機でのトレーニングが必要になる．この場合，実機のコストは莫大であり，当然シミュレーターを活用した訓練制度が設計される．パイロットになるためには「お金とやる気と時間」が必要といわれており，「飛行機の燃料はガソリンではなく札束である」とは，世界共通のジョークである．

3) シミュレーターの必要性

　パイロットの訓練においてシミュレーターの価値は2つある．ひとつは，前述のOFF-JTとON-JTの相互作用を活用しながら，Deliberate Practiceを実現できるということ．もうひとつは，訓練の効率化（cost efficient training）である．これは費用のみならず，航空従事者の時間効率を最大化することも含まれる．たとえば，10人乗り程度のビジネスジェット機を実機で1時間フライトした場合には，最低約30万〜50万円（米国）程度の費用がかかる．この場合，行える訓練内容も所詮3回程度のTouch & Go（離発着訓練）である．大型のエアラインなどでは，国土交通大臣の認定を受けた実機を忠実に再現したシミュレーターを用い，訓練から試験，審査までを行う．

　パイロットは，どんな緊急事態に対しても対応できるTechnical Skillを常日頃訓練し，いつ何時でも発揮できなければならない．シミュレーターでは，気象条件（強風，悪天候など）や機材の故障など，ストレスサイド（悪条件側）に条件を設定することが可能であり，Deliberate Practiceを効率的に実現し，訓練時間を短縮できる．エアラインにおいて，パイロットの訓練期間が延びることは，パイロットおよび周辺スタッフの人件費，機材の償却費など莫大な費用となり組織の経営を圧迫する．費用対効果の高い訓練計画を策定する際には，Deliberate Practiceを意識し，シミュレーターや機材といった単純な直接費用のみならず，「時間」というファクターを考慮することが望ましい．

4) シミュレーターの区分と認定制度

　手術訓練シミュレーターの必要性を論じる際に参照される「フライトシミュレーター」は再現できる機能によって厳密な区分がある．フライトシミュレーターによる訓練は国土交通省が定める「模擬飛行訓練装置認定要領」[3]に基づき認定された範囲内において，実飛行と同等の訓練時間として計上（ログアップ）してよいと定められている．この認定シミュレーターは，「飛行訓練装置（Flight Training Device：FTD）」と「模擬飛行装置（Full Flight Simulator：FFS）」に大別される．FFSとは，テレビドラマなどでよく目にするエアラインのパイロットが日常的にトレーニングするフライトシミュレーターであり，ビジュアル装置およびモーション装置を有する．これは，航空機乗組員の訓練，試験，技量審査などに適するものであって，特定の型式の航空機の操縦室を模したものである．FTDは，モーション機能を有しない簡易な構造で，

4. 航空業界におけるOFF-JT：外科トレーニングへの応用

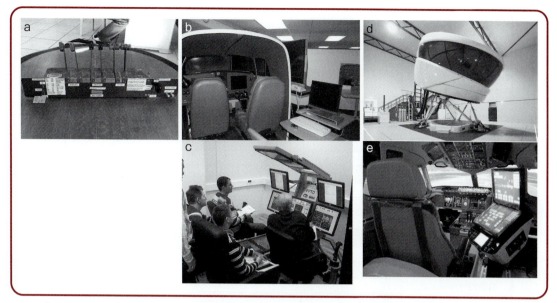

図3　多様なシミュレーター
　a：認定されていない基礎的手順学習用簡易型シミュレーター（© Young-Kwang Park）
　b：国土交通大臣に認定されたFTD（© Jim Howard）
　c：国土交通大臣に認定されたFTD（© SuperJet International）
　d：国土交通大臣に認定されたビジュアルやモーション機能を有するFFS（© fotogrammapiovesan）
　e：国土交通大臣に認定されたビジュアルやモーション機能を有するFFS（© SuperJet International）

　一定時間を「最近の飛行経験」としてログアップ可能となっている．シミュレーターは，医療機器のクラス分類のように，実機環境の再現性や実装された機能の高度さに対してレベル区分されており，国土交通省が認定している．図3にシミュレーターを示した．左のスロットルなど操作レバーを模しただけの簡易なシミュレーターでも，手順の学習などでは十分な効果を発揮する．訓練目的に応じて適切なシミュレータートレーニングを選定していくことで，訓練における費用対効果を最大化できる．
　心臓血管外科手術トレーニングにおいても多様なシミュレーターが上市されているが，適切なものを選定して訓練計画に組み込みたい．将来的には手術トレーニングシミュレーターに関しても，簡易な認定制度を発足させることで，トレーニング環境の標準化と普及推進の実現が期待される．

D Non-Technical Skill Training—クルー・リソース・マネジメント（CRM）

　本書ではTechnical Skill Trainingに主眼が置かれているため，Non-Technical Skillに関しては簡単な紹介にとどめたい．パイロットでも，2人の操縦士を必要とする大型機（ジェット旅客機）を操縦する場合，安全の確保には単なる知識や操縦技量といった技術的な能力だけでなく，乗員間の適切な連携を含むクルー・リソース・マネジメント（CRM）スキルが要求される．CRMスキルにおいては，スレット（threat：悪天候，機材故障，時間的制約などのヒューマンエラーを惹起する要素）やヒューマンエラーが発生した状況において，その状況を迅速かつ的確に認識し，乗員間で共有したうえで，適切に対処する能力（スレット・アンド・エラー・マネジメント

I．総論

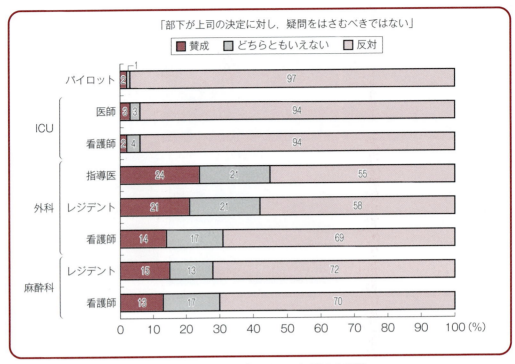

図4　CRM研究に基づく部下と上司のコミュニケーションに関する意識

(TEM)）が重要視される[1]．CRMについては，患者の取り違えや，誤認識による誤った部位に対する手術など，ヒューマンエラー抑止に有効なことが報告されている[4,5]．図4はCRMの研究結果であり，部下と上司とのコミュニケーションに対する意識調査の結果である．「部下が上司の決定に対して疑問をはさむべきではない」という問いかけには，外科指導医が最も「賛成」とする比率が高く，次いで外科レジデントとなっていた．一方，CRMスキルを有するパイロットは2％のみが賛成と大幅に低い結果となっている．今後のOFF-JTにおいてNon-Technical Skill Trainingの設計を行う場合，積極的に航空業界のノウハウを活用することが望ましい[6]．CRMについては，一般書籍でも多数扱われているため参考にしていただきたい[7]．

E　パイロットから心臓外科医へ―OFF-JTを進化させるツールたち

　航空機は，高度な安全性を担保するために，多くの洗練されたノウハウやツールが存在する．常に外科医のためのOFF-JT開発を意識しながらフライトしてきた筆者がOFF-JTに役立ちそうなツールを紹介する．

1）ログブック（図5）記録の重要性―技量を証明できる客観データ

　前項でも触れたが，パイロットの飛行経験・訓練経験（シミュレーター訓練を含む）はログブックによって生涯にわたって一元的に管理される．ドラマなどでは1万時間の飛行経験を有する機長などが登場したりするが，ログブックの記録が算定根拠となっている．パイロットにとってログブックは命の次に大事なものともいわれており，原本は厳重な管理が求められる．資格

4. 航空業界における OFF-JT：外科トレーニングへの応用

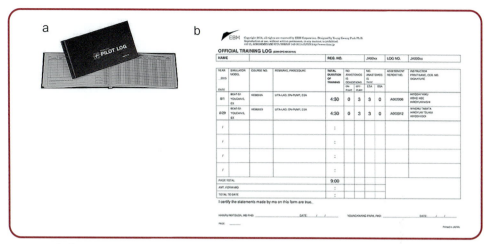

図5　ログブック
　a：パイロットの飛行経験を記載するログブック
　b：筆者がシミュレーターによるトレーニング用にアレンジした OFF-JT 用ログブック

申請の際にも航空局に対して全飛行経歴の証明として提出を命じられる．「いつ，どこで，どのようなフライトを，誰と，何の目的で，何時間行ったのか」を記載するものであり，資格訓練中は毎回教官が署名する．

図5b は，ログブックのレイアウトを参照して，心臓外科 OFF-JT のためにデザインしたものである．現時点において心臓血管外科専門医の資格申請にあたっては 30 時間の OFF-JT 経験と証明が義務づけられている．資格申請目的のみならず，自身の Deliberate Practice の記録としてログブックを活用してみてはいかがだろうか．

2) チェックリスト（表3）確認の重要性—人間は忘れる

パイロットにとってチェックリストを用いた手順を正確な履行することは，安全のための基本である．表3 に示したものは，セスナ機の離陸から巡航までの手順を示している．いずれの手順も重要な意味があり，記載したとおりの履行が求められる．たとえば，離陸におけるフラップ（主翼の一部で揚力を増加させる）のセッティングや，ローテーション（機体引き起こし）の速度を間違えれば，大事故に直結する．機体のサイズを問わず，チェックリストを実行することは「パイロットの躾」でもある．

シミュレーターを活用した OFF-JT においても，自らチェックリストを作成し，手順の反復練習を行うことで，ケアレスミスを防止し，基本的な手順の「確実な履行」を実現する．ぜひ，OFF-JT において独自のチェックリストを作成してみて欲しい．意外に procedure において曖昧な部分があることに気づけるのではなかろうか．

3) アプローチチャート（図6）—標準化の重要性

数多の飛行機は一体どのように道なき空を整然と飛行し，安全に離着陸しているのだろうか？ ジェット旅客機同士がすれ違う際の相対速度は時速 2,000 km 以上にもなり，音速を超える．パイロットが目視で飛んでいては非常に危険である．旅客機の 99％以上は「計器飛行方式（instrument flight rules：IFR）」で飛行している．簡単にいえば，あらかじめ決められたルール，航路，コースに則り，管制官の指示に従いながら飛行することである．世界中の空港や航路はすべて

Ⅰ．総論

表3　チェックリストの一例

セスナ式 C172P 型チェックリスト（JA4101）	
1．離陸	
①フラップ	0〜10°セット
②キャブヒート	COLD
③フルスロットル	セット（スタティック 2300〜2420RPM）
④ローテーション	55Kt
④ Climb Speed —200Ft —300Ft	セット　76〜80Kt フラップアップ ランディングライト OFF エンジン計器チェック
2．上昇〜水平	
①所望高度手前	ノーズダウン
②加速	65%〜 104Kt 58%〜 99Kt
③スロットル	65% 2300RPM 58% 2200RPM
④トリムセット	セット
3．水平〜上昇	
①上昇速度セット	セット　80Kt
②フルスロットル	セット
③トリム	セット
④エンジン計器	チェック
4．水平〜降下（巡航降下）	
①フューエルセレクター	セット　BOTH
②キャブヒート ON	セット
③ミクスチャー	リッチ
④スロットルセット	As Required（必要量）

離陸，上昇，水平飛行，降下など基本的操縦については，速度やエンジン回転数など諸元が厳密に定められている．

開示されており，しかも共通のフォーマットで記載されている．図6は航空機が羽田空港に進入し着陸するためのルールや経路を「3次元的」に示した「アプローチチャート」と呼ばれるものである．空港によっては 10 種類以上のアプローチが存在する．まず図6aの航空写真をみて欲しい．非常に精緻な写真ではあるが，アプローチ手順には不要な情報で埋め尽くされている．一方，図6bのアプローチチャートは，空港への進入に必要なコース，高度，無線周波数，滑走路情報，着陸できない場合の手順など必要情報が網羅的に書かれている．重要なことは，世界共通のフォーマットで書かれているということであり，外国人のパイロットがはじめて羽田空港を訪れても迷わずに着陸できるようになっている．

　外科手術においては多くのイレギュラーが発生する．しかしながら，最大公約数としての手順をこのように簡潔なチャートでまとめることができたらどうであろうか？　少なくとも，初学者にとっては OFF-JT における自己学習のための大きな支えとなることは間違いないであろう．ぜひ，OFF-JT で活用できる手順の単純明快な記載方法を発案し，学会や論文などを通じて世界に発信していただけることを期待する．

4. 航空業界における OFF-JT：外科トレーニングへの応用

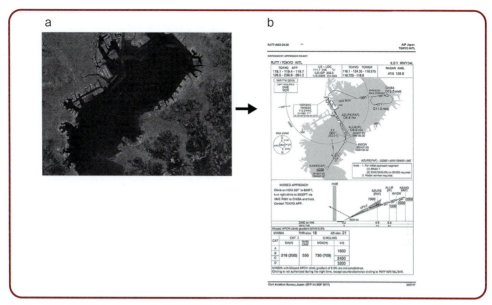

図6　世界共通のフォーマットで記載されたアプローチチャート（IAP チャート）
　　　定期的に更新され全世界のパイロットに対して発信・共有される．
　　　a：羽田空港周辺（東京湾）の航空写真．現実の風景・視野．精緻であるが情報量過多であり，パイロットが瞬時に理解できない．
　　　b：羽田空港着陸のためのアプローチチャート．機能的情報に特化．最小限度の必要情報を網羅．

F 訓練へのモチベーション—Expert になれなかったときの代償

　パイロットのジョークとして，「パイロットがミスをしても，管制官がミスをしても，結局死ぬのはパイロット」というのがある．この言葉は，たとえ小型機だとしても機長として航空業務を行うときの重要な心構えを示唆している．機長は，機体の運行に全責任を有しており，乗客はもとより，自分自身の命に対しても責任を持っている．完璧に思える管制官の指示（神の声）に対しても，自身の責任で咀嚼し，管制官が間違っている可能性も考慮して，高度や針路を瞬時に判断していく能力が求められる．管制官が間違っている可能性はゼロではない．Ⅰ章-1において Expert は「直感力：瞬時に膨大な情報を処理する心的イメージ」を持っていると定義された．飛行機を飛ばすということは，精緻な操縦技術以外にも，機体の状況確認，燃料残量，航路設定，刻一刻と変化する気象，他機との衝突を警戒した見張り，不可視の風のイメージ（風向・風量），管制官との通信，機体の性能限界，不時着先の想定（いつエンジンが止まってもベストを尽くす）など，数え上げればきりがないほどの脳内シミュレーション，判断，決断を瞬時に行っている．パイロットが Expert レベルの技能を保持していなければ，相対的に安全リスクが増大する．
　本書では OFF-JT を通じて，皆が Expert になる道を模索したものである．パイロットの場合，皆が Expert を目指して日々トレーニングに励むことは当然である．外科医が，患者の生命を背負い完全に解明できない生体現象を相手に，より安全な手技，よりよい手術アウトカムを求めるのと同様に，パイロットもまた「絶対などない」自然を相手に乗客と「自身」の命を乗せて空を飛んでいるのである．パイロットの訓練・技量不足の代償は自身の命なのである．

19

Ⅰ. 総論

G 最後まで諦めない心─Airmanship とは

　パイロットが空への登竜門である自家用操縦士免許を手にするまでに，教官から「Airmanship（パイロットとしての心得）」を徹底的に教え込まれる．実技試験のフライトでは，Airmanship が問われる．いわば儀式みたいなものであるが，ひとつ実体験を紹介したい．

　ホノルルの空をフライト中，教官が高度と針路の指示を出した．その指示のとおり操縦すれば，5分も経たぬうちに山肌に激突するコースであった．教官は静かに言う．

（教官）　お前は今機長だ．このまま進めばどうなるか？

（訓練生）山肌にぶつかります．

（教官）　そうだ．しかし，もし今エンジンが停止したら，お前は機長としてどうする？

（訓練生）訓練のとおり，チェックリストに則った緊急手順を実行します．

（教官）　そうだな．見ろ，そこに山肌が迫ってきている．機体のコントロールも利かない．エンジンも再始動しない．さあ，お前は機長として何をすべきか？

（訓練生）教わった手順はすべてやり尽くしました．あとは，もう祈るしかありません．

（教官）　どんな小型機であってもお前は機長だ．機長は命に責任がある．お前自身の命に対してもだ．舵が利かなくてもラダーを踏み込み，操縦桿を握り続けろ．エンジンを何度でも再始動し続けろ．そして，必ず外を見続けろ！　たとえこのまま山肌に激突し，風防が割れ，その破片が目に刺さるその瞬間まで，目を閉じるな．少しでもましな場所に不時着できるよう抗え！　決して諦めるな．お前はパイロットなんだ．それを忘れるな．

　訓練生は空でこのように Airmanship を叩き込まれる．この記憶は心に刻まれ，決して消えることはない．これは空を飛ぶものであれば世界共通の心得であり，また誇りでもある．

　本項ではパイロットを切り口として，OFF-JT に役立ちそうな話をまとめた．外科医にも通ずるスピリットがあるのではいかと思い，特にこれから OFF-JT による訓練に勤しむ若手外科医を意識している．本書が，外科医のスピリットのさらなる顕在化に資すれば幸いである．最後になるが，パイロットの免許取得に興味が出てきた諸兄のために手引書を紹介する[8]．

　Good Luck!!

文献

1) 「今後の航空機の操縦士技能証明制度のあり方について　中間とりまとめ」，航空機の操縦士技能証明制度等のあり方検討会，平成21年9月
2) 国土交通省ホームページ「パイロットになるためには」　http://www.mlit.go.jp/
3) 「模擬飛行装置等認定要領」（平成14年3月28日付，国空航第1285号，国. 空機第1308号及び国空乗第91号）
4) Powell-Dunford N, et al: Mindful application of aviation practices in healthcare. Aerosp Med Hum Perform **88**: 1107-1116, 2017
5) Ricci MA, Brumsted JR. Crew resource management: using aviation techniques to improve operating room safety. Aviat Space Environ Med **83**: 441-444, 2012
6) Sexton JB, et al: Error, stress, and teamwork in medicine and aviation: cross sectional surveys. BMJ 320: 745-749, 2000（医療安全推進者ネットワーク事務局による一部合計値の編集）
7) 村上耕一，斉藤貞雄：機長のマネジメント─コックピットの安全哲学「クルー・リソース・マネジメント」，産能大出版部，1997
8) パイロットにチャレンジ 2017-2018（イカロス・ムック），イカロス出版，2017

II. 各論① :
Simulator-based Skill Training (SST)

Ⅱ. 各論❶：Simulator-based Skill Training（SST）

1. Simulator-based Skill Training の種類とエビデンス

Ａ スキルラボシミュレーターの種類―利点と欠点，いつどのように使うか？

現在外科スキルトレーニングには多くのシミュレーターがある．分類し，それぞれの利点と欠点を示す（**表 1**）[1~3]．

その前に【Fidelity】という聞き慣れない英語を紹介する．本物にどれだけ似ているか（類似性，複製としての精度）を示す概念である．High Fidelity や，Low Fidelity などと表現され，シミュレーターがどれだけヒトに近いかを表現するときに用いられる．ゴムチューブを血管に見立てて練習した場合は Low Fidelity Simulator であり，ブタの臓器を使用すれば High Fidelity である．

1) Dry Lab（Synthetic Model）

工業的に作製したレプリカである．大量生産も可能で，おおむね安価で簡便に手に入り，繰り返し練習することもできる．自宅でも練習可能なモデルもある．Low Fidelity Model であるが，初心者には有効である．エキスパートに対する有用性は，今後の検討課題である．OFF-JT 総論でも言及した Deliberate Practice [4]（p.6 参照）が技術の習得に有効であり，繰り返し一定の時間を練習にあてるには，どこでもできる Dry Lab が適している．

また，Deliberate Practice の要件として，自分が慣れている Comfort Zone から外れているが実行不可能ではない「少し難しい」スキルの練習が上達に不可欠とされている．Synthetic Model の利点のひとつは，実際の手術よりも少しやりにくくしハードルを上げる仕様が意図的につくり出せる点にある．たとえば，YOUCAN（EBM 社，日本）は，針の刺入時に裂けやすく，血管同士を外翻させにくい仕様になっている．裂けやすさの違うモデルも数種類用意されている．少し難しいと感じるモデルで繰り返し練習すれば，実際のヒト血管の操作はやさしいと感じるであろう．結紮の練習であれば，深くて結びにくい結紮や裂けやすい組織での結紮など，より

表 1　Types of Simulation Training

Simulation	利点	欠点	最適な利用法
Bench Model（Dry Lab）	経済的 持ち運び可能 再利用	現実感乏しい 効果に疑問符	基本的手技 部分的手技 毎日の継続的修練
Animal Organ（Wet Lab）	ヒト臓器に近似	コスト 解剖的差異	部分的手技修練 剝離技術
Live Animal	ヒト手術に近似 全手術可能 血液循環あり	高コスト 施設が限定 人員を要する 倫理的問題 解剖的差異 感染症	手術全体修練 止血技術 剝離技術 出血対策 トラブルシューティング

難度を高めた状況に挑戦しておくことは臨床に役立つ．Synthetic Model が「本当にそっくり」を追求するか，「適度の難しさ」を追求するかは今後の課題である．

2) Wet Lab（Animal Tissue/Organ）

High Fidelity Model といえる．ブタの心臓では冠動脈バイパスや弁手術などの重要部分をトレーニングできる．多少の解剖的差異はあるが，組織の剥離や切開の感触がヒト組織と類似し，針の刺入や結紮時の「実際の組織からのフィードバック」は得られる．しかし，入手と廃棄に手間を要する．現在，ブタ心臓は海外からの輸入に頼っており，1 個数万円を要する．

以下のようなハイブリッド型も用いられている．

①BEAT に，YOUCAN に似せて切ったブタ心臓の一部（冠動脈を含む心筋）を固定して，OPCAB のトレーニングに用いる．

②ブタ心臓の左心室内にバルーンを入れて収縮拡張させて，OPCAB のトレーニングに用いる．

③ブタ心臓の冠動脈にカニュレーションし血液を灌流させて，CABG 後の出血確認や止血法のトレーニングを行う．

3) Live Animal

High Fidelity Model である．手術全体の流れをシミュレーションできる．出血時の止血トレーニングが可能であり，心臓血管外科や外傷外科では特に有効である．大血管損傷などの術中重大トラブルを故意に作製することで，危機的出血トラブルのリカバリートレーニングができる．一連の手術を行うときはエキスパート外科医が，「手術の流れをどうイメージしているか」，また各ステップで「この時点で，今何を考えているか」を専攻医に伝えると，手術全体と各ステップの「心的イメージ」[4]（p.4 参照）の形成に役立つ[5]．しかし，準備に多大なマンパワーを要し，費用も高額である．日本で実施可能な施設は限られている．また，動物実験の世界基準である「3R の原則」を遵守することが求められる．すなわち，Replacement（代替）：「できる限り動物を供する方法に代わりうるものを利用すること」，Reduction（削減）：「できる限りその利用に供される動物の数を少なくすること」，そして Refinement（改善）：「できる限り動物に苦痛を与えないこと」である．

4) Cadaver

Fidelity は極めて高いが，出血はしない．日本では，一部の大学病院などで可能であるが，まだ十分に普及していない．整備は今後の課題である．

5) Virtual Reality（VR）

内視鏡手術の VR は可能となっている．今後，VR 技術の小型，軽量化，低価格化により多くの分野に発展していくことが予想される．

B 野球選手と外科医のトレーニングの対比（図 1）

それぞれのシミュレーターをどのように用いたらよいのだろうか？　理解の助けとなるよう野球選手と外科医のトレーニングの対比を示した．この 2 つの職業は共通点が多い：頭脳と肉体

II. 各論❶：Simulator-based Skill Training（SST）

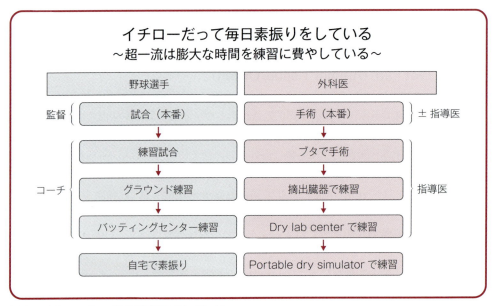

図1　イチローだって毎日素振りをしている

を使う仕事であり，高いパフォーマンスを期待され，一流となるには10〜20年のトレーニングを要し，パフォーマンスは衆人環視のもとで行われ，瞬時の状況判断，スピードと正確性が要求される．

　本番と練習の時間数を比較する．野球選手であれば超一流選手でも（超一流であればなおさら）必ず自宅でバットの素振りをしている．王貞治は，荒川コーチの自宅で毎日一本足打法の素振りを繰り返し，強烈な脚の踏ん張りで荒川家の畳を次々にすり減らし何枚も取り替えさせたという伝説を持っている．野球選手はほぼ毎日練習する．バッティングマシーン相手に打撃を繰り返し，バッティングピッチャー相手にあらゆる球種を練習する．キャッチボールと守備練習も毎日行い，練習試合では実際に打ち走塁し，打球を処理して守備位置や連携の実践的練習を積み試合の流れをつかむ．試合（本番）に費やす時間は，これら練習に費やす時間と比較すれば極めて短い．試合中は最高のパフォーマンスを示すために最大限集中し，試合中に強みをさらに伸ばしたり弱みを補うためのトレーニングをする余裕はない．

　外科医はどうであろうか？　手術（本番）が99％で，練習は1％以下であろう．研修医のときは，糸結びの練習を毎日したかもしれない．近年シミュレーターやWet Labの機会が増えたが，本番と練習の比率は野球選手の逆であろう．心臓血管外科専門医試験受験時のアンケート調査では，70％の受験者が何らかのシミュレーショントレーニングを経験しスキル向上に有用であると回答している．しかし，同アンケートで80％の受験者がシミュレーショントレーニング環境は不十分であると回答している．野球選手が毎日試合だけをしていて，練習が1％以下であればどうであろうか？　偉大な野球選手として歴史に名を残すだろうか？　イチローだって毎日素振りをしているのである．これまでの偉大といわれる外科医はシミュレーショントレーニングをほとんど経験してこなかったであろう．今後，外科医が簡便にすべての手技を繰り返しトレーニングできる環境が整ったら未来の外科医の技能はどうなるのであろうか？

　練習は指導医クラスでも利点がある．CABGの最初の吻合では今ひとつ調子が出ず，2本目3本目で本来の調子を取り戻すということがある．スキーやゴルフなどのスポーツと同様であ

る．スキーであれば，エキスパートでも最初から急斜面には行かずなだらかなスロープを 2～3 本滑る．ゴルフであれば，20 球ほど軽い練習をしてから一番ティーに向かう．手術前の 10 分間を使って YOUCAN で一吻合を練習し，CABG に臨むことをルーチンとしているベテラン心臓外科医もいる．

C Technical Skill 習得のステップ

　外科スキル（手の動き）はどのように上達していくのであろうか？　Fitts-Posner の Motor Skill Acquisition モデルを紹介する（**表 2**）．初級から上級になるにつれて，①手技を理解している（cognition），②操作をスムーズにつなぎ合わせられる（integration），③ほとんど考えずに手が動く（automation）と 3 ステップを経て上達する．初心者には，手技を説明し見本をみせることが必要である．手順が理解できたら，次はこうだったかなと頭で考えながら手技を進めることができる．この段階では，手技はまだぎこちなく手が止まることも多い．集中的な練習が必要で，指導医のフィードバックも必要である．できない部分ができるようになるまで何度もトライアンドエラーを重ねながらの練習が必要である．最終段階では，ほとんど意識せずに手技は流れるように進み，手の動きは無駄がなく，正確性とスピードを兼ね備えている．

表 2　Motor Skill Acquisition—Fitts-Posner 3-stage model

Stage	Goal	Activity	Performance
Cognition	understand the task	explanation, demonstration	Erratic, distinct steps
Integration	Comprehend and perform mechanics	Deliberate practice, feedback	More fluid, fewer interruptions
Automation	Perform the task with speed, efficiency and precision	Automated performance requiring little cognitive input, focus on refining performance	continuous, fluid, adaptive

D 客観的フィードバックの重要性

　トレーニング中に優秀なコーチがついていれば上達は早い．的確なフィードバックが有効である．OSATS（Objective Structured Assessment of Technical Skill）（**表 3**）[6] は，外科手技の各要素を分類し，5 段階にスコア化している．OSATS（または応用型 OSATS：例 CABG 参照ページ）を用いることで，修練医は自分のどこが強みでどこが弱点かのフィードバックを受けることができる．できていることと，できていないことを自覚できる．すると，次回は弱点の部分のスコアを上げるという目標がはっきりし集中的に練習できる．Deliberate Practice [4]（p.6 参照）でいう，明確な目標である．「なんかイマイチだな」などの曖昧なフィードバックでは修練医はどこにフォーカスを置いてよいかわからない．また，練習していくにつれてスコアが上がっていくことも，トレーニング意欲を高める．

Ⅱ. 各論❶：Simulator-based Skill Training（SST）

表3　OSATS（Objective Structured Assessment of Technical Skill）

Respect for tissue	1　Frequently used unnecessary force on tissue or caused damage by inappropriate use od instruments	2	3　Careful handling of tissue but occasionally caused inadvertent damage	4	5　Consistently handled tissues appropriately with minimal damage
Time and Motion	1　Many unnecessary moves	2	3　Efficient time/motion but some unnecessary moves	4	5　Economy of movement and maximum efficiency
Instrument Handling	1　Repeatedly makes tentative or awkward moves with instruments	2	3　Competent use of instruments though occasionally appeared stiff or awkward	4	5　Fluid moves with instruments and no awkwardness
Knowledge of Instruments	1　Frequently asked for the wrong instruments or used an inappropriate instruments	2	3　Know the names of most instruments and used appropriate instruments	4	5　Obviously familiar with the instruments required and their names
Use of Assistants	1　Consistently placed assistants poorly or failed to use assistants	2	3　Good use of assistants most of the time	4	5　Strategically used assistant to the best advantage at al time
Flow of Operation and Forward Planning	1　Frequently stopped operating or needed to discuss next move	2	3　Demonstrated ability for forward planning with steady progression of operative procedure	4	5　Obviously planned course of operation with effortless flow from one move to next
Knowledge of Specific Procedure	1　Deficient knowledge. needed specific instruction at most operative steps	2	3　Knew all important aspects of the operation	4	5　Demonstrated familiarity with all aspects of the operation

(Martin JA, et al: Br J Surg 84: 273-278, 1997 [6) より引用)

E　シミュレーショントレーニングのエビデンス─本当にスキルが上がるのか？

　役に立つ，有用であると結論する場合の3つの考えかたを示す．

1）Skill Acquisition─技術が向上するか？

　まず，技術が向上するか？に関するエビデンスである．ほとんどの研究が医学生や研修医など初心者を対象に行われており，Low Fidelity Model の有用性も示されている．医学部4年生にブタ心臓を用いて冠動脈バイパストレーニングを行ったところ，一般外科研修医のスキルと同等のレベルまで上達したとの研究がある[7)]．エキスパートに対する効果は今後の課題である．「伸びしろ」が少なければ効果は限定的（天井効果）かもしれない．

2）Skill Durability─向上した技術が持続するか？

　どんな訓練によって生じた認知的身体的変化にもメンテナンスが必要である．訓練をやめると変化は減衰する．一度に長時間練習するよりも，1日短時間でよいから繰り返して長期に練習するほうがスキルの維持につながることがわかっている[8)]．

　外傷外科や軍隊の医療班など，まれで重症で致命的かつ外科の真価が問われる境域では，シミュレーションを用いて Skill Decay（技術の衰え）を防ぐ研究が進んでいる[9)]．内視鏡外科ではバーチャルリアリティを用いたシミュレーションが Skill Decay を防ぐことがわかっている．膨大な時間と労力をかけてエキスパートになった外科医であっても，手術の間隔が空いた場合の技術維持効果が期待できる．

3）Skill Transfer―手術室での技術向上に直結するか？

内視鏡外科でのシミュレータートレーニングでのスキルレベルが，実際の手術でのスキルと相関するなど多くのエビデンスがある．血管吻合でも，Dry Lab で繰り返し練習し獲得した技術レベルが，動物での手術の技術レベルと相関するという報告がある[10]．

心臓血管外科医の実際の手術室でのスキルと相関するかに関するエビデンスはまだない．証明には種々の困難がある：スキルレベルの低い研修医に執刀させ，その後トレーニング効果をみるという臨床研究は倫理的に問題がある．ハイリスク手術を執刀するすでにスキルレベルの高い外科医に対して有意な差が生じるほどの有効性が証明できるかという疑問もある．スキルレベルよりも，術中判断，危機回避能力やリカバリー能力の完成度が手術成績を左右する主要因子である可能性もある．

「どんなシミュレーターで，どんな練習法を用いたらより効果的に外科医の技術向上に役立つのか」に対する答えの追求はまだ始まったばかりである．

文献

1) Reznick RK, Macrae H: Teaching surgical skills: changes in the wind. N Engl J Med **355**: 2664-2669, 2006（外科トレーニングの変革に関する総説）

2) Trehan K, Kemp CD, Yang SC: Simulation in cardiothoracic surgical training: Where do we stand? J Thorac Cardiovasc Surg **147**: 18-24, 2014（胸部心臓外科のシミュレーショントレーニング総説）

3) Fann JI et al: Cardiothoracic Surgery Technical Skills Modular Curriculum. Joint Council on Thoracic Surgical Education (JCTSE)（米国の心臓胸部外科シミュレーショントレーニングのカリキュラム）

4) アンダース・エリクソン：超一流になるのは才能か努力か？，文藝春秋，2016（スキル向上のためには Deliberate Practice が有用である）

5) Zilbert NR, et al: Planning to avoid trouble in the operating room: Experts' formulation of the preoperative plan. J Surg Edu **72**: 271-277, 2015（エキスパート外科医が手術前にイメージした手術の流れを伝えると，研修医への教育効果を高める可能性がある

6) Martin JA, et al: Objective structured assessment of technical skill (OSATS) for surgical residents. Br J Surg **84**: 273-278, 1997（外科医のスキルを5段階評価スケールで定量化する試み．多くの外科手技の定量的評価に応用されている）

7) Nesbitt JC, et al: Tissue-based coronary surgery simulation: medical student deliberate practice can achieve equivalency to senior surgery residents. J Thorac Cardiovasc Surg **145**: 1453-1459, 2013（Wet Lab トレーニングにより医学部4年生の冠動脈吻合スキルを一般外科研修医レベルまで向上させることができた）

8) Grober ED, et al: Laboratory based training in urological microsurgery with bench model simulators: a randomized controlled trial evaluating the durability of technical skill. J Urol **172**: 378-381, 2004（Bench Model でも研修医の Skill Durability は認められた．しかし，繰り返してトレーニングを行えばより効果が高まる．）

9) Perez RS, et al: Prevention of surgical skill decay. Military Medicine **178** (10 Suppl): 76-86, 2013（外科医の Skill Decay に関する総説）

10) Wilasrusmee C, Lertsithichai P, Kittur DS: Vascular anastomosis model: relation between competency in a laboratory-based model and surgical competency. Eur J Vasc Endovasc Surg **34**: 405-410, 2007（Dry Lab での血管吻合スキルは，動物での血管吻合手術のスキルと相関する）

Ⅱ. 各論❶：Simulator-based Skill Training（SST）

2. Basic Skill Training

A. 結ぶ

❶ 基本的練習法

1）練習のセットアップ
- 手術用絹糸を用いたトレーニングが簡便に行える．
- ETHICON の結紮練習器（図1）が広く普及している．2本のゴムをまとめて結紮すると，結紮がほどけやすい構造になっている．また，深部結紮の練習（写真右下のカップ内で結紮）も可能である．

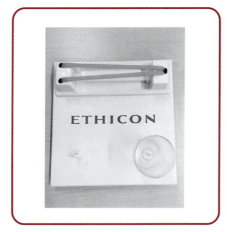

図1　ETHICON Knot Board

2）練習時間と頻度
- 初回2時間程度の指導．
- 毎日短時間でも練習する．
- 研修医の熱意と練習頻度により数週間で手技の習得が可能．
- モノフィラメント糸の結紮練習も適宜行う．
- 左右同じ結び方ができるように練習．

3）習得すべき手技
- 表面での両手結び
- 深部での両手結び
- 表面での片手結び
- 深部での片手結び

2. Basic Skill Training

- 器械結び
- 外科結び
- slip knot と square knot
- 手技参考リンク【surgery knot tying】で検索.
  www.animatedknots.com（surgical knots）
  www.covidien.com

4）スキルの目標

- 無駄な動きを少なく.
- ためらい/やり直しを少なく.
- スピーディーに.
- 10結紮で1分以内を一応の目標とし，30秒以内を目指す.
- ノットプッシャーなどのMICS手技も習熟しておくことが望ましい.

5）評価

- OSATS（Martin JA, et al: Br J Surg 84: 273-278, 1997）を参考とする.

Ⅱ. 各論❶：Simulator-based Skill Training（SST）

❷ さらなる上達に向けて

1）縫合糸を熟知する

　まず，各種サイズの mono-filament suture と poly-filament（braid）suture の性状・特徴を知る．各縫合糸の特徴を知るには，結紮操作を何度も繰返して，感触を体得すること．また，それぞれの slip or sliding の程度も判断できるようになること．つまり，knot が締まる力のかけ方，どの程度で糸が断裂するのかも熟知する．

2）針のついた縫合糸の結紮

　針刺し事故のないように，細心の注意で行う．それでも，ときには針刺し事故を起こしかねないので，ゴム手袋をして清潔な縫合糸で繰返し練習し，ハンドリングに慣れること．

3）緩まないこと・締め過ぎないこと

　強固に結紮することが，必ずしも正しいとはいえない．組織が断裂しないように，密着する程度に緩まない結紮をすることが大原則である．たとえば，左室心尖ベント部や大動脈送血管部の結紮が最たるものである．すなわち，締め過ぎた結紮では，心筋や大動脈壁の組織を損傷（糸切れ）し，修復困難に陥る（図1）．

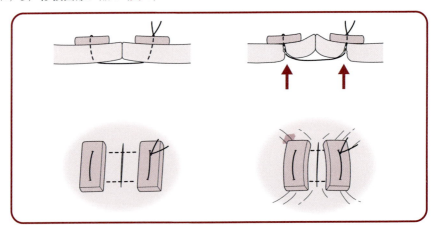

図1　プレジット付きマットレス縫合の結紮

4）Surgical Slip Knot を習熟する

　結紮前に，軸になる糸を瞬時に見極めて，右手に把持するか，左手に把持するかを決める．この軸になる糸を真っ直ぐな状態にして軽く引き，他方の糸を絡ませるように操作して結紮し，knot を縫合部に押しつける．これが基本である．したがって，knot は軸の糸の側に偏るので，knot は真ん中には位置しない（図2）．

　人工弁輪や人工弁の結紮では，knot の並びで，どのように結紮をしたのか，一目瞭然となる．

5）糸を引っ張り過ぎない

　結紮動作中は，糸に適度のテンションかけながら行う．しかし，過度のテンションは厳禁である．それは，太い2-0，3-0 では縫合部の組織が糸切れしないようにするためである．一方で細い6-0，7-0，8-0 では，刺入した組織に加えて，縫合糸も断裂しないように，過剰なテンショ

2. Basic Skill Training

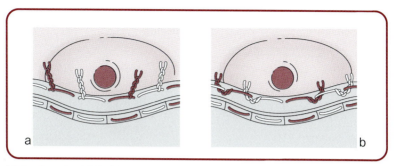

図2　Surgical Slip Knot
　a：大動脈弁置換の knot の位置
　b：冠動脈口のクリアランスのとき

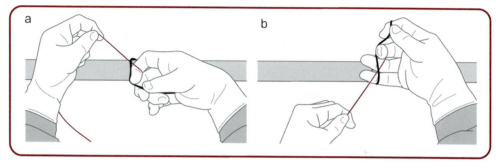

図3　結紮をロックする
　a：左手で持った赤い糸の下から来た黒い糸を右手でくぐらせる．
　b：左手で持った赤い糸の上から来た黒い糸を右手でくぐらせる．

ンがかからない状態で糸を操作しなければならない．

6）knot は押しつける．糸を引っ張らない

　knot を示指で押しつけて締める際には，軸となる糸のテンションの強度を示指の末節の軽い動作で調節する．結紮する部位が深くにあり，指が届かない場合には，knot pusher を使用することになるが，名のとおり押しつけるのである．

7）結紮をロックする

　ロックする結紮，"男結び" をするには，片手で裏表にからませて結紮する（図3ab を交互に）ことを習熟する．あるいは，両手で同じ結紮法をする．左右両手で糸をみなくても，操作できるようにするのが理想である．

8）シミュレーターでの練習のコツ
①2-0，3-0 の結紮

　シミュレーター（p.28 の図1）のゴムチューブはよほどの力を加えないと糸切れすることはない．この練習の目的は，2-0，3-0 を用いて，ゴムチューブに少し食い込む程度に結紮が完了することを心がける．この際に，シミュレーターの底の吸盤は軽く固定された状態で，糸を引くと動く程度としておく．つまり，結紮操作でシミュレーターが動かないように，軽いテンションで結紮する度合いを覚える．

Ⅱ. 各論❶：Simulator-based Skill Training（SST）

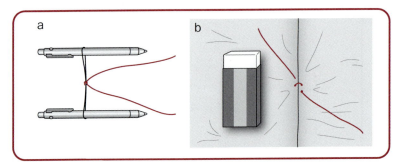

図4　結紮の練習
　a：ボールペン2本の重さで動かないように結紮.
　b：ティッシュペーパーを縫合. 消しゴムの重さで動かないように結紮.

②6-0，7-0，8-0の結紮
　結紮だけの練習なら，上記のシミュレーターのほかに，細いゴムバンドでもよい．ゴムバンドにボールペン2本を通して（ゴムバンドの形状を保つとともに，重りとなる），テーブルに置いて結紮の練習をする（図4a）．この軽量のゴムバンドを動かないようにして，結紮操作を繰り返し練習する．

③縫合の運針と結紮の両方を練習
　薄切りハム，みかんの皮など（僧帽弁の弁膜，小児のASD・VSD，大動脈などを想定）を用意し，メスで小さい切れ込みを入れる．縫合して，辺縁が密着するように結紮する操作を繰り返す．糸切れしないように結紮することが目標である．

9）大動脈弁置換の結紮
①結紮には順序がある
　結紮の順序によっては，人工弁の固定位置が変わることがある．どの糸を先に結紮するか，次はどの糸か，順序を意識する．
②交連部を先に結紮しない
　交連部の糸を先に結紮すると人工弁が交連の高い位置に固定されてしまい，結紮を進めるに従って大動脈弁輪が人工弁の側に引き上がり，冠動脈口の変形などをきたすおそれがある．
③弁輪の深い部分から結紮する
　人工弁輪を最も深い大動脈弁輪部分に落とし込み，その位置から結紮操作を行う．
④冠動脈口近傍での結紮の工夫
　冠動脈口近傍のknotに血栓が生じ，冠動脈への血流が阻害されることがある．
　そのためknotを冠動脈口から離れた位置につくるようにする（図2a）．さらには，隣接する縫合糸の結紮に絡ませて，縫着輪にknotを折り畳む方法もある（図2b）．
⑤生体弁の弁尖には絶対に触れない（糸も触れないように操作する）
　結紮操作中の糸が弁尖に触れない方向にテンションをかける．

10）冠動脈吻合の結紮
　冠動脈吻合に用いる7-0，8-0の結紮は，ティッシュペーパーに消しゴムを乗せても練習できる（図4b）．縫合部が動かないように注意して運針し，テンションをかけずに結紮操作を練習する．この際，締めつけが効き過ぎて縫合部に縫縮が発生しないように結紮することが重要である．

2. Basic Skill Training

B. 縫う

❶ 基本的練習法

1) 練習のセットアップ
- 各種の持針器，鑷子，糸針，鉗子を用意する．
- YOUCAN 基礎縫合版（図1）は，冠動脈バイパスなどのマイクロサージェリーのための基礎練習用に開発されたシミュレーターである．
- ブタ皮膚＋皮下組織
- その他のシミュレーター

2) 練習時間と頻度
- 初回2時間程度の指導．
- 週2時間程度の練習．
- 研修医の熱意と練習頻度により3〜6ヵ月で基本手技の習得が可能．

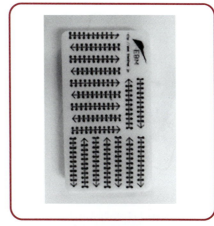

図1　YOUCAN 基礎縫合版

3) 習得すべき手技
- 連続皮膚縫合
- 結節皮膚縫合
- 皮下組織縫合
- 垂直マットレス縫合
- 連続筋膜縫合

4) スキルの目標
- 無駄な動きを少なく．
- ためらい/やり直しを少なく．
- スピーディーに．
- 正確な bite と pitch．
- 針の持ち替えをスムーズに．
- 順手と逆手ともにスムーズに．

5) 評価
- 無駄な動きを少なく．
- ためらい/やり直しを少なく．
- スピーディーに．

6) 評価
- OSATS（Martin JA, et al: Br J Surg 84: 273-278, 1997）を参考とする．

❷ さらなる上達に向けて

　手術手技の普段の鍛錬は欠かすことができない．音楽のプロフェッショナルが毎日の練習を欠かさないのと同様，外科医も，剝離，縫合，結紮などの基礎技術の維持に努めねばならない．特に進化途上の学徒においては，これらの基礎手技の鍛錬を徹底して行う必要がある．スポーツと同じで，外科手術においても，練習でできないことはまず，本番では遂行不可能である．また，本番を前にして，"あがる"，"自信がない"のは練習が足らない．かかる"不安"を一掃するだけの，十分な練習量を積まねばならない．ある日突然，"これ，やってみぃ！"といわれたとき，尻込みしないだけの練習を OFF-JT で培って欲しい．

1）器具と取り扱い方―道具，機器を知悉する
①剪刀
　通常の剝離にはメッツェンバウム剪刀を使用するが，たとえば再手術時の胸骨との強固な癒着，石灰化病変を含むときなどはメス（#11，#15）での剝離が有用である．心臓の剝離は原則として鋭的剝離を行う．
②鑷子
　われわれが好んで用いているのは，ライビンガー鑷子と呼ばれ，先端がドベイキー型で手前にダイアモンド加工が施された幅 3.0 mm，長さ 22 cm のもので，組織や縫合針把持に極めて有用である（図1）．

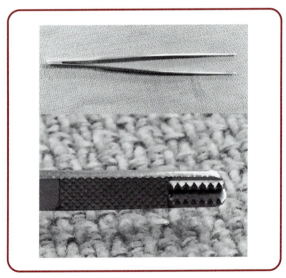

図1　ライビンガー鑷子

③持針器
　われわれの使用する持針器は，ヘガール型の変形でサロット型と呼ばれ，手元に弯曲がついたものである．ラチェットの開閉が楽にでき，長さ 20，23，26 cm の3種，先端幅 2 mm のものを使用している（図2）．精密な運針を行うときは持針器に第1指と第4指を入れ，第2，3枝持針器を固定して行う．また，連続縫合を手早く行うときは，持針器を，手掌で保持する．冠動脈，MICS 時に使用する鑷子については他項に譲る．

2. Basic Skill Training

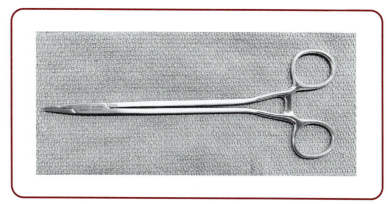

図2　サロット型持針器

④縫合糸

　心臓血管外科領域で使用する縫合糸には，吸収糸と非吸収糸，braided 糸（より糸）とモノフィラメント糸に分類され，通常使用する糸の細さは 8-0 から 0 がほとんどである．

⑤縫合針

　針の弯曲から強弯（1/2周～2/3周）と弱弯（3/8周），針先の形状から taper point か cutting かに分けられ，サイズは 5 mm 前後から 40 mm までが使用範囲である．縫合糸・針は，目的・用途に応じて自由自在に使い分けができるように，外科医はそれぞれの特性を知悉していなければならない．

⑥運針法

　順針と逆針，斜など様々な運針法があるが，要は"縫合針の先を組織に垂直に刺すこと"ことが黄金律で，組織の挫滅を最低限に抑える．また，一定した pitch，大きな bite，組織の full thickness を取ることが基本である．flat plane，oblique，または vertical plane でも，針先を常に組織に垂直に立てることを心がけねばならない．そのためには，順針，逆針の使い分け，針と持針器の向き・角度の変更，鑷子の counter-action も利用して，指，手首，腕，全身にいたるまで体を針先に adjust する工夫が必要である．いったん，針を組織に刺入したならば，針の回転を妨げないように各関節の回内，回外運動を駆使して針に沿った力のモーメントを加え続ける．右利きの術者でも，左手による運針が有用なこともある．"逆を制するものは世界を制す"．また，自分の針先が組織のなかでどう位置するか，感じる，あるいは想像できることが重要で，そのためには手術器械，縫合糸の正しい知識と習熟が必要である．手術の成否は，どれだけ fast ではなく，どれだけ efficient に，器械，縫合糸が有機的に運用されているかにより決まる．

⑦拡大鏡

　拡大鏡の発達は外科医の寿命を10年伸ばした，ともいわれている．通常は×2.5～×3.5の拡大率で小児心臓手術から成人大動脈手術まで事足りるが，冠動脈手術の際には×4.5以上を使用することもある．また，鏡視下手術，ロボット手術は簡単に倍率を調節でき，顕微鏡手術なみの倍率も可能である．拡大鏡を作製するときに重要なのは，自分専用に瞳孔間距離，working distance を合わせたものを作製することで，また，拡大鏡以外の視野も上下・左右の周辺が十分視野に入るよう真っ直ぐなレンズ位置にすべきである．しかしながら，この直視タイプの拡大鏡は頸椎症という新たな厄災をもたらした．現在，プリズム付きの拡大鏡が，頸椎，肩関節への負担も少なく，汎用されている．

Ⅱ. 各論❶：Simulator-based Skill Training（SST）

2）視野展開および組織の扱い方

　外科手術においてはよい視野展開が必須条件で，通常の open surgery においても，低侵襲手術，小切開手術でも，ロボット手術でもこの原則は変わらない．対象を正面に見据えた en-face exposure でなければ，高度の手技は達成できない．

3）シミュレーターによる練習

　現在，多くの外科手術シミュレーターが利用可能である．とりわけ，3D プリンターによる実物模型などは，質感は別にして，手術時のイメージ構築に最適といえよう．運針法の練習にも様々な意匠を凝らした器具が発売されているが，重要なのは，実際の手術を想定し，頭のなかで形成したイメージに則して練習できるか，ということであり，"練習のための練習" は意味がない．

4）各臓器縫合の注意点

　心筋や血管，肺実質を縫合する際には，一番外側の組織，すなわち血管であれば外膜，心筋であれば心外膜，もしくは心内膜，臓側胸膜が一番強靱であり，信頼すべき組織といえる．逆に，外膜，心外膜，心内膜を欠く組織を縫合する際には，何らかの補強なしには縫合は破綻することが多い．補強のなかで一般的には心膜，テフロンなどが使用されているが，重要なのは脆弱な組織を "面" で押さえることを意識して，縫合には十分な bite, pitch を取ることである．心膜はより脆弱な組織に有効で，フェルトを使うならば硬質なものが有用である．スパゲッティは組織の支持力こそフェルトと比べると劣るが，その占める体積が少なく，人工弁置換術などに有用である．

2. Basic Skill Training

C. 止血する

❶ 基本的練習法

1) 練習のセットアップ
- Live Animal が最も適している.
- または，赤く着色した生理食塩水で冠動脈を灌流する Perfused Heart Model（TERUMO 社）も Fidelity は高い.
- その他，水圧をかけた血管モデルなど Low Fidelity Model は簡便に利用可能.
- 各種鑷子，鉗子，結紮糸，フェルト，ガーゼなどを準備.

2) 練習時間と頻度
- 初回 1 時間程度種々の止血法の指導.
- 1 時間程度の練習.
- 研修医の熱意と練習頻度により 3 ヵ月で基本手技の習得が可能.

3) 習得すべき手技
- 結紮止血
- 縫合止血
- クリップによる止血
- 電気メス止血
- ハーモニック止血
- 圧迫止血
- 止血シートによる止血
- 止血のりによる止血

4) スキルの目標
- 無駄な動きを少なく.
- ためらい/やり直しを少なく.
- スピーディーに.

5) 評価
- 無駄な動きを少なく.
- ためらい/やり直しを少なく.
- スピーディーに.

6) 評価
- 各手技が無駄な動きがなく的確迅速に行えるか.

37

Ⅱ．各論❶：Simulator-based Skill Training（SST）

❷ さらなる上達に向けて

1）心・血管手術時の止血手技

①結紮・クリップ

　止血の基本手技として結紮は最も重要な手技である．結紮のしにくい場所で時間を短縮させるにはクリップが有効である．クリップは，まわりの組織を巻き込むことなくゆっくり，しっかりと最後まで挟み込むことが重要であり，中途半端での脱落に注意が必要である．時間を惜しむあまり，細動・静脈は電気メスで焼き切って進めてしまうことが多いが，電気メスでの焼灼は後で再開通することがあるので比較的太いと感じた場合は結紮かクリップを選択する．また，中心静脈圧（CVP）が高い病態においては静脈の安易な電気メス凝固は避けて結紮かクリップを行う．

②電気メス

　出血させず切開する，血管を凝固させる目的で用いられる．凝固モードでは放電部分が500℃以上に達し，組織は凝固を超え炭化する．いわゆる black coagulation の状態となり一時的には止血するが，のちに炭化部分が落ち，再出血する可能性がある．最近の電気メス装置は無放電凝固（soft coagulation）モードを備えたものもあり，電圧は200V以下で制御し，組織接触部は100℃を超えず，蛋白変性と細胞崩壊・乾燥にとどまり，炭化のない white coagulation の状態を生み出す．他にも出血部位の特定できないじわっとした出血に効果的なスプレー凝固，モデレート凝固，フォースド凝固など様々なモードを備えた装置があり，その特徴に精通する必要がある．

③超音波メス

　電気エネルギーをハンドピースが機械的超音波振動に変換し，その振動がハンドピース上を伝わり，熱エネルギーとなる．ジェネレーターはインピーダンスの変化を感知して出力を補正し，一定の出力を維持する構造．凝固には血管を押しつける（コンプレッション）必要があり，ITA剝離で用いるブレード型では手動でコンプレッションを加える必要がある．挟むシザータイプより凝固・切断に時間を要し，コンプレッションの度合いが強過ぎると凝固せずして切断され，出血する．慣れが必要である．凝固の機序は電メスと同じだが，より低い温度で切離と凝固が同時に行われ，側方への熱の拡散はわずかである．

2）出血部位の確認と対応

①出血点の確認

　まずは視野に適切な照明を当てる．第1助手の積極的な参加も重要である．動脈性の噴水上の出血は発見しやすいが，吻合部の滲み出し，針穴出血，静脈出血は吸引を片手に助手に生食をかけてもらい出血点を同定する．静脈出血はガーゼで拭いて滲み出る部分を確認し，つまんで止血を試す．まわりからの垂れ込みをなくすためにガーゼでブロックする．出血した血液は最下点に集まるので上部からの垂れ込みの可能性が高いことを念頭に置いて確認する．第2助手は手助けと同時に，心臓圧迫による血行動態の変化に気を配る．

②体外循環下での出血点（右心系）の確認と対応

　体外循環中の静脈系の出血は脱血されていることで心臓内にボリュームを戻さない限り，出血点は確認できない．心拍動がある程度戻ったところでボリューム負荷を行い，CVPを上げることで出血点が発見できる．手術捜査中の気づかない上・下大静脈，右心房，肺動脈の損傷，脱血カニューレ挿入部の裂傷がポイントとなる．出血点を確認したら，再度脱血して緊張のか

からない状況下で止血縫合を行う．術後にCVPが高値となる可能性のある状況下（チアノーゼ性心疾患，三尖弁疾患など）においては，より丁寧にプレジェット針で縫合を行う．脱血管挿入部の出血は抜去時に慌てることのないようにこの段階で追加のタバコ縫合を加えておく．

3) 再開胸・剝離時（収縮性心膜炎を含む）の心表面の出血

　各論にはない再開胸・剝離時，収縮性心膜炎での心膜剝離，心外膜ワッフル切開でみられる心表面からの出血の対応について述べる．

　剝離を迅速に行うために体外循環下で脱血しながら剝離を進める場合は，心表面からの出血は認識しにくい．心外膜に入らずに剝離することが鉄則である．脂肪層は心外膜内になるので深入りしない．静脈がみえたときは，心臓外膜のなかの脂肪層に入っている．手術終了時に右心系に血液を充満して出血部位を確認する．心外膜の出血は静脈性が多いが，止血は容易ではない．電気メス，クリップなどのほかプレジェット針で脂肪を含む外膜を軽く縫合して出血をコントロールし，必要によってはタコシールを用いる．あとはプロタミン投与後の止血を期待する．剝離操作を要する手術では十分幅広く剝離できず心囊スペースが少ないことや，剝離した心表面からの出血が続きやすいことから，容易に心タンポナーデとなるので止血は十分に行う必要がある．止血が完全でないと思われる場合，胸骨は閉めずゴアテックスシートで創部を覆って帰ることも許容される．

4) 各種止血薬の特徴と使い方

　各種タイプの止血薬が利用でき，保険適用となっている．各々の止血薬には適正な使用を行う意味で保険上適応が決まっている．まずは保険医としてその適応を守ることは忘れてはいけない．また，「通常の止血法で止血できないときに使用する」と，どの止血薬の添付文書にも記載があり，漠然とした使用は避けるべきである．

　①フィブリンのり製剤（ベリプラスト，ボルヒール）：A液フィブリノゲン＋アプロチニンとB液トロンビン＋塩化カルシウム液を重層，塗り込み，混合（スプレー法を含む）して使用．適応：手術時の組織・閉鎖と利用範囲が広い．

　②タコシール：ウマコラーゲンの支持体にフィブリノゲンとトロンビンにいくつかの添加物を加えたシート状の製品．適応：心臓血管外科領域における手術時の組織・閉鎖．

　③バイオグルー：ウシ血清アルブミンとグルタールアルデヒドの2つの溶液を適正に混合して用いる外科用接着剤．適応：大動脈切開・吻合部（大動脈解離腔および人工血管吻合部を含む）．

　④アビテン：コラーゲン塩酸塩．適応：手術時の止血．

　⑤ハイドロフィット：含フッ素ポリエーテル系ウレタンポリマーが患者の生体組織表面にある水分と反応して数分で組織接着性に富む硬化被膜を形成する．適応：人工血管吻合部．

　⑥オキシセル：酸化セルロース（綿型，ガーゼ型）血液に接触すると膨張し，出血表面で粘着性の塊となることで止血効果を表す．適応：手術時の止血，創腔充塡．

　⑦バード　アリスタAH：微小孔澱粉球を出血部に吹きつけることで水分を吸収しゲル化することで止血効果を得る．適応：各種手術時．

5) プロタミン投与後のACT管理

　ヘパリンをプロタミンで中和したあと，ACTで中和状態を確認することはルーチン作業となっている．しかし，ヘパリンのリバウンドが起こることがあり，閉創までに何度かACTを

Ⅱ. 各論❶：Simulator-based Skill Training（SST）

チェックするように麻酔科医に指示することを忘れない．

6）再開胸の判断（手術室，ICU，夜間当直）

再開胸判断の基準はどの施設でもあると思われるが，その判断を狂わせる現状がある．まずは，手術室で手術が終わり，ドレープを剝がした際に意外と出血しているという状況である．誰しもがICUに行って様子をみようと言いたい状況である．しかし，麻酔科医を含めて誰かが「開けてみましょう．あとで戻るのはもっと大変」と一言いうことで勇気づけられる．その場で再開胸したほうがよいに決まっている．

ICUで出血量が多いとき，チームは心配して輸血しながら夜遅くまでみているものだが，皆がいると安心感があり，再開胸基準に達しても様子をみてしまう．帰る間際での再開胸となりやすい．

皆が帰宅し当直医のみとなっての判断はさらに難しい．血圧低下，カテコールアミンの増量が必須となったら，タイミングを逃さず皆を呼ぶべきである．遠慮は禁物である．いずれにせよ，再開胸の判断基準を都合よく解釈してはいけない．

7）最後に止血完結の精神論

様々な手段を用いても止血が困難な状況に落ち入ることが時にある．成すすべがないという状況に陥り，執刀医としてどう対応するかの決断を迫られる．しかし，筆者の経験上，不思議なもので何とかなるものである．最後に頼るのは自分の手での圧迫止血である．血圧，血行動態と闘いながら，最低限の血圧維持下で出血は抑えられているという状況での我慢比べとなる．これまでに自分の指，手で何人の人を救ったかという経験を信じて耐える精神力が大事である．

以前，こんな話を聞いたことがある．ある施設には黄金の指の持ち主といわれる外科医がおり，もう圧迫止血しかないとなったときにどこからか現れて止血が得られるまでじっと押さえてくれたということである．止められるという信念をもって，自分の指に神経を集中しての積極的参戦である．圧迫止血しかないとなったときはそのように自分も呼ばれたいという思いで圧迫止血をしている．諦めてはいけない．責任を果たす─その思いが患者を救うのである．

3. 標準手術トレーニング

A. 人工心肺操作

1) 概説

　心臓大血管の病変に対する修復手術を行うためには，血液遮断が必要であるが，これにより臓器や組織への血液灌流を維持するための代行装置として人工心肺装置は必要不可欠である．この装置を人為的トラブルによって停止させることは臓器や組織の不可逆的な病態が進行することになり，致死的な事故につながる危険性がある．近年では，医師に代わり臨床工学技士が操作を担当する医業分業が進み，実際に医師が人工心肺装置を操作管理する機会はほとんどなく，人工心肺装置操作技術を習得する機会が減少している状況にある．人工心肺装置操作でのトラブルについては事前に対策を講じて回避しなければならないが，その判断には生理学的知識と工学的知識の両方が要求される．このトレーニングでは，患者モデルやシミュレーターを用いた教育手法による人工心肺装置操作技術の習得およびトラブル対処のトレーニングを定期的かつ継続的に実施する．

2) あらかじめ必要なスキル

- 人工心肺装置および構成回路を理解していること．
- 体外循環管理の機序を理解していること．

3) 最終到達目標

- 回路の各構成部品の用途と機能を理解していること．
- 体外循環による血行動態を理解していること．
- 体外循環装置の操作手技を淀みなく遂行できること．

4) 目標への手順

①患者モデルからの循環流路に沿った人工肺などの回路構成部品について述べる．
②吸引回路，ベント回路や心筋保護回路などの附属回路について述べる．
③冷温水槽やガス流量計などの人工心肺装置の補助構成装置について述べる．
④体外循環の血行動態と適正灌流について説明する．
⑤シミュレーターによる人工心肺装置の操作を行う．
⑥フィードバックと評価を受ける．

5) セットアップ

①必要な器具（図1）
- 人工心肺装置（ローラーポンプ3基以上，遠心ポンプ）
- 人工肺（熱交換器内蔵）
- 貯血槽

Ⅱ．各論❶：Simulator-based Skill Training（SST）

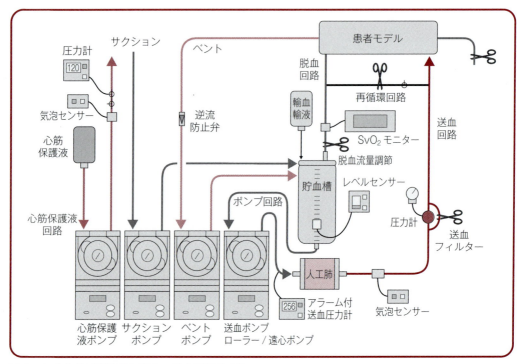

図1　日本体外循環技術医学会　教育用標準回路

- 人工肺貯血槽ホルダー
- 送血フィルターホルダー
- 酸素流量計
- 人工心肺回路（送血フィルター，サクション，ベント，酸素チューブ，各種コネクター，圧セパレーター含む）：教育用標準回路
- 脳分離回路
- ハンドクランク
- 安全装置（レベルセンサー，気泡検出器，連続ガスモニター）
- 遠心ポンプ用流量計
- 患者モデル（もしくは人工心肺シミュレーター）（図2）
- チューブ鉗子
- ハサミ（チューブカッター）
- ビニールテープ，ガムテープ，フィルムドレッシング
- エマージェンシーキット
- ブルーシート
- ストップウォッチ
- 輸液バッグ
- ピッチャー，バケツ

②血行動態モニター静止画，血液ガスデータ
③トラブルシューティング用シナリオ（図3）

3. 標準手術トレーニング

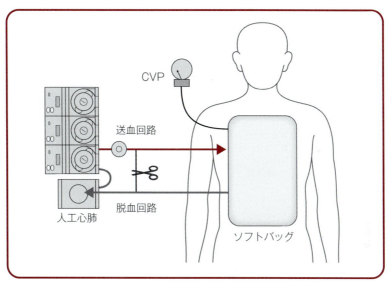

図2　患者モデル

6) 実際の手技（図4）
①人工心肺装置のセットアップ
- 人工心肺装置に各種ホルダーを装着し，人工肺などをセットアップして回路を組み立てて，患者モデル（もしくは人工心肺シミュレーター）に接続する．
- 人工心肺回路に水道水を充填し，人工肺，送血フィルターなど回路内すべての気泡抜きをする．

②人工心肺装置の操作
- ヘパリンの全身投与によりACT値が480秒以上に抗凝固がされたことを想定し，吸引ポンプを作動させる．
- 人工肺に酸素を添加し，送血回路側のクランプを解除し，静脈貯血槽の液レベルの変動を極力少なく保つように脱血回路をクランプしている鉗子を開放し脱血を開始する．
- 送血ポンプを作動し送血を開始する．
- 送血量を徐々に増やし脱血優位としながら，静脈貯血槽の液面レベルを確認し目標灌流量（成人を想定し2.4 L/min/m^2）に到達させる．
- 脱血回路を鉗子で閉塞していくことにより脱血量を制御し，患者モデルへ容量付加をすることにより人工心肺開始時と同じ静脈貯血槽の液面レベルにする．
- 徐々に送血量を減少させ脱血回路をクランプして送血ポンプを停止させ，人工心肺を終了する．

③トラブルシューティング
- 人工心肺操作上の想定されるトラブルをシミュレートして，安全対策として必要な手技および対策を理解する．

【想定されるトラブル】
　○ポンプの故障
　○人工肺の血漿リーク
　○人工肺内圧上昇
　○偽腔送血

Ⅱ. 各論❶：Simulator-based Skill Training（SST）

Senario #　　1　　　　　　　　　　　　　ver.　　　　　　　　　Process time :

TITLE :　　ベントの逆流

Point 1　ベントの逆流事故が発生している．人工心肺開始前にベントテストをする．一方向弁を推奨する．

Point 2　大動脈遮断していないときに逆流させると空気誤送の事故になる

Point 3　一方向弁の使用で血液の引きが悪くなる場合は，ベントカニューレの先あたり，脱血不良が原因の場合があるので調整が必要である．

	EVENT	操作者	インストラクター	備考
1	ヘパリン投与		『ヘパリン入りました』	
2	サクション開始	『サクション開始』	『ACT480 秒超えました』	
3	カニュレーション		『送血カニューレ入りました』	
4		『拍動確認，OK です』		
5			『脱血カニューレも入ったのでポンプオンしてください．』	
6	ポンプスタート	『はい，ポンプオン』『酸素吹送します』【2 L/min　FiO$_2$：60%】		
7		『フルフロー，4 L/min です』		
8	ベント開始		『ベント開始！ベントポンプを回してください』	ポンプの回転方向の確認，回転方向が統一されているか．ベントテストの必要性．ベント用の一方弁の必要性
9		『ベントが逆回転でした』	『心臓が張ったままだよ』『ベントから空気が来た!!!』	
10	大動脈遮断	『フローダウン』	『はい，遮断』	『大動脈，遮断しますか？』
11		『バックアップ』		
12	心筋保護液注入	『心筋保護液注入』『心筋保護終了』	『心筋保護液注入開始！』	
13				ベントの一方向弁の説明をする．ベントの先あたり，脱血不良
14			『心内操作終了』	
15	大動脈遮断解除		『遮断解除します』	
16		『フローダウン』		
17			『遮断解除』	
18		『バックアップ』		
19	部分体外循環へ	『麻酔科の先生，換気お願いします．』	『了解，換気します』	
20			『ウイニング』	
21	ウイニング	『ハーフフロー』『ベント終了』		
22		『ポンプ OFF』		

図3　トラブルシューティング用シナリオ

3. 標準手術トレーニング

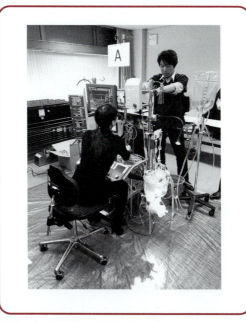

図4　人工心肺ハンズオンセミナー

　　○脱血不良
　　○心筋保護注入圧異常値
　　○人工肺の酸素加不良
　　○SvO_2 異常低値
　　○停電
　　○緊急避難命令（火災・地震など）
　　○静脈貯血槽内血栓
　　○送血管誤遮断
　　○送血管脱落
　　○脱血管脱落
　　○誤薬投与
　　○ベント誤送
　　○配管ガストラブル
　　○静脈貯血槽内陽圧
　　○ACT 延長異常
　　○回路内気泡
　　○ローラーポンプの不適切オクルージョン
　　　など
● トラブル事例の主たる原因と対処方法については，発生頻度の多い事例について**表1**，**表2** に示す．

7) フィードバック
① 人工心肺回路の組み立て
　　● 回路チューブの装着は適切であったか？

Ⅱ. 各論❶：Simulator-based Skill Training（SST）

表1　体外循環中のトラブル事例とその主因

事例	主な原因
突然の送血圧の上昇	送血回路の屈曲 人工肺または送血フィルターの目詰まり 送血圧ラインの異常
突然の液面レベルの上昇	送血回路の屈曲 送血回路への監視の掛け間違い
脱血回路への空気混入	脱血カニューレの抜け COC カテーテルの大気開放
部分体外循環での SvO_2 低下	低心拍出量 肺機能不全 人工呼吸器の換気不良

表2　体外循環中のトラブル対処方法の例

事例	対処方法
送血ポンプの停止	ポンプのリセット（電源再立ち上げ） 手動操作 ポンプの交換
空気誤送	循環停止にて回路の気泡抜き後，逆行性循環による体内の気泡抜きをして順行性循環再開 冷却
人工肺の酸素化不良	ガス吹送の確認 ガスラインの確認 ガスデータの再確認 中心冷却 循環停止にて人工肺交換 人工肺の追加
人工肺の破損	失血防止措置 循環停止にて人工肺の交換
送血フィルターの破損	失血防止措置 中心冷却 送血フィルターの交換

- ●回路内の気泡除去は十分であったか？
- ●組み立ておよび充填に要した時間は？
- ●回路組み立て上の問題点
- ●その他研修医からの質問

②①の各項目を研修医と検討し，回路組み立ての理解不足や不具合を修正する．

③人工心肺操作手技

- ●体外循環開始時の確認は適切であったか？
- ●体外循環開始および終了操作による血行動態への必要以上の影響がなかったか？
- ●鉗子操作による流量コントロールは適切であったか？
- ●手技上の問題点
- ●その他研修医からの質問

④③の各項目を研修医と検討し，操作手技を繰り返し実施し手技の習熟を図る．

⑤トラブルシューティング

- ●人工心肺操作中のトラブルについて適切に対応し修正ができたか？
- ●体外循環時のトラブル原因と対処方法は理解できたか？
- ●トラブル対応は適切であったか？
- ●その他研修医からの質問

⑥⑤の各項目を研修医と検討し，トラブル対応について適切な手技を確認する．

受講者：　　　　　　　　　評価者：

評価項目	評価点				
各装置の基本動作，使用法の理解と習熟	1	2	3	4	5
人工心肺回路システムの理解度	1	2	3	4	5
回路組み立て充塡・気泡除去方法の理解と習熟	1	2	3	4	5
回路組立充塡時間	1	2	3	4	5
心筋保護システム操作方法の理解度	1	2	3	4	5
使用薬剤の用途・用量の理解度	1	2	3	4	5
各種搭載モニター・設定使用法の理解度	1	2	3	4	5
治療・関連機器の準備・操作法の習熟度	1	2	3	4	5
術式に用いるカニューレ種類サイズを選定できる	1	2	3	4	5
術前準備，術後撤収の対処方法を理解している	1	2	3	4	5
警報と安全装置準備，トラブル対策の認識と習熟	1	2	3	4	5
術式に応じた体外循環操作法の理解度	1	2	3	4	5
心肺手術チーム一員としての連携ならびに連帯意識	1	2	3	4	5
術中，術後の CPB サマリーシート項目記載の理解	1	2	3	4	5
体外循環後，回路残血処理撤収時の順応性	1	2	3	4	5
評価点総計					

図 5　評価シート

8）評価法

①スキル評価のポイント

【人工心肺回路の構成】

- 回路構成部品の用途が理解できている．
- 回路構成部品の構造が理解できている．
- 人工心肺装置の構造が理解できている．
- 回路の組み立てが構成どおりの位置やチューブの長さを適切に配慮できる操作手順全体のイメージがある．

【正確性】

- 回路内の気泡除去が手順に合わせてできている．
- チューブのねじれや接続部の強度が適切である．
- 要望する脱血流量が鉗子操作によるチューブの噛み具合により変動しない．
- 静脈貯血槽の液面レベル位置が上下動しない．

Ⅱ．各論❶：Simulator-based Skill Training（SST）

人工心肺研修評価表（研修医用）

研修者： _____

指導者（体外循環技術認定士☑）： _____

手術日：___2017/6/23___　　　　患者名：_____

疾患名：___RVOTS___　　　　術式：___re-re-RVOTR___

人工肺：___oxia ALF___　　　　体外循環回路：_____M_____

1．準備

	チェック項目	評価
①	回路のセッティング・プライミングができる	3
②	安全モニターの取付ができる ※SvO$_2$・送血圧（人工肺手前）・送血圧（人工肺出口）・リザーバー内圧・流量計・気泡センサー・レベルセンサー	2
③	チェックリストに従い始業点検ができる	2

2．運転

	チェック項目	評価
①	待機時のリサーキュレーションから操作前の鉗子位置にスムースに操作ができる	3
②	人工心肺開始操作がスムースにできる	3
③	術者の要望（volume コントロール・flow コントロール）に迅速に対応ができる	2
④	血液ガス・電解質のコントロールができる	2
⑤	冷却・復温操作ができる	2
⑥	灌流量・灌流圧のコントロールができる	2
⑦	サクション・ベントのコントロールを適切に行える	2
⑧	薬剤を適切に使用できる	2
⑨	脱血不良の対応ができる※発生時のみ	2
⑩	離脱がスムースにできる	2

※評価　1：見学のみ　2：指導のもとできる　3：1人でできる

図6　人工心肺研修評価表

【操作の適正】
- 血行動態や装置動作のモニタリング値を適切に評価し対処できる．
- 手技に要した時間：人工心肺回路の準備．合格ラインは30分以内，上級ラインは20分以内．

②評価シート（図5）

● 各手技について5段階で評価する．全項目が評価点数3点以上であれば合格とする．

● なお，図6にOFF-JTに併行して大阪大学医学部附属病院において医師に対して実施している心・大血管手術における体外循環技術参加型実習の評価表を示す．これは評価を3段階として4学会合同認定体外循環技術認定士資格取得者により評価を実施している．

9）日常的トレーニングの推奨

● トレーニング用の装置と教育用人工心肺回路の準備が必要となるため，日頃よりトレーニングを実施することが困難である．定期的に総合的な手技のトレーニング機会を設けなければならない．

● 人工心肺装置の操作トレーニングのみであれば，ローラーポンプ1基と主回路のみで脱血および送血操作が可能であるため，簡易的な装置を常時トレーニング用に装備して日常的に操作技術のトレーニングを実施することが望まれる．

Ⅱ. 各論❶：Simulator-based Skill Training（SST）

B. CABG/OPCAB

❶ 末梢端側吻合

1）概説

このCABG基本トレーニングではオリエンテーションも兼ねて，OFF-JTに必要な基本的要素（シミュレーターのセットアップ，手術器械の取り扱い，吻合手技，評価方法など）に習熟する.

2）あらかじめ必要なスキル
- 冠動脈の解剖を理解していること.
- 冠動脈造影（CAG）の読影ができること.

3）最終到達目標
- 各吻合法の理論と目的を理解していること.
- 冠動脈吻合手技を淀みなく遂行できること.

4）目標への手順
①CABGの適応について述べる.
②CAGの読影を行う.
③それぞれの冠動脈病変に対する最適なバイパス戦略について述べる.
④冠動脈吻合の手技について説明する.
⑤シミュレーターで，冠動脈吻合を行う.
⑥フィードバックと評価を受ける.

5）セットアップ（YOUCAN & BEATを用いる場合）（図1）
①必要な器具
- 拡大鏡
- 持針器
- 鑷子
- スピッツメス
- ポッツハサミ
- 7-0または8-0プロリーン
- マイクロブルドックまたは止血鉗子
- 糸切りハサミ
- 針用ゴミ箱

②模範手技ビデオ
③吻合手順の例：各施設，各指導医のやり方で作製する.

6）実際の手技
①バイパスグラフトのトリミング（図2）

3. 標準手術トレーニング

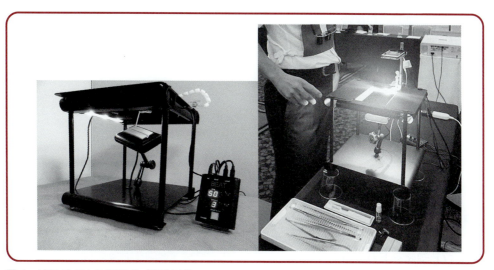

図1　YOUCAN & BEAT（EBM 社）

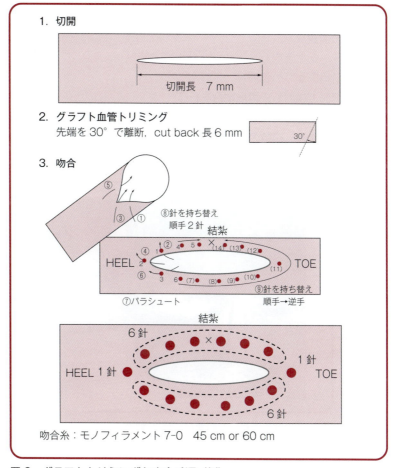

図2　グラフトトリミングと吻合手順（例）

- ハサミで吻合口のトリミングを行う．
- グラフトを固定する．

II. 各論❶：Simulator-based Skill Training（SST）

②冠動脈吻合口作製
- スピッツメスで切開.
- ポッツのハサミで切開を広げる.

③吻合作製（連続吻合の場合）
- 3-4 針のパラシュート吻合を行う.
- 糸を左右に引きながらグラフトを冠動脈に下ろす.
- 一針で連続吻合を行う.
- 糸を結紮し，切る.
- グラフトと冠動脈を切開し，吻合口の形態を確認する.

④器具と吻合法の variation
- 各種器具と吻合方法について習熟する.

7）フィードバック

①まず一吻合を行わせ
- 何がよかったか？
- 何が不十分か？
- 手技上の問題点
- リカバリーとやり直し
- その他研修医からの質問

②以上を指導医と検討し，再度吻合を行う.

③吻合をビデオ撮影しておき，手技のあとにビデオをみながらフィードバックを行う方法は有効であり推奨する．複数の研修医と複数の指導医でビデオ評価を行えばさらに効果が高まる．
- iPhone を用いた簡便なビデオ撮影の方法（図 3）

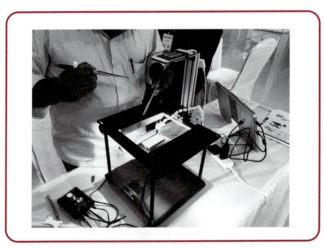

図 3　iPhone を用いた簡便なビデオ撮影

8）評価法

①スキル評価のポイント

【手技全体のフロー】
- ためらい，やり直しが少なく，手術全体に一定の「流れ」があるか？

3. 標準手術トレーニング

評価項目（達成目標）						Comments
Trainee:　　　　　　　　　　　　　　評価者：						
1. 冠動脈切開 切開が完璧に正中であり直線的である.	1	2	3	4	5	
2. グラフト血管と冠動脈の位置合わせ Heel と Toe が適正に合っている. グラフトの完成イメージを持って, ためらいなく適正なデザインができている.	1	2	3	4	5	
3. 運針バイト（運針深さ）と運針の歩み（運針間隔） 一回で一定のバイトで刺入と刺出が規則的によどみなくできる. 適切かつ一定のピッチで縫えている.	1	2	3	4	5	
4. 持針器の使い方と手の動き・手捌き 指がスムーズに持針器に置かれていて, 針の曲率に応じた滑らかな回転で, 持針器が使えている. 手指と手首の動きがスムーズで適切である. 上手く活用できている.	1	2	3	4	5	
5. 鑷子の使い方と両手の連動（左手の使い方） 適切な組織の牽引により, 適切な組織の展開ができている. 鑷子の使用法が安定しており, 組織に対して愛護的である. 利き手ではない手が, 利き手と連動し, 滑らかかつ適切に活用できている.	1	2	3	4	5	
6. 針の刺入角度 組織に対して, 針が直角的に刺入されている. 淀みなく次の針の角度に調整して, 把持できる.	1	2	3	4	5	
7. 針の持ち替え 針の持ち替えが淀みなく滑らかにできている.	1	2	3	4	5	
8. 糸捌き 糸の引張り強度が適切である. 糸が絡まないように適切に捌いている. ※1回の絡まり等エラーまでは許容し, 3でも良い. 　2回以上のエラーについては2以下とする.	1	2	3	4	5	
9. 結紮 スムーズに適切な強度で, かつ結節点においてゆるみを生じない.	1	2	3	4	5	
10. 時間 決められた時間内によどみなく手技を完了することができる. ※LAD1 の場合 1：>20 min　2：<20 min　3：<10 min　4：<8 min 5：<6 min	1	2	3	4	5	
要素技術平均点						

5 段階総合評価：

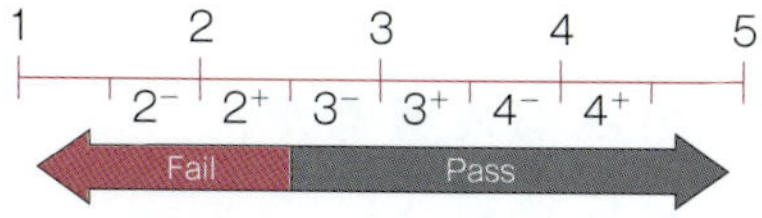

```
1        2        3        4        5
    2⁻  2⁺  3⁻  3⁺  4⁻  4⁺
     ←  Fail  |  Pass  →
```

5：何ら問題がなく, 素晴らしい技術を有する
4：平均以上の技術レベルを有する
3：平均的執刀医　単独術者として執刀を任せられる
2：個別技術において更なる練習を有する
1：まだまだ執刀を任せることができない

EB のコメント

図4　CABG 評価シート

各手技について5段階で評価し, コメントを追加記入する. 最終的に5段階総合評価を行い, 末梢吻合手技が許容範囲であれば3点を与え, 合格（Pass）とする. EB（Educational Board）のコメントとして手技全体の評価を記入する.

53

Ⅱ. 各論❶：Simulator-based Skill Training（SST）

Trainee: 研修太郎		評価者: 指導次郎	
評価項目（達成目標）			Comments
1. 冠動脈切開 切開が完璧に正中であり直線的である.		1 ② 3 4 5	2, 3回切り直して ギザギザあり
2. グラフト血管と冠動脈の位置合わせ Heel と Toe が適正に合っている．グラフトの完成イメージを持って，ためらいなく適正なデザインができている．		1 2 3 ④ 5	グラフトと冠動脈の ズレなし
3. 運針バイト（運針深さ）と運針の歩み（運針間隔） 一回で一定のバイトで刺入と刺出が規則的によどみなくできる．適切かつ一定のピッチで縫えている．		1 2 3 ④ 5	安定している．
4. 持針器の使い方と手の動き・手捌き 指がスムーズに持針器に置かれていて，針の曲率に応じた滑らかな回転で，持針器が使えている．手指と手首の動きがスムーズで適切である．上手く活用できている．		1 2 ③ 4 5	もう少し手首を 軟かく．
5. 鑷子の使い方と両手の連動（左手の使い方） 適切な組織の牽引により，適切な組織の展開が出来ている．鑷子の使用法が安定しており，組織に対して愛護的である．利き手ではない手が，利き手と連動し，滑らかかつ適切に活用できている．		1 ② 3 4 5	鑷子が遊んでいる ことあり．
6. 針の刺入角度 組織に対して，針が直角的に刺入されている．淀みなく次の針の角度に調整して，把持できる．		1 2 3 ④ 5	常に直角に 入っている．
7. 針の持ち替え 針の持ち替えが淀みなく滑らかにできている．		1 2 3 ④ 5	なめらか
8. 糸捌き 糸の引張り強度が適切である．糸が絡まないように適切に捌いている． ※1回の絡まり等エラーまでは許容し，3でも良い． 　2回以上のエラーについては2以下とする．		1 2 ③ 4 5	1回からまり， 糸を自分でコントロール してから助手に引かせる
9. 結紮 スムーズに適切な強度で，かつ結節点においてゆるみを生じない．		1 2 3 4 ⑤	OK.
10. 時間 決められた時間内によどみなく手技を完了することができる． ※LAD1 の場合 1：>20 min　2：<20 min　3：<10 min　4：<8 min 5：<6 min		1 ② 3 4 5	18分．
	要素技術平均点		

5段階総合評価：

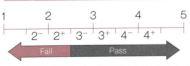

5：何ら問題がなく，素晴らしい技術を有する
4：平均以上の技術レベルを有する
3：平均的執刀医　単独術者として執刀を任せられる
2：個別技術において更なる練習を有する
1：まだまだ執刀を任せることができない

EB のコメント

多少のふるえあるが，
安定した運針で，
愛護的に縫えている．
次回はもう少しスムーズに．

Good Luck!

図5　記入例

3. 標準手術トレーニング

【再現性】
● 吻合操作を同じリズムとタイミングで繰り返せているか？
【正確性】
● 吻合の pitch と bite が一定か？
【愛護的操作】
● 急な動きやふるえがなく，組織を損傷する危険がないか？
● 内膜に損傷を与える操作がないか？
【左右の手の連動性】
● 鑷子と持針器の動きがスムーズに連動しているか？
【吻合形態】
● 狭窄のない美しい吻合口が完成されているか？
【手技に要した時間】
● 合格ラインは 20 分以内
● 上級ラインは 10 分以内
②評価シート（図 4）
③評価シート記入例（図 5）

9) 日常的トレーニングの推奨

● 研修医は毎日 1 吻合，通算 100 吻合.
● 専門医も，実際の CABG 前にウォーミングアップとして 1 吻合練習.

Ⅱ．各論❶：Simulator-based Skill Training（SST）

❷ 内胸動脈採取

　内胸動脈（internal thoracic artery：ITA）は冠動脈バイパス術（CABG）において最も重要なバイパスグラフトである．ITA を左前下行枝（LAD）に吻合することは長期予後を改善させ，さらに両側 ITA の使用は片側 ITA（多くは LITA）による CABG よりも長期予後が優れていることが知られている．ITA がなぜ長期開存性に優れているのかについての詳細は省くが，2つの動脈としての特徴が関係している．第1に弾性線維に富んだ弾性動脈であり攣縮を比較的起こしにくいこと，第2に一酸化窒素の分泌が多く線維性肥厚を起こしにくいことである．ITA の持つ優れた特徴を活かすためには，損傷のない優しい採取技術が鍵となる．

1）解剖

　ITA は鎖骨下動脈の第1分枝で，下方に垂直に分岐する（図1）．ほぼ同じレベルで頭側に向けて椎骨動脈が分岐している．分岐直後に鎖骨下静脈の背側を通り，頚部壁側胸膜と胸壁の間を下行していく．ここから第1肋骨付近まで横隔神経と近接している．横隔神経と交差したあと，胸骨縁外側約1cm の付近で筋膜（endothoracic fascia）と肋間筋の間を2本（内側と外側）の内胸静脈（ITV）と伴走して下行していく（つまり胸壁にへばりついている）．ちなみに，ITV は第1肋骨付近で ITA の縦隔側で合流して1本になり，縦隔脂肪織のなかを頭側に向かって腕頭静脈へ合流する．ITA は第6肋骨付近で上腹壁動脈と筋横隔動脈に分岐する．第4肋間付近から下方では endothoracic fascia と連続するように胸横筋が張り出してきている．
　ITA には肋間ごとに3方向分岐する枝がある（図2）．手前（正中側）へ向かう胸骨枝，側方（肋

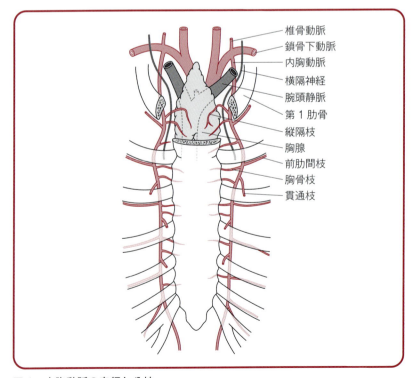

図1　内胸動脈の走行と分枝

3. 標準手術トレーニング

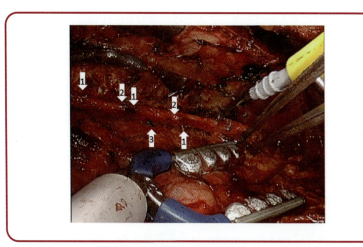

図2　処理後のITA分枝（①穿通枝，②前肋間枝，③胸骨枝）
穿通枝と前肋間枝はしばしば隣接している部位から分枝する．

間筋内）へ向かう前肋間枝，直角に（胸壁側へ）分岐する穿通枝である．1mm未満の細い枝が大多数であるが，時々1mmを超える太い枝に出くわすことがある．太い分枝を分岐したあとにITAが突然細くなる場合が少ないながら経験される．第2肋間の穿通枝は通常でも太いことが多く注意が必要である．第1肋間より頭側では縦隔脂肪織内へ分枝を出している．

2) 採取手技

　ITAの採取方法は，大きく2つに分けることができる．thick pedicle法（単にpedicle法とも呼ばれる）は古くから行われている方法で，伴走する2本のITVをつけたまま一体として胸壁から剥離する方法である．電気メスと血管クリップで採取するが，ITAの分枝の損傷を起こしにくく，短時間で採取できるという利点があり，現在でも欧米ではよく行われている．この方法は，胸骨裏面の血行を完全に遮断することになり，特に両側ITAの採取の際には，術後胸骨癒合遅延や縦隔炎を起こしやすくなる懸念がある．また，ITAの長さが十分でないという欠点も有する．

　もうひとつの方法で，日本ではルーチンとなっている方法がskeletonize法である．この採取法は，ITA周囲の静脈や筋膜組織がないために長さを有効に利用することができるという大きな利点を有し，LAD遠位吻合やsequential吻合を行いやすくする．また，静脈還流を温存できることから胸骨裏面の血流維持にも有利と考えられている．skeletonize法が一般化した最も大きな理由は超音波メスの導入である．超音波メスには，電気メスとは異なる2つの大きな特徴があり，これが安全で容易なITA skeletonizationを可能としている．ひとつ目は高速振動によるcavitation作用である．これによって先端部に局所陰圧が生じ，脂肪組織を膨化・蒸散させることができる．ただし，ITAにも同様の作用が生じるので先端をITA壁には決して直接触れさせないことが重要である．もうひとつは振動による発熱温度が電気メスと比べて著しく低く，蛋白凝固作用によって組織処理を行う点である．このために，分枝切離のときに近接部への熱伝搬が最小限となり，ITA本幹の熱損傷を回避できる．これがいわゆるcomplete skeletonizationを可能とした最も大きな理由である．しかし，電気メスよりは分枝処理の時間は長くかかるので，早く枝を切離しようとして押しつけ過ぎると十分な組織凝固（分枝のsealing）が行われずに

57

よけいな出血を起こすことになる．この分枝処理の方法は melting cut とも呼ばれている．

　しかしながら超音波メスにも改善の余地が残されていることも事実である．高速振動を先端のブレードに無駄な熱発生を起こすことなく直線的に伝搬するためには，手元（つまりグリップ部分）の振動発生装置とある程度の太さのあるブレードが一直線上にないとならない．そのために先端部が太く，曲げることができない．これを改良した刀型のブレードも開発されている．電気メスの先端チップはこれに比べて薄く，自由に曲げ角度を調整できるために両者の利点を活かしながら，使い分けていくことがよいのではないかと考えている．ちなみに筆者は，胸壁脂肪組織が多い場合には超音波メスを多用し，ITA が胸壁にへばりついて繊細な剥離が必要な場合には電気メスを多用することにしている．

　ITA の剥離は，近位側（第 2 肋間付近）から行ってもよいし，遠位側（第 5 肋間付近）から行ってもよい．筆者は遠位側から剥離することに決めている（図 3）．まず，ITA 走行部を越えるように臓側胸膜を十分に endothoracic fascia から剥離する．ITA が胸横筋に覆われる付近から，手前の ITV の 5 mm 程度正中寄りの筋膜・筋層を上下に切開する．超音波メスで脂肪組織などを処理するときには，ITA がまだ正面にあるのでいわゆる quick touch で周辺組織を蒸散させて，ITA 本幹や ITV には熱損傷が及ばないようにする．分枝がない部分は鈍的に剥離していく．ITA 手前の筋膜を鑷子で引き下げながら，伴走する ITV との間を剥離していく．太い分枝（特に穿通枝）がある場合，クリップを使用してもよいが，ITA 側のクリップには決して電気メスや超音波メスを当てないことが肝要である．いずれの場合も熱が ITA 本幹に伝搬されて熱損傷を引き起こす．超音波メスでの分枝処理は先ほども述べたように，軽く押し当てて自然に枝が切れていくような要領で処理していく．

　近位側は鎖骨下静脈付近まで剥離を行うが，第 1 肋間付近で横隔神経と交差しているので損傷しないように注意する．ここには縦隔脂肪組織が豊かなことが一般的で超音波メスで脂肪組織を蒸散させると解剖がわかりやすくなる．脂肪組織内へ入り込む分枝も見逃さないように切離する．この組織内に時々外側へ向かうかなり太い分枝があり，これが遠隔期に ITA の steal 現象を起こしうることが報告されている．遠位側は上腹壁動脈と筋横隔動脈分岐付近まで剥離を

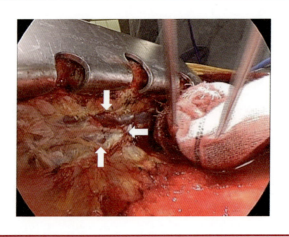

図 3　ITA 遠位からの採取
　Endothoracic fascia を切開し，遠位側へ胸横筋（ガーゼのある部分）を切開していく．ITA（横矢印）は 2 本の ITV（縦矢印）に挟まれている．

行う．LAD 遠位への吻合，あるいは sequential 吻合などで十分な長さを確保したい場合には，上腹壁動脈沿いにさらに剝離を行うことがある．また，下肢動脈閉塞症を合併している場合には ITA-上腹壁動脈経路が側副血行路となっていることがあり，上腹壁動脈自体がかなり太いことがある．

　剝離終了後，ヘパリンを投与して遠位側で切離して free flow を確認する．胸壁側の切離断端はクリップを二重にかける．free flow が少ない場合，2 つの可能性を考える．ひとつは spasm であり，もうひとつはグラフト損傷である．ITA を 10％パパベリン溶液浸透ガーゼで覆い，spasm 解除・予防とする．これに加えて，PDE 3 阻害薬であるオルプリノン 2 倍希釈液を 1.5 mL 内腔に注入してもよい．この処理で free flow が改善するのであれば，spasm が free flow 低下の理由であることわかり，spasm 予防のための術後管理に活かすことができる．free flow の改善なく，ITA の拍動があるレベルより遠位で明らかに低下している場合には ITA 損傷（解離，または枝抜けによる壁内血腫）であると考えられる．ITA の外観を注意深くみるとわかる場合もある．その部位で ITA 切断・修復して，端々吻合によって再利用することが可能な場合もある．

❸ 内視鏡下大伏在静脈採取

1）概説

　EVH は endoscopic vessel harvesting（内視鏡下血管採取術）の略である．大伏在静脈（saphenous vein：SV）や橈骨動脈の採取に使用され，米国を中心に広まっているが，日本では一部の施設で使用されるのみである．

　EVH で採取した SV と従来の open vessel harvesting（OVH）で採取した SV のグラフト開存率についてはまだ議論があるが，EVH に習熟した術者が採取すれば同等との報告もある[1,2,4]．また，創合併症のリスク[3,4]，美容の面[1~3]（図1）および術後の QOL[1,2] については EVH が優れていると報告されている．

　EVH の OFF-JT としてはシミュレーターを用いた Dry Lab と，ブタの腹壁を使用した Wet Lab が考えられる．実際の EVH に近いのはブタの腹壁を使用してのトレーニングだが，その機会はなかなか少ない．ここではより一般的に行えるシミュレーターを用いた大伏在静脈の内視鏡的採取術について手技を習熟する．

　日本で使用されている主な EVH システムには Getinge 社の VasoView 7™（図2）と TERUMO 社の VirtuoSaph™（図3）がある．シミュレーターとして EBM 社の EVH Simulator "Tamagoyaki" やブタの腹壁を使用した Wet Lab が使用される．

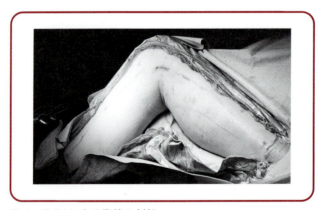

図1　EVH による術後の創部

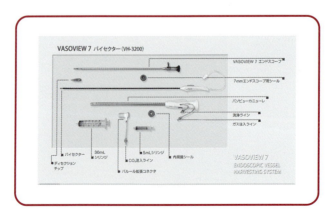

図2　Getinge 社　VasoView 7™

3. 標準手術トレーニング

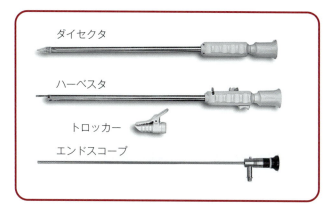

図3 TERUMO社 VirtuoSaph ™

　シミュレーターを用いたトレーニングではグラフトの剥離操作と枝の処理操作が経験できるが，皮膚切開からグラフトの確保，CO_2 の送気による視野の確保，グラフトの回収などは経験できないため，適宜 Wet Lab などでの経験が望まれる．

2) あらかじめ必要なスキル
- 大伏在静脈の解剖を理解している．
- 超音波検査で大伏在静脈がグラフトとして使用可能か評価を行える．
- OVH で大伏在静脈が採取でき，採取した大伏在静脈をグラフトとして使用できるように処理できる．
- EVH の利点・欠点が述べられる．
- EVH システムについて仕組みを理解している．
- シミュレーターでトレーニングできる項目とできない項目を理解している．

3) 最終到達目標
- EVH システムの仕組みを説明できる．
- EVH の手順を述べられる．
- EVH システムのセットアップができる．
- シミュレーターを用い EVH システムを自分の思いどおりに操作できる．
- グラフトモデルの剥離・枝処理が淀みなく遂行できる．

4) 目標への手順
①EVH 機材をセットアップする．
②シミュレーターを用いて大伏在静脈のグラフトモデルを剥離する．
③シミュレーターを用いてグラフトモデルの枝処理を行う．
④フィードバックと評価を受ける．

5) セットアップ
①必要な器具
- シミュレーター

Ⅱ．各論❶：Simulator-based Skill Training（SST）

- EVH システム
- 内視鏡システム
- モニタ
- 光源

②剥離・枝処理の例：各施設，各指導医のやり方で実演する．

6）実際の手技—Leg Simulator，EBM 社（日本）の EVH SVG pad model，Getinge 社の VasoView 7 ™ を用いる場合

①セッティング
- シミュレーター（図4）に剥離用のグラフトモデル（図5）がセッティングされていることを確認する．
- 新しい枝処理用のグラフトモデルをセッティングする．
- シミュレーターの模擬皮膚をかけ，外枠をはめて机に固定する．
- 内視鏡・モニタ・光源をそれぞれ接続し電源を入れる（図6）．
- 内視鏡にダイセクションチップを取りつける．
- ホワイトバランスをとる．

②血管剥離
- シミュレーターの創にポートを挿入する．
- バルーン拡張コネクタからシリンジを用いてバルーンを拡張する．
- ポートからダイセクションチップを取りつけた内視鏡を挿入する．

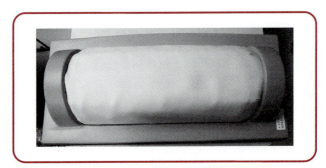

図4　大伏在静脈採取のシミュレーター

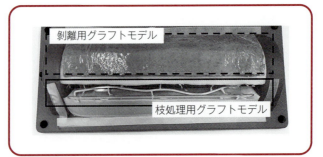

図5　EBM 社　EVH Simulator
剥離用グラフトモデル，枝処理用グラフトモデルは交換可能．

3. 標準手術トレーニング

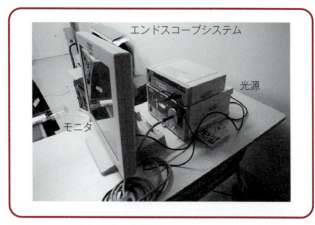

図6　基本的な内視鏡システム

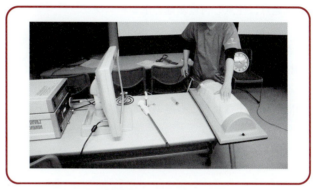

図7　トレーニングの様子

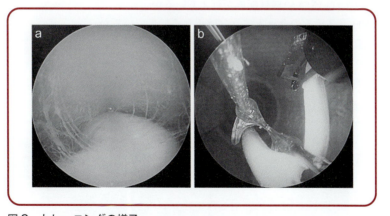

図8　トレーニングの様子
　a：剝離の様子
　b：枝処理の様子

- グラフトモデルの上側を全長にわたり剝離する．
- グラフトモデルの下側を全長にわたり剝離する．
- グラフトモデルの左右を全長にわたり剝離する（図7, 図8a）．

63

Ⅱ. 各論❶：Simulator-based Skill Training（SST）

③枝処理
- ダイセクションチップを取り外し，バソビューカニューレを装着する．
- バイセクターを挿入する．
- ポートからカニューレを挿入する．
- グラフトモデルの枝処理を全長にわたり行う（図7，図8b）．

Wet Lab は出血の具合が異なるが皮膚切開からグラフトの回収まで，ほぼ実際と同様にトレーニングできることが利点である（図9）．しかし，研修施設に出向くことが基本となっており，日常的に行うことは難しいのが現状である．

7）フィードバック
①指導医によるグラフト剝離の実演
②グラフト剝離を実際に行わせる．
- よい点，不十分な点を明らかにする．
- 手技上の問題点に注意し再度剝離のトレーニング
- 質疑応答

③指導医によるグラフトの枝処理の実演
④グラフトの枝処理を実際に行わせる．
- よい点，不十分な点を明らかにする．
- 手技上の問題点に注意し再度剝離のトレーニング
- 質疑応答
- 適宜指導医による実演をはさむ．

8）評価法
①セッティングまで
- 手技を行いやすい機材配置が行えているか．
- EVH システムのセットアップは正しくできているか．

②剝離まで
- グラフトを愛護的に剝離できているか．
- 左手（利き手と逆）は使えているか．

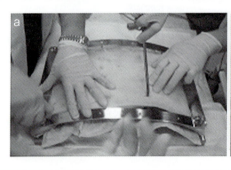 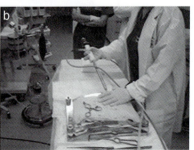

図9　ブタの腹壁を利用した Wet Lab の様子
　a：ブタの腹壁を固定したもの
　b：トレーニングの様子

●思いどおりに内視鏡を操作できているか.

③ハーベストまで

　　●画面をみながら思いどおりにＣアームやバイセクターの操作ができているか.

　　●グラフトを愛護的に操作できているか.

　　●枝の処理に際し本幹を傷つけるような操作をしていないか.

9）日常的トレーニングについて

　　●EVHそのものを日常的にトレーニングできる機会は少ないので，シミュレーターやWet Labの機会が得られた際は集中してトレーニングを行うことが重要である.

　　●それ以外のトレーニングとして，EVHシステムがあれば，手元の操作により実際にシステムの先端がどのような動きをしているか確認することも技術の向上に役立つと思われる.

文献

1）Schurr UP, et al: Endoscopic saphenous vein harvesting for CABG: a randomized, prospective trial. Thorac Cardiovasc Surg **50**: 160-163, 2002

2）Kiaii B, et al: A prospective randomized trial of endoscopic versus conventional harvesting of the saphenous vein in coronary artery bypass surgery. J Thorac Cardiovasc Surg **23**: 204-212, 2002

3）Bitondo JM, et al: Endoscopic versus open saphenous vein harvest: a comparison of postoperative wound complications. Ann Thorac Surg **73**: 523-528, 2002

4）Yun KL, et al: Randomized trial of endoscopic versus open vein harvest for coronary artery bypass grafting: six month patency rates. J Thorac Cardiovasc Surg **129**: 496-503, 2005

Ⅱ．各論❶：Simulator-based Skill Training（SST）

C．大動脈弁置換術

1）概説

　大動脈弁置換術を安全に効果的に行うためのトレーニングである．大動脈弁置換術を４つの要素に分け，それぞれを学び，練習する．４つの要素とは，①大動脈弁・大動脈基部の解剖を熟知する，②大動脈切開・閉鎖が適切にできる，③大動脈弁尖の切除・サイジング・弁輪への糸かけが適切にできる，④人工弁への糸かけ・人工弁の縫着が適切にできる．

2）あらかじめ必要なスキル

- 大動脈弁，大動脈基部の解剖を熟知
- フォアハンド・バックハンドの運針
- 正確なメッツェンバウムの使用
- 緩みのない結紮

3）最終到達目標

- 大動脈弁・大動脈基部・周辺の解剖（僧帽弁前尖・心室中隔・房室結節・三尖弁など）を十分に理解する．
- 大動脈切開を適切に行い良好な大動脈弁の視野を得る．
- 正確な大動脈弁置換術を安全に行う．

4）目標への手順

①大動脈弁置換術の適応について述べる（大動脈弁狭窄・逆流）．
②大動脈弁に関する心エコー所見を述べる．
③人工弁の選択について述べる．
④上行大動脈切開のポイントについて述べる．
⑤シミュレーターにて実際に大動脈切開を行い，大動脈弁を露出する．
⑥弁尖を切除する．
⑦弁輪に糸をかける．
⑧人工弁に糸をかける．
⑨人工弁を弁輪に落とし糸の結紮を行う．
⑩大動脈を２層に閉鎖する．
⑪フィードバックと評価を受ける

5）セットアップ

①必要な器具

- 拡大鏡
- 持針器
- 鑷子
- メッツェンバウム
- No.10 メス

- 4-0 プロリーン
- 2-0 エチボンド（プレジットまたはスパゲティ付）
- 人工弁・サイザー
- 糸切りハサミ
- 針用ゴミ箱

②模範手技ビデオ
③吻合手順の例：各施設，各指導医のやり方で作製する．

6）実際の手技（図1～3）

①上行大動脈切開（横切開）を行う．
- No.10 メスで右冠動脈の上方約 1.5 cm に横に小切開を加える．
- メッツェンバウムにて切開を横に延長し，LCC-NCC 交連部，LCC-RCC 交連部の 1 cm 上方まで切り込む．
- 切開部の大動脈の辺縁に traction suture をかけ，大動脈弁が十分にみえるようにする．

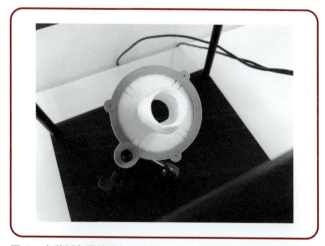

図1　大動脈弁置換術シミュレーターの概観（大動脈横切開後）

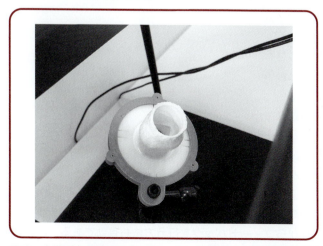

図2　大動脈弁置換術シミュレーターの概観（大動脈横切開後），斜景

Ⅱ．各論❶：Simulator-based Skill Training（SST）

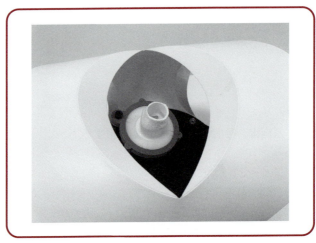

図3　大動脈弁置換術シミュレーターの概観（胸郭内）

②大動脈弁を切除する．
- 大動脈弁輪部と弁尖の hinge point で切除する．
- 弁尖切除後，左右冠動脈入口部の弁輪・交連部からの位置関係を確認する．

③弁輪・人工弁に対する糸かけ（supra-annular position）
- 2-0 エチボンドプレジット付きを左室側から大動脈側に刺入し糸を整理する．
- 整理した糸を人工弁のカフに通して糸を整理する．

④人工弁の縫着
- 人工弁を弁輪に下す．
- 人工弁が弁輪の上に確実に下り，また左右冠動脈口が閉塞していないことを確認する．
- 糸を緩みなく結紮する．
- その際，まず LCC 弁輪 nadir，RCC 弁輪 nadir，NCC 弁輪 nadir から結紮する．
- 結紮は女結びで始め，3回目で確実に固定する．

⑤大動脈切開の閉鎖
- 1層目は水平マットレスにて歪みなく層を合わす．
- 2層目はオーバーアンドオーバーで確実に閉鎖する．

7）フィードバック

①弁置換術を行わせる．
- 何がよかったか？
- 何が不十分か？
- 手技上の問題点
- リカバリーとやり直し
- その他研修医からの質問

②以上を指導医と検討し，再度弁置換術を行う．
- 指導医は，手技のこの部分では何を考えているか（心的イメージ）を伝えると効果的

③手術手技は最高のパフォーマンスを行うことに集中してビデオ撮影しておき，手技のあとにビデオをみながらフィードバックを行う方法も有効である．複数の研修医と複数の指導医でビデオ評価を行えば様々な見地からの討論がなされてさらに効果が高まる．

3. 標準手術トレーニング

8）評価法

①スキル評価のポイント

【手技全体のフロー】

● ためらい，やり直しが少なく，手術全体に一定の「流れ」があるか？
● 再現性
● 吻合操作を同じリズムとタイミングで繰り返せているか？

【正確性】

● 弁輪への糸かけが正確にできているか？
● 人工弁が弁輪に正確に縫着できたか？
● 大動脈閉鎖が確実にできたか？

【愛護的操作】

● 急な動きや手ブレがなく，組織を損傷する危険がないか？
● 大動脈や周囲の組織に損傷を与える操作がないか？

【左右の手の連動性】

● 鑷子と持針器の動きがスムーズに連動しているか？

【手技に要した時間】

● 合格ラインは60分以内
● 上級ラインは40分以内

②評価シート（表1）

● 各手技について5段階で評価し，コメントを追加記入する．最終的に5段階総合評価を行い，手技が許容範囲であれば3点を与え，合格（Pass）とする．EB（Educational Board）のコメントとして手技全体の評価を記入する．

表1　大動脈弁置換術

項目	1	2	3	4	5	コメント
1．大動脈基部セットアップ					弁と弁輪が完全に展開できている	
					弁置換に適切な展開ができている	
2．弁の切除					弁尖組織を残すことなく，かつ弁輪組織を損傷することなく切除できる	
3．弁のサイジング					正確にサイジングができる	
4．弁輪への糸かけ					弁輪に対して深過ぎることなく浅過ぎることなく正しく糸かけができた	
					糸かけを躊躇することなくできる	
					糸のかけ幅がきれいに揃っている	
5．糸捌き					すべての糸が絡むことなく完全に制御できる	
6．人工弁への糸かけ					糸を人工弁のカフの適切な位置に適切な間隔で運針できる	
7．人工弁を下し結紮					人工弁がスムーズに弁輪までスライドできる 糸を過度に引っ張らずに人工弁を弁輪まで下せる 糸を適切に緩みなく結紮できる 人工弁尖の動きをチェックする（機械弁の場合）	

Ⅱ. 各論❶：Simulator-based Skill Training（SST）

9）日常的トレーニングの推奨

- 研修医は毎週1手技，通算30手技．
- 専門医も，実際のAVR前にウォーミングアップとして1手技練習．

3. 標準手術トレーニング

D. 僧帽弁置換術

1) 概説

僧帽弁置換術を安全に効果的に行うためのトレーニングである．僧帽弁置換術を4つの要素に分け，それぞれを学び，練習する．4つの要素とは，①僧帽弁周辺の解剖を熟知する，②左房切開・閉鎖が適切にできる，③僧帽弁弁尖の切除・サイジング・弁輪への糸かけが正確にできる，④人工弁への糸かけ・人工弁の縫着が確実にできる．

2) あらかじめ必要なスキル
- 僧帽弁周辺の解剖を熟知
- フォアハンド・バックハンドの運針
- 正確なメッツェンバウムの使用
- 緩みのない結紮

3) 最終到達目標
- 僧帽弁ならびに周辺の解剖（僧帽弁前尖・後尖・腱索・乳頭筋・左房・左心耳・房室結節・左冠動脈・冠静脈）を十分に理解する．
- 左房切開を適切に行い良好な僧帽弁の視野を得る．
- 正確な僧帽弁置換術を安全に行う．

4) 目標への手順
①僧帽弁置換術の適応について述べる（僧帽弁狭窄・逆流）．
②僧帽弁に関する心エコー所見を述べる．
③人工弁の選択について述べる．
④左房切開のポイントについて述べる．
⑤シミュレーターにて弁尖を切除する．
⑥弁輪に糸をかける．
⑦人工弁に糸をかける．
⑧人工弁を弁輪に落とし糸の結紮を行う．
⑨左房切開を閉鎖する．
⑩フィードバックと評価を受ける．

5) セットアップ
①必要な器具
- 拡大鏡
- 持針器
- 鑷子
- メッツェンバウム
- No.10 メス
- 4-0 プロリーン

- 2-0 エチボンド（プレジットまたはスパゲティ付）
- 人工弁・サイザー
- 糸切りハサミ
- 針用ゴミ箱

②模範手技ビデオ
③吻合手順の例：各施設，各指導医のやり方で作製する．

6) 実際の手技（図1～3）
①左房切開を行う．
- 右上肺静脈の左側約3cmに小切開を加える．
- メッツェンバウムにて切開を横に延長し，下方は下肺静脈と下大静脈の間に切り込み，上方は左房天井に向けて切り込む．
- 切開部の左房辺縁にtraction sutureをかけ，僧帽弁が十分にみえるようにする．
- 僧帽弁輪上のreference point（左右 fibrous trigone，P2正中の弁輪）をマークする．

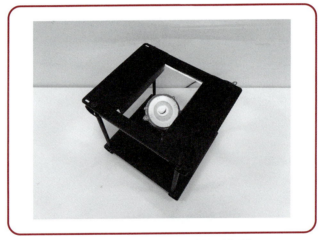

図1　僧帽弁置換術シミュレーターの概観（全景）

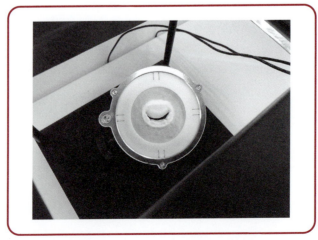

図2　僧帽弁置換術シミュレーターの概観（正面視）

3. 標準手術トレーニング

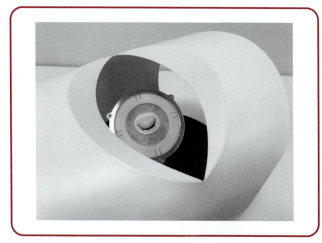

図3 僧帽弁置換術シミュレーターの概観（胸郭内）

②僧帽弁を切除する．
- 弁尖を hinge point から約 2 mm 残して切除する．

③弁輪・人工弁に対する糸かけ（supra-annular position）
- 2-0 エチボンドプレジット付きを左室側から左房側に刺入し糸を整理する．
- 整理した糸を人工弁のカフに通して糸を整理する．

④人工弁の縫着
- 人工弁をスムーズにスライドさせ弁輪に下す．
- 人工弁が弁輪の上に確実に下りていることを確認する．
- 糸を緩みなく結紮する．
- 結紮は女結びで始め，3回目で確実に固定する．

⑤左房切開の閉鎖
- 心房を歪めることなく確実に閉鎖する．

7）フィードバック

①弁置換術を行わせたあと
- 何がよかったか？
- 何が不十分か？
- 手技上の問題点
- リカバリーとやり直し
- その他研修医からの質問

②以上を指導医と検討し，再度弁置換術を行う．
- 指導医は，手技のこの部分では何を考えているか（心的イメージ）を伝えると効果的

③手術手技は最高のパフォーマンスを行うことに集中してビデオ撮影しておき，手技のあとにビデオをみながらフィードバックを行う方法も有効である．複数の研修医と複数の指導医でビデオ評価を行えば様々な見地からの討論がなされてさらに効果が高まる．

Ⅱ. 各論❶：Simulator-based Skill Training（SST）

8）評価法
①スキル評価のポイント
【手技全体のフロー】
- ●ためらい，やり直しが少なく，手術全体に一定の「流れ」があるか？
- ●再現性
- ●吻合操作を同じリズムとタイミングで繰り返せているか？

【正確性】
- ●弁輪への糸かけ pitch と bite が一定で適切か？
- ●人工弁を緩みなく確実に結紮ができたか？

【愛護的操作】
- ●急な動きや手ブレがなく，組織を損傷する危険がないか？
- ●内膜に損傷を与える操作がないか？

【左右の手の連動性】
- ●鑷子と持針器の動きがスムーズに連動しているか？

【手技に要した時間】
- ●合格ラインは60分以内
- ●上級ラインは40分以内

②評価シート（表1）
- ●各手技について5段階で評価し，コメントを追加記入する．最終的に5段階総合評価を行い，手技が許容範囲であれば3点を与え，合格（Pass）とする．EB（Educational Board）のコメントとして手技全体の評価を記入する．

表1　僧帽弁置換術

項目	1	2	3	4	5	コメント
1. 左房の展開					僧帽弁全体を展開できている 弁置換に適切な展開ができている	
2. 弁の切除					弁尖組織を残すことなく，かつ弁輪組織を損傷することなく切除できる	
3. 弁のサイジング					正確にサイジングができる	
4. 弁輪への糸かけ					弁輪に対して深過ぎることなく浅過ぎることなく正しく糸かけができた 糸かけを躊躇することなくできる 糸のかけ幅がきれいに揃っている	
5. 糸捌き					すべての糸が絡むことなく完全に制御できる	
6. 人工弁への糸かけ					糸を人工弁のカフの適切な位置に適切な間隔で運針できる	
7. 人工弁を下し結紮					人工弁がスムーズに弁輪までスライドできる 糸を過度に引っ張らずに人工弁を弁輪まで下せる 糸を適切に緩みなく結紮できる 人工弁尖の動きをチェックする（機械弁の場合）	

9) 日常的トレーニングの推奨

- 研修医は毎週手技を行い，通算 30 手技.
- 専門医も，実際の MVR 前にウォーミングアップとして 1 手技練習.

II. 各論❶：Simulator-based Skill Training（SST）

E. 腹部大動脈人工血管置換術

1）概説

　ステントグラフトの開発・普及によって，腹部大動脈瘤に対する治療はこの10年で激変し，2013年にはendovascular aneurysm repair（EVAR）実施例数がopen repair例数とほぼ同数になるまで増加しており，その後もEVARはさらに増加し続けていると推測される．加えて，血管内治療はaorto-iliac領域の閉塞性動脈疾患においても第一選択となっていて，腹部大動脈に対して外科的手術を施す機会はこの5〜10年で激減した[1]．そのため，若手外科医の腹部大動脈手術経験は極端に少なくなっている．

　一方，外科手術の適応となるopen repair例の多くがjuxta renal，para-renalといった難易度の高い手術になっており，これらの状況は現在そうした難易度の高い症例を治療している中堅以上の血管外科医が去ったあと，どうなるのかという危機感を想起させる．

　特に，腎動脈遮断を伴うような腹部大動脈手術は，深い術野での運針操作，人工血管のさばき，まわりの腸管などへの配慮などをしつつも，腎臓阻血許容時間内で吻合を終えなければならないという特殊事情を有している．

　このような現状から，腹部大動脈人工血管置換術のOFF-JTの必要性は極めて高まっているといえる．

2）あらかじめ必要なスキル

- 解剖に精通し，下記についてもよく理解している．
  - ○十二指腸や尿管といった損傷可能性臓器との位置関係
  - ○両側の総腸骨動脈と腸骨静脈の位置関係
  - ○静脈系（下大静脈や左腎静脈）のアノマリーの存在
  - ○腸間膜血流支配とその側副血行路の解剖
  - ○膀胱機能や男性機能関連神経の走行位置
- 大口径血管の吻合（端々吻合や端側吻合）を実施できる．
- 腎の温阻血時間と腎機能障害の関係を説明できる．
- 人工血管の種類，治癒過程を説明できる．
- 人工血管感染の恐ろしさを理解している．

3）最終到達目標

OFF-JTに期待する役割としては，
- 腎動脈分岐レベルの腹部大動脈の深さでの吻合を実践できること．
- 人工血管との縫合手順を覚えること（実際の手術で慌てないように）
- その際に吻合の進行に伴う人工血管のさばきを覚えること
- 補強材（フェルトなど）を使った吻合を抵抗なくできること
- 周囲に迫る十二指腸や空回腸に配慮できること．

4）目標への手順

①腹部大動脈に対する人工血管置換術の適応について述べる．

②使用すべき代用血管について述べる.
③腹部大動脈へのアプローチ法（複数）について述べる.
④中枢吻合において，複数の縫合法を述べ，それぞれの長所・短所を説明する.
⑤合併症を述べる（腸管虚血，イレウス，腎不全，静脈損傷，腹壁瘢痕ヘルニアなど）
⑥シミュレーターで，中枢吻合を行う.
⑦フィードバックと評価を受ける.

5）セットアップ

　腹部大動脈吻合は人工血管さえあれば練習可能であるが，深くてかつ狭い術野で人工血管を上手にさばきながら吻合練習できるようなモデルは存在していない.

　そのような状況のなか，われわれは，EBM 社と共同で，「腹部大動脈吻合練習器」を開発したので，それを紹介させていただく.

① 必要な器具
- ダクロン人工血管（16～18 mm 程度の直管または Y 管）
- 持針器
- 鑷子
- ハサミ
- 3-0（または 4-0）ポリプロピレン糸
- 用意できれば大動脈遮断鉗子
- 用意できればフェルトストリップ
- 針用ゴミ箱

② 「腹部大動脈吻合練習器」設定条件（図1）
- 対象動脈の深さ（術野の深さ）
- 対象動脈の傾き
- 周囲臓器を模した障害物の出っ張り具合

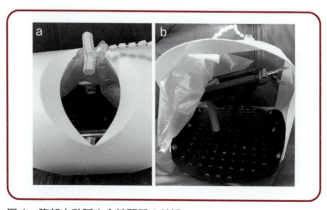

図1　腹部大動脈吻合練習器の外観
正面（a）と側面（b）
台の傾きや術野の深さは簡単に調整可能な構造になっている.

II. 各論❶：Simulator-based Skill Training（SST）

6）実際の手技
①大動脈遮断
- シミュレーターでは，写真のように，クリップを大動脈遮断鉗子として代用している．大動脈に見立てたチューブを手前に引き出して，遮断鉗子（クリップ）との距離をあければ容易な吻合モデル，チューブを奥へ押しやり遮断鉗子ギリギリに置けば，やや難易度の上がった吻合モデルとして利用できる．
- もし，本物の遮断鉗子があれば，臨床同様それも少し邪魔になって，よい練習となる．

②人工血管の配置
- 縫い始め，どこに人工血管を固定して縫い始めるか施設で決まっているはず．
- 当施設では，図のように配置している（図2）．

③フェルト帯の配置
- オプションとしてフェルトストリップ10mm幅のものを用いると，やや難易度が上がる．

④縫合開始（後壁1点指示連続縫合）
ⅰ）針糸をかける順番に慣れること（図3）
  ○ ここでまごついていてはいけない．臨床では，腎動脈を遮断して，急いで吻合したい場合もあるので，順番をルーチン化して迷わないよう練習すること．
ⅱ）図のような順番でマットレス縫合を行い，結紮．
  ○ 大動脈側のbiteを十分にとって．
ⅲ）結紮時には，きっちり外翻していることを確認しつつ結紮する．
ⅳ）連続縫合開始（図4）
  ○ まず，自分から遠い方のサイド（far side）を縫い上げていく（6時から反時計回りに2時まで）
  ○ このとき，人工血管は腹側やや右側に跳ね上げて，視野を展開（図5）
  ○ 1針目のpitchに注意．この1針目がマットレスした糸と遠いと（pitchが大きいと）漏れる．裏側（背側）からの出血はなかなか止めにくいので，ここはできるだけ確実に運針を．
  ○ 側壁（3時）に近づくにつれ，人工血管はその反対側（9時方向）へ引っ張る．
- 次いで，自分側のサイド（near side）を縫い上げていく（6時から時計回りに2時まで）

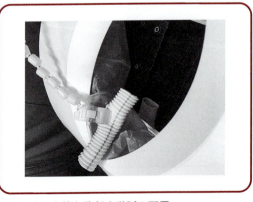

図2　人工血管と腹部大動脈の配置
　縫いはじめの段階における人工血管の配置．患者の右側に立つ術者の視点から．

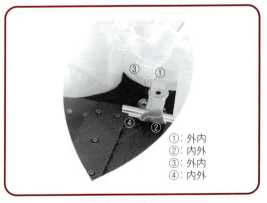

①：外内
②：内外
③：外内
④：内外

図3　マットレス縫合の一例．
　運針順を示す．人工血管側のbiteは大きい必要はないが，大動脈側のbiteは大きくとり，人工血管がやや内挿されるような形にする．臨床では動脈側にフェルトを巻いて補強する．

3. 標準手術トレーニング

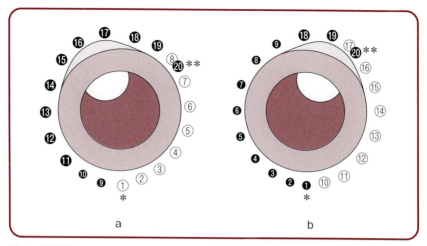

図4　運針順
　a：術者が患者の右側に立つ場合
　b：術者が患者の左側に立つ場合（左後腹膜アプローチの場合など）
　白丸数字部分は半時計まわり，黒丸数字は時計回りに運針を進める．後壁側から出血が漏れると止めにくいので，後壁側は内腔をよくみて，やや密に縫合する．※印は最初のマットレス縫合の結紮点で，※※は連続縫合の結紮点を示す．

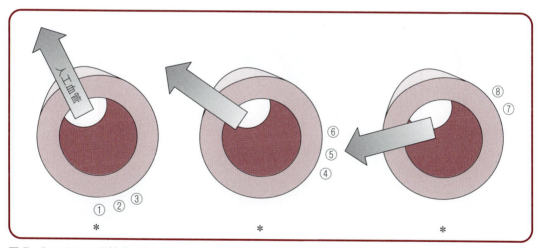

図5　far side の運針時の人工血管をさばく方向
　人工血管を引っ張る方向を矢印で示す．

　　　○人工血管をさばく方向を1時方向へ（図6）．
　　　○運針が進むと同時に人工血管のさばく角度も変えていく（図7）．
　ⅴ）2時のところで両方から縫いあがってきた糸を結紮（図8）
　　　○0時で結紮しない理由：結紮糸が十二指腸と接するのを避けるため．
　ⅵ）吻合終了．
⑤縫合終了後，内腔面の確認
　　●吻合部のすぐ末梢で人工血管を輪切りし，吻合部を内腔から観察し，内面のスムーズさ，外翻具合を評価する．

Ⅱ. 各論❶：Simulator-based Skill Training（SST）

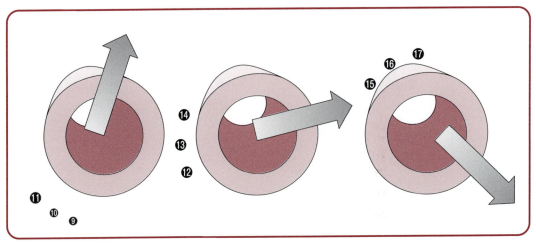

図6　near side 運針時の人工血管をさばく方向

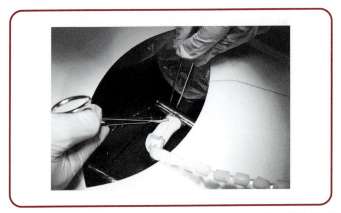

図7　シミュレーターでの一場面（図6の一番右の絵に相当する場面）

⑥終了

7) フィードバック
①自身での振り返り
- どのパターンで，何分かかったか，記録を残す．
- スマホで撮影した動画などを自分で確認する：客観的な目で自分の手技をみると，「意外にもたついているな」「一挙手一投足が自分のイメージに比べて遅いな」「運針と運針の間のインターバルがやけに長いな」「針の把持し直しが多いな」「動脈への運針がちゃんと垂直になっているか，すくうようになっていないか？」などいろいろな問題点にきっと気づくはず！

②先輩・上司からのフィードバック
- 科長に吻合をみてもらって，アドバイスを受け，科長が認定すれば，立派なOFF-JT従事時間となる！！

③次回トレーニングの目標設定を！
- 繰り返し行う前に改善点を明らかにし，目標を設定すべし！

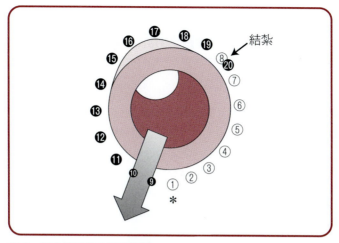

図 8　縫合終了後の結紮位置
　時計回りの連続縫合は，反時計回りからきた連続縫合糸を乗り越え overlap するところまで縫い上げてから結紮する．連続縫合は縫合を重ねるたびに緩みのでないよう締め上げていき，最終的に結紮する直前にも組織を押しつけるようにして糸の緩みをなくした状態で結紮する．

8）評価法
下記の点の評価を主眼とする．
- 運針のスムーズさ，手順の理解度
- 針の持ち方，針の抜き方，ピンセットの使い方
- 人工血管のさばき方
- 周囲臓器への配慮

9）日常トレーニングの推奨
- 様々な状況を想定した縫合練習
- どのくらいの時間を要するか，知っておくことも重要．それほど急ぐ必要ない場合が多いが，腎動脈遮断をしつつ中枢吻合する場合には 20 分未満で縫合を終了すべき．
- 頻度がそれほど多くない手術なので，手術前日，あるいは手術に入る前に練習して感覚を取り戻しておくのもよいであろう．

文献
1) 日本血管外科学会データベース管理運営委員会，NCD 血管外科データ分析チーム：血管外科手術アニュアルレポート 2011 年．日本血管外科学会雑誌 **26**: 45-64, 2017（訂正論文　日本血管外科学会雑誌 **26**: 289-290, 2017）

II. 各論❶：Simulator-based Skill Training（SST）

F. 末梢動脈バイパス

1）概説

　末梢動脈吻合特に下腿・足部動脈への吻合は，血管外科における最も重要な手術手技のひとつである．特に，糖尿病時代を迎えた今日，下腿動脈病変が主たる動脈病変部位の重症虚血肢が増加しているなかにあって，下腿・足部動脈へのバイパス手術は日常臨床においてもその必要性は増し，実際の手術数も増加している [1].

　特に，近年，血行再建に関するガイドラインで，下腿動脈病変に対しては血管内治療でなく，伏在静脈グラフトを用いたバイパス術が第一選択として推奨されて以来 [2]，世界的に末梢動脈バイパス術のニーズが高まっている．

　しかしながら，多くの国において，末梢動脈バイパスを実施できる血管外科医は非常に少なくなっており，日本においても学会の努力にもかかわらず，まだまだ経験豊富な術者が少ないのが現状である．

　このように，社会の疾病構造の変化やガイドラインの変化と，実際のプレイヤーの充足度のミスマッチが著しい状況にあって，末梢血管吻合の OFF-JT の必要性は極めて高まっているといえる．

2）あらかじめ必要なスキル

- 解剖をよく理解し，標的血管へのアプローチが適切に実施していること．
- 大・中口径血管の吻合（端々吻合や端側吻合）を実施できる．

3）最終到達目標

- 末梢動脈バイパスにおいては，吻合動脈部位は様々であり，部位によって，静脈グラフトと動脈の位置関係，左右どちらの下肢かによる配置の逆転，深さの違い，対象の傾きの違い，動脈病変や石灰化の有無など，非常に多様性に富んでいる．そうしたなかにあって，OFF-JT に期待する役割としては，
  ①いろいろな深さでの吻合を実践できること．
  ②様々なグラフト位置に柔軟に対応した運針ができること（どのようなグラフトと動脈の配置に対しても，迷いなく，適切に配置して，スムーズに運針できること）
  ③静脈グラフト特有のねじれ，くびれ，屈曲が起こらないような適切な吻合デザインができること．

4）目標への手順

　①末梢動脈バイパスの適応について述べる．
　②使用すべき代用血管について述べる．
　③下腿・足部動脈のアプローチ法について述べる．
　④中枢・末梢の血管吻合において，複数の縫合法を述べ，それぞれの長所・短所を説明する．
　⑤シミュレーターで，静脈グラフトモデルによる末梢動脈吻合を行う．
　⑥フィードバックと評価を受ける．

5）セットアップ（YOUCAN ＆ 吻合練習キットを用いる場合）

　末梢血管に特化したシミュレーターは国内で流通しているものはなく，欧米で市販されているものがあるものの血管の質感が優れず，秀逸とはいえない．

　模擬血管はいくつか開発されているが，グラフト材料として臨床で使用する大伏在静脈のモデルとなるような模擬血管はなく，通常の施設では期限切れとなった細径人工血管を企業から譲ってもらって Dry Lab を開催したり，あるいは凍結した動物の血管（凍結したブタ内頸動脈など）を用いて Wet Lab を各施設単位（あるいは一部の地方会・研究会）で開催しているのが現状であろうと考えられる．

　このように末梢動脈吻合練習用キットがほとんど無いなか，われわれは，EBM 社と共同で，「静脈グラフトモデル」と吻合練習器「TAMATEBAKO」を開発したので，それを紹介させていただく

- YOUCAN in TAMATEBAKO（図 1）
- 静脈グラフトモデル（図 2）
- 拡大鏡

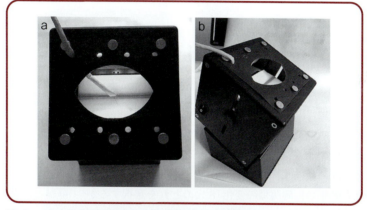

図 1　YOUCAN を内蔵した末梢動脈吻合練習器
　図のように 8 つの小孔（矢頭）が開いており，どこにグラフトを通すかによって，様々な配置を練習できる（a）．対象動脈の深さ（術野の深さ）は側面のネジ（白矢印）で調整でき，術者に対する吻合面の角度は台座によって調整可能（b）．

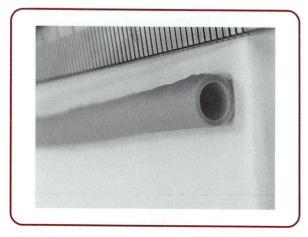

図 2　静脈グラフトモデル
　内径 3 mm で内膜を有する 2 層構造．

Ⅱ．各論❶：Simulator-based Skill Training（SST）

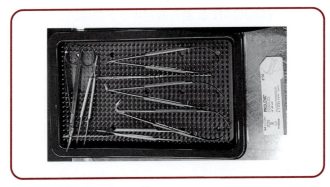

図3　マイクロセットの一例
　　　縫合糸は45cm長のものを用いる．60あるいは80cmの長い糸は末梢動脈吻合には長過ぎて，効率を悪くする．

- マイクロ用手術器具（図3）
    ○ 持針器
    ○ 鑷子
    ○ スピッツメス
    ○ ベックマン剪刀
    ○ マイクロクリップ（小動脈遮断用）
- 7-0または8-0プロリーン
- 糸切りハサミ
- 針用ゴミ箱

①TAMATEBAKO設定条件（図1）
- 対象動脈の深さ（術野の深さ）
- 対象動脈の傾き
- 静脈と動脈の位置関係の変化（8穴のどれを選択するか）：静脈と動脈の角度は0°から360°に設定可能．いわゆる斜め吻合でも，くびれや屈曲が起こらないように！（図1）
- 動脈切開の位置の変化（術野の中央から端まで）

6）実際の手技
- 末梢動脈吻合は施設によって方法がまちまちで，標準化されていない．練習者は自施設の縫合法をマスターするとともに，Distal Bypass Workshop（DBW）テキストブック巻末に掲載されている全国多施設吻合法一覧表を参考にして，他施設の方法を試して，それぞれの縫合法の長所・短所を学んでいただきたい[3]．
- 本項では，旭川医科大学血管外科の下腿足部動脈への縫合法を記載する（図4）．

①静脈グラフトの配置
- 左下肢への末梢動脈バイパス術を想定し，左側に静脈グラフトを配置．

②動脈切開
- スピッツメスの先端で跳ね上げるように小切開し，同部からベックマン剪刀を静かに挿入し（後壁を傷つけないように），動脈切開する．この際，ベックマンは動脈の長軸に対してまっすぐ真ん中で，かつ，剪刀が短軸方向に倒れないよう垂直に，十分注意して切開する．

3. 標準手術トレーニング

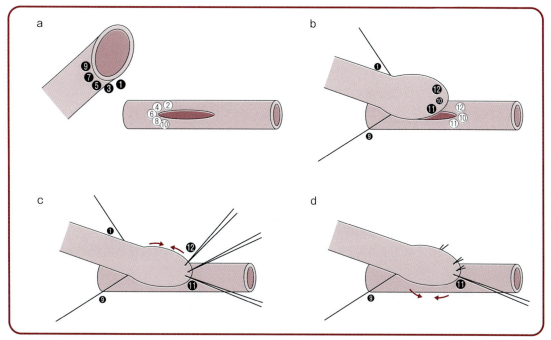

図4 運針順の一例
　まず，heel 側は術者の far side から無支持連続縫合（パラシュート縫合）を行う（a）．heel を寄せたら，次は toe に結節縫合を 3 本（⑩から⑩へ，⑪から⑪へ，⑫から⑫へ）かけ（b），3 本とも結紮する．その後，⑫と❶の針糸で，far side の側壁連続縫合を行う（c）．
　最後に❾と⑪の 2 本の針糸で near side の側壁連続縫合を行って（d），側壁中央で結紮すれば吻合終了．

③Heel の無支持連続縫合（図 4a）
- 術者から遠いほうからかけ始め，手前側に向かって，半時計回りでパラシュート縫合を行う．5 針程度かけて，heel を回ったら，両方の糸とグラフトにテンションをかけつつ，グラフトを動脈吻合口に接着させる．

④Toe の 3 点結節縫合（図 4b）
- 下腿動脈あるいは足部動脈などの細径動脈への吻合の場合，toe は無支持連続ではなく，3 点程度の結節縫合を行っている．多少なりとも spasm をきたしている動脈に連続縫合をかけることで toe 側が巾着になってしまうことを避け，いずれ spasm が解除されたときに toe が拡張する余地を残したいという考えからである．

⑤far side の側壁連続縫合（図 4c）

⑥near side の側壁連続縫合（図 4d）
- toe，heel 両側からの連続縫合を側壁中央で結紮して縫合は完成である．

7）フィードバック

①自身での振り返り
- どのパターンで，何分かかったか，記録を残す．
- スマホで撮影した動画などを自分で確認する：客観的な目で自分の手技をみると，「意外にもたついているな」「一挙手一投足が自分のイメージに比べて遅いな」「運針と運針の間のインターバルがやけに長いな」「つかみなおしが多いな」「内膜へのダメージは？」などいろい

II. 各論❶: Simulator-based Skill Training（SST）

ろな問題点にきっと気づく！

②先輩・上司からのフィードバック

- 科長に吻合をみてもらって，アドバイスを受け，科長が認定すれば，立派な OFF-JT 従事時間となる！！

③次回トレーニングの目標設定を！

- やみくもに素振りをしてもかえってよくないのはゴルフの常識．繰り返し行う前に改善点を明らかにし，目標を設定すべし！

8）評価法

- 血管吻合評価の基本は，CABG 末梢吻合の項参照．
- CABG の吻合と異なるのは下記の4点！
  ○ 虚血時間はそれほど問題にならない．しっかり確実に運針を！
  ○ 吻合の質．確実な外翻がなされ，内面からみて，完全に内皮に覆われた血管内腔になっているか？！
  ○ 長期開存を目指して，血管に愛護的に！
  ○ 静脈グラフトを用いるので，くびれやねじれ，屈曲がないようデザインされているか！

9）日常トレーニングの推奨

①様々な状況を想定した縫合練習

- 患者の下肢が右なのか，左なのか，どこの動脈をイメージして練習しているのか，毎回状況設定をしてから練習を！→どのような動脈と静脈の位置関係になっても，すぐに運針順が想起でき，状況に応じた運針が迷いなくできるようになることを目指す（図5）.
- 左上の穴から始めて 20 吻合．
- 右上の穴から 20 吻合，真ん中上の穴から 20 吻合．
- 手前の穴からそれぞれ 10 吻合．

以上，100 吻合で基礎練卒業㊗．

その後は

- 実際の手術の前（ウォーミングアップ）
- 実際の手術で縫わせてもらった後（次回へのリベンジ，さらなる向上に向けて，その日に行うべし！！全盛期のタイガーウッズでさえラウンド前と後の両方の練習で汗だく．）

②日常トレーニングの先に—DBWの紹介

- 日常練習で自信をつけたら，その手技や考えをぜひ DBW で試して欲しい．
- 日本血管外科学会 (JSVS) では，学会の使命として末梢バイパスの普及を図るべく，日本心臓血管外科学会および日本胸部外科学会に呼びかけ，3学会合同事業として 2014 年から DBW を年に1度開催しており，1泊2日の間に座学・Dry Lab・Living Animal Lab を実施ししてきた (JSVS の HP 参照).
- DBW の利点は
  ○ 自分の縫合を他施設の外科医，あるいは指導的立場の血管外科医に評価してもらえる．
  ○ 指導的立場の血管外科医の考え方に触れることができる．
  ○ Dry Lab で他施設の縫合法を実績できる．
  ○ 動物モデルで，臨床に近い細口径動脈へのバイパス術を実績し，血流評価できる．
  ○ 手技だけでなく，治療戦略，治療の落とし穴などを座学で学べる．

3. 標準手術トレーニング

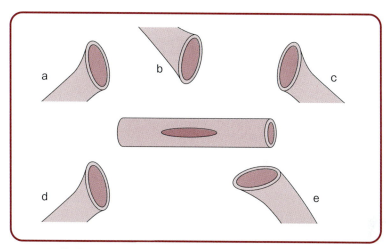

図5　動脈切開口とグラフト位置関係の多様性
　どのように静脈グラフトを配置しても，迷いなく運針して，吻合できるよう練習することができる．

○実際にあった症例を小グループで意見交換することで，理解を深められる．

　長期開存を提供できる末梢バイパス術を実践・指導できる心臓血管外科専門医がどんどん育つことを希求してやまない．

文献
1) 日本血管外科学会データベース管理運営委員会，NCD 血管外科データ分析チーム：血管外科手術アニュアルレポート 2011 年．日本血管外科学会雑誌 26: 45-64, 2017（訂正論文　日本血管外科学会雑誌 26: 289-290, 2017）
2) Aboyans V, et al: Guidelines on the diagnosis and treatment of peripheral arterial diseases, in collaboration with the European Society for Vascular Surgery (ESVS). Eur J Vasc Endovasc Surg 2017, in press.
3) 東　信良，宮田哲郎（監修）：Distal Bypass 実践マニュアル—Distal Bypass Workshop 公式テキストブック，日本血管外科学会，2016

Ⅱ. 各論❶：Simulator-based Skill Training（SST）

G. 血管内治療

　血管内治療領域における技術革新は日進月歩である．治療デバイスに大きく依存する血管内手術では，①デバイスの性能，②使用方法（術式など），③患者病態に合わせた応用などの要素が組み合わさって治療成績が大きく左右される．

　一方，日本では心臓血管外科医一人が執刀できる手術数（オープン手術）は欧米に比べ極めて少ないことが指摘されている[1]．さらに高齢化，多様な合併症のために手術自体の難易度が上昇しているが，心臓血管外科領域でも同様の現状があるうえに，最近10年間に血管内治療の比率が急上昇し，この教育方法が大きな課題となっている．

A 血管内治療における教育課題と OFF-JT

　血管内治療は，患者にやさしい低侵襲な治療として急速に普及している．しかしこのような治療は "高度" な技能が求められ，特殊な訓練が必要である．しかし手技の特殊性に加え，"安全" への社会的意識が高まり，医療過誤・事故などの社会問題から，医療の標準化・安全確保が優先課題となっている．一方これまでのような手術室や臨床現場での教育・訓練にも厳しい条件が課されている．また Wet Lab も動物愛護の観点やコストの面からも課題が多く，新しい教育，研修方法が世界的にも検討されるようになった．教育方法の変遷[2] として，science-based education（第1転換期），problem-based learning（第2転換期）を経て現在は学習者の能力に基づいた competency-based education（第3転換期）にある．これは "理解した" を発展させ "理解して行動に移せる" まで発展させる active learning である．この active learning を引き出す教育方略のひとつとして位置づけられているのがバーチャルリアリティ（VR）なども取り入れたシミュレータートレーニングで，血管内治療領域でも極めて重要になって来ている．

　このような観点を踏まえて血管外科学会では，ワークショップという形で実践している．この内容に即して標準血管内治療トレーニングの実際と評価法，指導法を紹介する．

B 日本血管外科学会血管内治療ワークショップにおける血管内治療トレーニング

1）概要

　日本血管外科学会の主催により，2015年から末梢血管領域の血管内治療ワークショップ（ワーキンググループ委員長　弘前大学胸部心臓血管外科　福田幾夫）を年1回開催している．

　1日半の日程で，座学とハンズオントレーニング（Dry Lab および Wet Lab）を行い，血管内治療の基本的要素からハイレベルな実践的応用まで習得することを目標とする[脚注 1]．

2）あらかじめ必要なスキル

- 末梢動脈疾患のガイドラインに則した基本的知識（疾患概念，診断法，末梢動脈の解剖，治療法の選択など）を理解していること．

88

3. 標準手術トレーニング

3）最終到達目標

以下の項目を到達目標とする.

①下肢末梢動脈病変の血管内治療の適応と禁忌を理解する.

②下肢末梢動脈の穿刺法・アプローチ法を理解する.

③血管内治療に必要なガイドワイヤーとデバイスの選択について理解する.

④下肢末梢動脈閉塞病変に対する血管内治療の技術を理解する.

⑤合併症発生時の対応を習得する.

4）対象

● 末梢血管領域の血管内治療技術習得を希望する心臓血管外科医　20 名（抽選）（血管内治療の経験の有無は問わない．日本血管外科学会会員医師）

5）トレーニング内容と実際

2017 年のプログラムを示す．OFF-JT は合計 480 分（8 時間）である.

1 日目（表 1）

講義形式で座学を行い，血管内治療の適応から穿刺法，ガイドワイヤーおよびカテーテルなどの基本的デバイスを学んだあと，腸骨動脈，大腿膝窩動脈，膝下動脈の各領域ごとの治療法，さらには Case Discussion を行い，より実践的な治療戦略を学ぶ[脚注 2]．

2 日目（表 2）

Dry Lab と大動物（ブタ）を用いた Wet Lab とでトレーニングを行う.

受講者 20 名を 10 名ずつの 2 組に分け，たすき掛けの形式で交互に Dry Lab と Wet Lab でトレーニングを行う.

①Dry Lab：受講者を 5 組（各 2 名）に分け，5 つのトレーニングブースを各 20〜25 分ローテートする形式とする（図 1，図 2）.

各ブースに講師が 1 名常駐し，受講生の技量に合わせて指導を行う.

ⅰ）EVT シミュレーター：シミュレーターを用いて，ガイドワイヤー，サポートカテーテル，バルーン，ステントなどの基本操作，使用手順を学ぶ.

ⅱ）ステントハンズオン：擬似血管モデルを用いて，balloon-expandable type, self-expandable type など，様々な機種のステント留置法を学ぶ.

ⅲ）ガイドワイヤーハンズオン：擬似血管モデルを用いて CTO 病変を貫通するトレーニングを行う．先端荷重による細径ガイドワイヤー（0.014 inch）の特性の違いとその基本的操作方法を学ぶ.

ⅳ）IVUS ハンズオン：IVUS の構造，画像描出原理を学ぶとともに，基本的操作法および治療への応用を学ぶ.

[脚注 1]：その他の OJT プログラム：まだ正式な OJT プログラムはごく限られている．特に EVT トレーニングにおける OJT のポイント獲得ができる機会は極めて限定的である．今回紹介している血管外科学会が主催する日本血管外科学会血管内治療ワークショップ（2 日間で 8 時間程度）の他には，第 12 回 Japan Endovascular Symposium に併設して行われるようになった OFF-JT（最大 9 時間）コースがある．どちらもプログラムの内容によって OJT certificate を取得できる時間数は異なってくる可能性があるため，その都度確認を行って欲しい．今後血管外科学会が主催している distal bypass やステントグラフトのワークショップなどもポイント獲得ができるように検討中である．さらに学会，研究会などに併設されるハンズオンセミナーなどもポイント獲得チャンスにつながる可能性もあるが，現時点では上記のチャンスを有効活用することが重要と考えられる.

Ⅱ. 各論❶：Simulator-based Skill Training（SST）

表1 トレーニングプログラム（1日目）

Time	Contents
12:00 ～ 12:50 （60分）	ランチョンセミナー
13:00 ～ 13:05 （5分）	開会の挨拶
13:05 ～ 13:15 （10分）	施設紹介および説明
13:15 ～ 13:30 （15分）	参加者＆講師の自己紹介
13:30 ～ 13:55 （25分）	講義①下肢血管内治療の現状と適応 （ガイドラインなど）
13:55 ～ 14:20 （25分）	講義②血管内治療に必要な血管造影の基本 各種穿刺アプローチ法
14:25 ～ 14:50 （25分）	講義③血管内治療に必要なガイドワイヤーとバックアップカテーテルの種類と選択
14:50 ～ 15:15 （25分）	講義④ Iliac CTO 病変に対する血管内治療とトラブルシューティング
15:20 ～ 15:45 （25分）	講義⑤ SFA CTO 病変に対する血管内治療
15:45 ～ 16:10 （25分）	講義⑥膝下病変に対する血管内治療
16:30 ～ 16:55 （25分）	講義⑦ Special Evening Seminar 1 「Hybrid Endarterectomy and Endovascular therapy」
16:55 ～ 17:20 （25分）	講義⑧ Special Evening Seminar 2 「Coil 塞栓術の基本と応用」
17:20 ～ 18:50 （90分）	Case Discussion 治療戦略を考える　30分× 3 Cases

表2 トレーニングプログラム（2日目）

Time	Team A & B	Team C & D
8:00 ～ 10:10 （130分）	Wet Lab 1/2：EVT ガイドワイヤー操作 /Cross Over /STENT 留置	各ブースアクティビティ 擬似血管モデル / シミュレーター
10:15 ～ 12:25 （130分）	各ブースアクティビティ 擬似血管モデル / シミュレーター	Wet Lab 1/2：EVT ガイドワイヤー操作 /Cross Over/ STENT 留置
12:30 ～ 13:20 （50分）	Lunch Time session：	
13:30 ～ 15:10 （100分）	Wet Lab 1/2 ・腎動脈・腹部内臓枝カニュレーション （SMA / Celiac など） ・動脈コイル塞栓 ・IVC フィルター留置 / 回収 ・IVUS	各ブースアクティビティ擬似血管モデル/ シミュレーター
15:15 ～ 16:55 （100分）	各ブースアクティビティ 擬似血管モデル / シミュレーター	Wet Lab 1/2 ・腎動脈・腹部内臓枝カニュレーション （SMA / Celiac など） ・動脈コイル塞栓 ・IVC フィルター留置 / 回収 ・IVUS
17:00 ～ 17:30 （30分）	着替え / アンケート記入 / 修了式	

3. 標準手術トレーニング

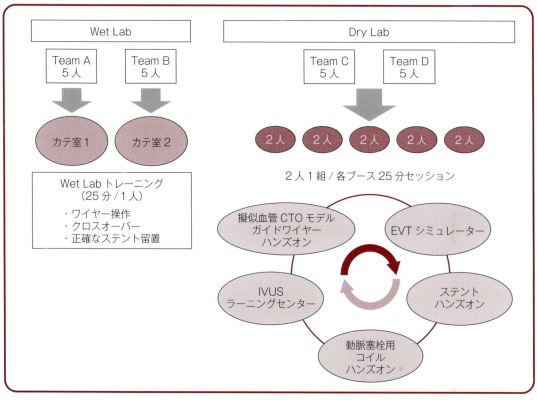

図1　午前のセッション（130分）

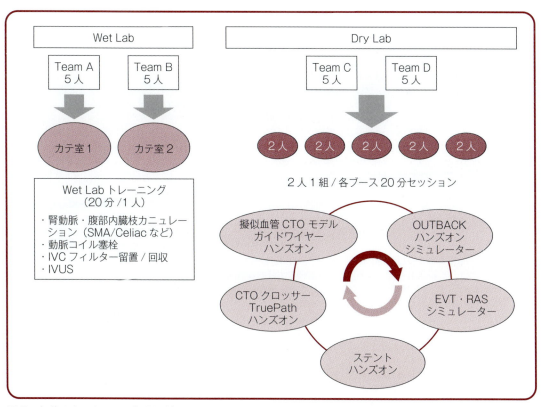

図2　午後のセッション（100分）

Ⅱ. 各論❶：Simulator-based Skill Training（SST）

　ⅴ）動脈塞栓用コイルハンズオン：擬似血管モデルを用いて，基本的コイルの操作方法を学ぶとともに血管内でのコイルの挙動を直視下で観察し，その特性を理解する．

②Wet Lab：獣医師による全身麻酔管理がされたブタを用いる．各カテーテル室では，講師2名に対し受講者5名とし，受講者は2人1組となり，術者および助手を分担しトレーニングを行う．

　ⅰ）トレーニング内容（午前中）
　　・基本的ワイヤー操作
　　・サポートカテーテルを用いた対側下肢へのカニュレーション
　　・ステント留置
　　　など

　ⅱ）トレーニング内容（午後）
　　・腹腔動脈・上腸間膜動脈・腎動脈へのカニュレーション
　　・IVUS よる観察
　　・動脈コイル塞栓および回収（トラブルシューティングを含む）

脚注2)：ワークショップにおける Case Discussion の方法と効果
　①方法
　　　ワークショップでは，EVT のスキルを学ぶと同時に Case Discussion を通じて，より実践的な治療戦略を検討するうえでの知識，理解（認知）度と判断力を指導判断する．この場合参加者の経験度合い，レベルに合わせた症例検討を行うことが重要である．
　　ⅰ）A，B，C，D の4つのグループ分け
　　　　20人を4グループに分け，1グループ5人につき最低1〜2人の指導者がついて，より密な検討が可能な環境をつくっている．
　　ⅱ）症例検討
　　　　各チーム（5人）ごとに検討を行うか，ベーシックチーム（10人）とアドバンスチーム（10人）に分かれて検討を行う．1症例プレゼンテーションからディスカッションまで含めて約30〜45分程度を基準とし行うので，1回で2症例程度がよいと考えられる．
　　以下の手順で指導を行って行く
　　（1）エキスパートによる症例提示．まず症例の概要と病変のみを提示する．
　　（2）各グループは，指導者（血管外科医）を含めグループとしての治療戦略をまとめる．
　　（3）各グループごとに，グループの代表者による統一見解を発表する．
　　（4）次に実臨床で行われた治療法を紹介する．
　　（5）最後に総合討論を行う．EVT のみならず，open surgery，hybrid 手術も含めた治療手段の多様性を理解し，患者個々にとってよりよい治療手段とは何かを学ぶ．指導者と学習者の間でフィートバックを行い，さらに考えを高めていくトレーニングを繰り返す．この場合指導者として血管外科のみならず循環器内科や放射線科医も配置し，他診療科のエキスパート意見も聴けるよう配慮している．
　　（6）ベーシック症例からアドバンス症例へ難易度を上げることで，より実践力を磨いていく．
　②効果
　　ⅰ）自分たちの治療戦略と，エキスパートが行った実際の治療とどのように違うのかを即座に知ることにより非常にインパクトの強い学習効果が期待できる．さらに，実際に治療が行われた個別の症例について検討を行うため，EVT を行う際の具体的な使用デバイスの種類，サイズ，使用手順，pitfall なども含めた，より詳細で実践的な議論が可能となる．
　　ⅱ）症例検討を行う効果としてさらに重要な効果が期待できる．EVT はスキルの違いによって（すなわちその手技が術者にとって可能かどうかにより）大きく治療手段の選択肢が変わってくる可能性がある．オープン手術にも通じることではあるが，EVT ではより顕著になる．初期段階では，もしその EVT 手技が自分でも可能だとしたら，この症例はどうするか？という discussion がなされることになる．この状況にさらされると，何としてもその手技を身に着けたい，自分のものにしたいというスキルアップへの大きなモチベーシンにつながる．
　　　すなわち Case Discussion は治療戦略を考える思考トレーニングとともに，スキルアップへのモチベーション増大効果がある．

3. 標準手術トレーニング

　　・IVC フィルター留置および回収（トラブルシューティングを含む）
　　　など
　③修了：各受講生には，ワークショップ最後に修了書を授与する．

6）フィードバック（Debriefing：振り返り）
　①それぞれの手技を行ったあと
　　ⅰ）理解できた点
　　ⅱ）まだ不十分であった点
　　ⅲ）手技上の問題点
　　ⅳ）再説明と繰り返し
　　ⅴ）その他の質問
　②指導医と上記を確認後，再度手技を行う．
　③さらにビデオ，ライブなどで手技の確認を積み重ねていく．

7）評価法
①スキル評価のポイント
【適切な穿刺部位の選択】
●あらかじめ適切と思われる穿刺部位の決定ができているか．
●穿刺部位の変更が必要な場合，複数の選択肢が用意できているか．
●止血も考慮した穿刺部位の決定ができているか．
【病変に応じたデバイスの選択，使用法，手順】
●シース
●ガイドワイヤー
●造影カテーテル
●IVUS
●ステント
●バルーン（前，後拡張用）
●ステントグラフト
●その他
【デバイスの特性を理解した選択，使用法，手順】
●治療全体を俯瞰した適切なシースの扱い
●狭窄，閉塞病変，石灰化，腸骨，大腿，浅大腿，膝下動脈に応じたガイドワイヤーの扱い
●狭窄，閉塞病変，石灰化，腸骨，大腿，浅大腿，膝下動脈に応じたバルーン，ステントの扱い
●その他
【トラブルシューティング】
●穿刺，止血の出血対応
●目的部位へガイドワイヤーが誘導できない場合
●デバイスの破損，体内遺残などの対応
●急性血栓症など
●出血，神経反射によるバイタル変化にタイル対応
●その他

II．各論❶：Simulator-based Skill Training（SST）

表3　評価表　Dry Lab

Trainee：						評価者：	
評価項目（達成目標）							コメント
① EVTシミュレーター腸骨動脈領域のEVT手技を実施できた（cross overを含む） ② 鼠径靱帯以下の病変に対するEVT手技を実施できた ③ 腎動脈病変に対するEVT手技を実施できた	1	2	3	4	5		
2．ガイドワイヤー ① 細径ガイドワイヤーの特性（先端荷重の違いなど）を理解できた ② 血管モデルでの擬似CTO病変において細径ガイドワイヤー操作を実施できた ③ 細径ガイドワイヤーを用いて血管モデルでの擬似CTO病変を貫通できた	1	2	3	4	5		
3．ステント ① balloon-expandable type stentとself-expandable type stentの特性，留置法の違いについて理解できた ② ステントの正確な留置法について理解し，実施できた ③ ステント留置時のトラブルシューティングについて理解し，実施できた	1	2	3	4	5		
4．IVUS ① IVUSの原理，操作法について理解できた ② IVUSを用いて擬似血管内の観察ができた ③ IVUSの治療手技への応用について理解し，擬似血管内で実施できた（IVUSガイドワイヤー操作，IVUSナックル法など）	1	2	3	4	5		
5．リエントリーデバイス（OUTBACKなど） ① リエントリーデバイスの特性，操作法について理解できた ② シミュレーターを用いてリエントリー手技を実施できた ③ リエントリーデバイスのトラブルシューティングについて理解し，シミュレーターを用いて実施できた	1	2	3	4	5		
6．CTO貫通デバイス（TruePath，クロッサーなど） ① CTO貫通デバイスの特性，操作法について理解できた ② 石膏モデル，擬似血管モデルを用いてCTO貫通デバイスを使用できた ③ CTO貫通デバイスのトラブルシューティングについて理解できた	1	2	3	4	5		

＜評価＞　総合評価（Dry Lab：5段階評価）
各項目について5段階で評価し，コメントを追加記入する．これをもとに最終的に5段階総合評価を行い，血管内治療に関する知識と手技が許容範囲であれば3点を与え，合格とする（図3）．

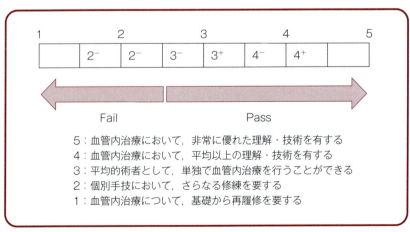

図3　総合評価

3. 標準手術トレーニング

表4　評価表　Wet Lab

評価項目（達成目標）						コメント
Trainee：			評価者：			
1. 穿刺，Cross over ①実際の穿刺に必要なデバイスと手技を理解し，実施できた ②Cross over に必要なデバイスと手技を理解し，実施できた ③Cross over のトラブルシューティングについて理解し，実施できた	1	2	3	4	5	
2. ステント留置 ①ステントデリバリーシステム操作を理解し，実施できた ②ステントの正しい留置法を理解し，実施できた ③ステント留置時のトラブルシューティングについて理解し，実施できた	1	2	3	4	5	
3. 腎動脈治療 ①腎動脈へのアプローチ法を理解し，実施できた ②Non-Touch Technique を理解し，実施できた ③腎動脈ステント留置におけるトラブルシューティングについて理解し，実施できた	1	2	3	4	5	
4. IVC フィルター留置・回収 ①正確で，安全な留置法について理解し，実施できた ②回収術のアプローチ法について理解し，実施できた ③正確で，安全な回収法について理解し，実施できた ④回収術のトラブルシューティングについて理解し，実施できた	1	2	3	4	5	
5. 動脈コイル塞栓 ①マイクロカテーテルを用いたコイルのデリバリー法について理解し，実施できた ②複数コイルを用いた正確で，安全な塞栓法について理解し，実施できた ③コイル塞栓術のトラブルシューティングについて理解し，実施できた	1	2	3	4	5	
6. CTO 貫通デバイス（TruePath，クロッサーなど） ①CTO 貫通デバイスの特性，操作法について理解できた ②石膏モデル，擬似血管モデルを用いて CTO 貫通デバイスを使用できた ③CTO 貫通デバイスのトラブルシューティングについて理解できた	1	2	3	4	5	

＜評価＞　総合評価（Wet Lab：5 段階評価）
各項目について 5 段階で評価し，コメントを追加記入する．これをもとに最終的に 5 段階総合評価を行い，血管内治療に関する知識と手技が許容範囲であれば 3 点を与え，合格とする（図 3）．

【被曝に対する配慮】
● ガウンプロテクター
● 頸部プロテクター
● 目に対するプロテクター
● 頭部に対するプロテクター
● 腕，手，その他
【手術全体，術後】
● 手術時間
● 圧迫止血法
● 術後管理，説明
②評価シート（表 3，表 4）

Ⅱ. 各論❶ : Simulator-based Skill Training（SST）

文献

1) 津久井宏行，朴　栄光：冠動脈バイパストレーニングシステムを使用して．人工臓器 **39**: 218-221, 2010
2) Frenk J, et al: Health professionals for a new century: transforming education to strengthen health systems in an interdependent world. Lancet **376**: 1923-1958, 2010
3) 安部幸恵：医療におけるシミュレーション教育．日集中医誌 **23**: 13-20, 2016

3. 標準手術トレーニング

H. ステントグラフト内挿術

1) 概説

　ステントグラフト内挿術はアクセスルートの確保のための外科的な手技とステントグラフトの挿入・留置のためのカテーテル手技を必要とする．ステントグラフトの一般的な OFF-JT においては，アクセスルートが確保されていることを前提に，ガラスモデルやシミュレーターを用いてカテーテル手技のみを行うことが一般的である．

2) あらかじめ必要なスキル

- 大動脈および重要な分枝の解剖を理解していること．
- 大動脈の CT 画像の一般的な読影ができることが必要であり，ワークステーションにおいて大動脈の径や長さの計測ができることが望ましい．
- アクセスルート確保のために総大腿動脈を露出できることが必要であり，腹膜外経路や経腹膜経路により腸骨動脈を露出できることが望ましい．
- 8Fr までのシースカテーテルを腹部大動脈まで挿入し留置できること．
- ガイドワイヤーを用いてカテーテルを上行大動脈まで挿入できること．

3) 最終到達目標

- ステントグラフトの特徴と留置方法を理解していること．
- アクセスルートの評価ができること．
- ステントグラフト内挿術に必要なカテーテル手技のための準備ができること．
- 血管造影により留置位置の確認ができ，適切なデバイスを選択できること．
- ステントグラフトを円滑に目的部位に留置できること．
- 腸骨動脈狭窄や腸骨動脈破裂に対処できること．
- Type Ⅰ および Type Ⅲ のエンドリークに対処できること．

　なお，ステントグラフト内挿術を施行するにあたっては，日本ステントグラフト実施基準管理委員会の実施基準に従う必要がある．基礎経験を含む実施医基準と指導医基準が定められており，これらの基準を満たして指導医となることにより，上記の最終到達目標は達せられる．

4) 目標への手順

①大動脈瘤（解離）の治療適応とステントグラフト内挿術の適応について述べる．
②大動脈瘤（解離）の CT 画像の読影とワークステーションでの計測を行う．
③計測値に従ってステントグラフトの機種とサイズを決定し，その理由を明らかにする．
④ステントグラフトの留置手順を述べる．
⑤ガラスモデルもしくはシミュレーターを用いてステントグラフト内挿術の手技を行う．
⑥フィードバックと評価を受ける．

5) セットアップ

①ガラスモデルを用いる場合

　動画：腹部ステントグラフト内挿術（Endurant）のシミュレーション【☞ ▶️ 動画 1】

Ⅱ. 各論❶：Simulator-based Skill Training（SST）

できるだけ縦長（2m 程度）の机を用意する.
ガラスモデルをセットする.
【必要な器具】
- 8Fr シースセット
- 5Fr シースセット
- ソフトガイドワイヤー（Radifocus など，150cm 以上）
- ピッグテールカテーテル（マーカー付き）
- ストレートカテーテル
- ハードワイヤー（250cm 以上）
- 12Fr 以上のシースもしくはステントグラフトが装填されたデリバリーシステム
- ステントグラフトを拡張するためのバルーンカテーテル

ガラスモデル自体は持ち運びが容易であり，これを用いたシミュレーションは企業に依頼すればどこでも行える. 手技上の感触は実際とはかなり異なるので，主に手順の確認を行う.

②シミュレーターを用いる場合
動画：胸部ステントグラフト内挿術（Valiant）のシミュレーション【☞ ▶ 動画2】
【必要な器具】
- シミュレーター
- ソフトガイドワイヤー（Radifocus など，150cm 以上）
- ピッグテールカテーテル（マーカー付き）
- ストレートカテーテル
- ハードワイヤー（250cm 以上）
- ステントグラフトを拡張するためのバルーンカテーテル

実際とかなり近い感覚でのシミュレーションができるので，学会などに併せて開催されるセミナーなどに参加したり，企業に協力を求めて施設や地域でトレーニングセッションを開催するのが効率的である.

6) 実際の手技
- ステントグラフトの機種により挿入・留置方法が異なる.
- Excluder C3（Gore）および cTAG（Gore）は 12Fr から 18Fr もしくは 18Fr から 24Fr のシースを腹部大動脈まで挿入してからステントグラフトを挿入する.
- 腹部のステントグラフトである Endurant（Medtronic），Zenith（Cook），AFX（Endologix），Aorfix（Lombard）と胸部のステントグラフトである Valiant（Medtronic），Zenith TX2（Cook），Zenith Dissection（Cook），Relay（Bolton），Najuta（Kawasumi）はステントグラフトの装填されているデリバリーシステムを挿入する.
- なお，腹部のステントグラフトの内，モジュラータイプのステントグラフトでは対側からレッグを追加するが，ユニボディタイプの AFX（Endologix）は挿入・留置方法が異なる.

【腹部ステントグラフト内挿術（AFX を除く）】
①シースおよび造影用カテーテルの挿入・留置
- 8Fr シースを総大腿動脈から腹部大動脈に挿入する.
- ソフトガイドワイヤーを用いてピッグテールカテーテルを下行大動脈まで挿入する.
- ハードワイヤーを下行大動脈まで挿入する.
- （Excluder C3 の場合）18Fr シースを腹部大動脈まで挿入する.

3. 標準手術トレーニング

- 対側の総大腿動脈から8Frシースを腹部大動脈に挿入する.
- ソフトガイドワイヤーを用いてストレートカテーテルを腹部大動脈に挿入する.

②ステントグラフトの挿入・留置
- 大動脈造影により,腎動脈分岐部以下の留置部位の長さを計測する.
- ステントグラフトのサイズを決定する.
- メインボディのステントグラフトもしくはデリバリーシステムを腹部大動脈に挿入する.
- 大動脈造影により腎動脈分岐部を確認する.
- 腎動脈下にメインボディを留置する.
- (Excluder C3以外の場合) デリバリーシステムを抜去し12Frシースに入れ替える.
- 対側から適当なカテーテルを利用してソフトガイドワイヤーをステントグラフト内に挿入し,カテーテルを下行大動脈まで挿入してハードワイヤーに入れ替える.
- (Excluder C3の場合) 12～18Frシースをステントグラフト内に挿入する.
- 対側レッグのステントグラフトもしくはデリバリーシステムをステントグラフト内に挿入する.
- 対側の腸骨動脈にかけて対側レッグを留置する.
- (Excluder C3以外の場合) デリバリーシステムを抜去し12Frシースに入れ替える.
- バルーンカテーテルを用いて,ランディングゾーンおよび接合部を圧着する.
- シースを抜去する.

【胸部ステントグラフト内挿術】
①シースおよび造影用カテーテルの挿入・留置
- 8Frシースを総大腿動脈から腹部大動脈に挿入する.
- ソフトガイドワイヤーを用いてピッグテールカテーテルを上行大動脈まで挿入する.
- ハードワイヤーを上行大動脈まで挿入する.
- (cTAGの場合) 18～24Frシースを腹部大動脈まで挿入する.
- 対側の総大腿動脈から5Frシースを腹部大動脈に挿入する.
- ソフトガイドワイヤーを用いてストレートカテーテルを上行大動脈に挿入する.

②ステントグラフトの挿入・留置
- 大動脈造影により留置部位の長さを計測する.
- ステントグラフトもしくはデリバリーシステムを腹部大動脈に挿入する.
- 大動脈造影により留置位置を確認する.
- メインボディを留置する.
- 追加のステントグラフトが必要な場合には同様の操作を繰り返す.
- (cTAG以外の場合) デリバリーシステムを抜去し18Frシースに入れ替える.
- バルーンカテーテルを用いて,ランディングゾーンおよび接合部を圧着する.
- シースを抜去する.

7) フィードバック

①指導医の助言を受けながら手技を行う.
- できなかったことを振り返る.
- 機種ごとの詳細な操作方法について再確認する.

②助言を受けずに手技を行う.

Ⅱ. 各論❶：Simulator-based Skill Training（SST）

胸部実技評価チェックシート

ステントグラフト機種名：＿＿＿＿＿＿＿＿＿＿＿＿＿＿＿＿＿＿＿＿＿＿＿＿

施設名：＿＿＿＿＿＿＿＿＿＿＿＿＿＿＿＿＿＿＿＿＿＿＿＿＿＿＿＿＿＿＿＿

術　者：＿＿＿＿＿＿＿＿＿＿＿＿＿＿＿＿＿＿＿＿＿＿＿＿＿＿＿＿＿＿＿＿

患者 ID：＿＿＿＿＿＿＿＿＿＿＿＿＿　症例実施年月日：　　　　年　　　月　　　日

診　断：　**下行大動脈瘤**＿＿＿＿＿＿＿＿＿＿＿＿＿＿＿＿＿＿＿＿＿＿＿

結　果：　**良好**＿＿＿＿＿＿＿＿＿＿＿＿＿＿＿＿＿＿＿＿＿＿＿＿＿＿＿

　　　　　□エンドリーク（⦿無 Ⅰ Ⅱ Ⅲ Ⅳ）　　□グラフトの開存（⦿開存 閉塞）　　□留置位置（⦿問題なし 問題あり）

　　　　　□コメント　　　**なし**

評価項目	問題なし	やや問題あり	不十分
1. アクセスルートの評価及び conduit などの適切な処置の必要性の判断ができる	◯		
□指導医コメント			
2. 挿入前の準備ができる（フラッシュ，透視でのマーカーの確認等）	◯		
□指導医コメント			
3. 血管造影による留置位置の確認ができ，適切な長さのデバイスを選択できる	◯		
□指導医コメント			
4. 操作手順を把握し，スムーズに留置ができる	◯		
□指導医コメント			
5. 安全への配慮をおこなっている（血管損傷，血管塞栓，塞栓症 等の防止，シース抜去後のアクセス血管の状態の確認等）	◯		
□指導医コメント			
6. 適切な併用デバイス（カテーテル・ガイドワイヤーなど）を選択し，操作ができる	◯		
□指導医コメント			
7. エンドリークへの対処ができる（バルーン拡張術，ステント留置等）	◯		
□指導医コメント　　**追加のバルーン拡張により Type Ib が消失した.**			
8. 合併症・トラブルへの対処ができる			
□指導医コメント　　**合併症・トラブルなし**			
9. その他（　　　　　　　　　　　　　　　　　　　　　　　）			
□指導医コメント			
10. 総合評価	◯		
□指導医コメント			

指導医氏名：＿＿＿＿＿＿＿＿＿＿＿＿＿＿＿　記載年月日＿＿＿＿年　　　月　　　日

図 1　胸部実技評価チェックシート

8) 評価法

①スキル評価のポイント

【手技全体のフロー】

● ためらいややり直しが少なく,「流れ」があるか.
● 助手とのコミュニケーションがうまくとれるか.

【正確性】

● ステントグラフトの留置位置が予定位置から5mm以内に留置されているか.
● 主要分枝をステントグラフトにより閉塞していないか.

②評価法

● 日本ステントグラフト実施基準管理委員会により定められた実技評価チェックシート（図1）を用いる.

9) 日常的トレーニングの推奨

● 中心静脈カテーテルの挿入や血管造影検査などのガイドワイヤーとカテーテルを用いる手技に積極的に参加する.
● 他の術者の手技に助手として積極的に参加し，ガイドワイヤーやカテーテルの準備を行う.

Ⅱ. 各論❶：Simulator-based Skill Training（SST）

4. OFF-JT certificate の認定要件と記載要領

　3学会構成心臓血管外科専門医認定機構では2017年の新規専門医申請から，30時間のOFF-JTを申請要件に加えた．新規専門医申請時に30時間のOFF-JTの証明を提出できない場合には，数年間は経過措置として初回更新までに達成してもらえればよい．心臓血管外科専門医認定機構の求める30時間にカウントできるOFF-JTの条件とは何か，またそれを証明して申請する手続きはどのようにすべきかについて，多くのご質問をいただいているので，現時点で決定している項目について説明する．

　心臓血管外科専門医新規申請の様式7に，「Off the Job Training 経験とは，Simulation，Dry Lab，Wet Lab，Animal Lab などを行うことです」と記載されている．日本専門医機構が示す専門医制度新整備指針[1]ではOFF-JTをより広い概念と捉えているが，心臓血管外科専門医認定機構では心臓血管外科手技（血管内治療を含む）に特化した手技のトレーニングに限ってOFF-JTとして認めることになっている．現時点で決定しているOFF-JTの基本的な認定要件を**表1**に示す．基本的に心臓血管外科手術手技に関するものを認めることになっているので，JATEC（日本外傷初期治療研修），ACLS，BLSなど救命救急に関するものは認められない．また，血管エコー，心臓エコーなどの診断手技をシミュレーターやボランティアに対して行うことも認めていない．また，自分一人で結紮練習を行った場合も上級医による指導とはいえないので，認められない．同様に一人で行う縫合練習やBEATを使った吻合練習も上級医の指導を得ていないので認められない．OFF-JTとして認められるもの（**表2**），認められないもの（**表3**）について例示する．

表1　OFF-JT 認定要件

> 1）患者が対象ではないこと．
> 2）座学の時間は含まないが，手技に先立って指導者などの手技を見学する時間は含む（カウントできる見学時間は実際の手技の時間を超えない）．
> 3）上級医による指導（または修練指導者の企画・運営）があること．
> 4）心臓血管外科手技（血管内治療を含む）および体外循環（人工心肺，人工心臓など）操作であること．
> 5）修練指導者が企画・運営に参加していること．
> 6）連続30分以上のOFF-JTが行われ，30分単位でカウントされること．

表2　OFF-JT として認められるもの
（いずれも修練指導者が責任を持って証明できることが必須である）

> 1）病院内で上級医を相手にして布に連続縫合する練習を1時間行った（1時間）．
> 2）病院内で上級医の助手で血管吻合の動物実験を1時間行った（1時間）．
> 3）修練指導者が企画・運営に関与するセミナーで人工血管吻合を1時間行った（1時間）．
> 4）修練指導者が企画・運営に関与する人工心肺セミナーで模擬操作を1時間行った（1時間）．
> 5）Wet Labに参加して指導医の手技を30分見学してから，ブタの心臓で弁置換練習を1時間半行った（0.5＋1.5＝2時間）．
> 6）Wet Labに参加して指導医の手技を3時間見学してから，ブタの心臓で冠動脈バイパスを1時間半行った（1.5＋1.5＝3時間，カウントできる見学時間は実際の手技の時間を超えない）．

表3　OFF-JTとして認められないものとその理由

1）上級医の指導下に手術の術者（助手）をつとめた. ⇒患者が対象になっている.
2）ひとりで結紮練習を2時間行った. ⇒上級医の指導下でない.
3）医療機器メーカーが単独で主催する会で新製品の使用トレーニングを受けた. ⇒修練指導者の関与がない.
4）ボランティアを使って下肢静脈エコーの実技を上級医指導下に練習した. ⇒心臓血管外科手技ではなく診断手技である.
5）手術手技に関するビデオ講習を3時間聴講した. ⇒座学だけで手を動かしていないものは認められない.
6）上級医の指導で吻合練習を15分間行った. ⇒30分に満たないものは認められない.
7）Wet Labに応募したが，満員だったので見学の形で参加した. ⇒実際に手を動かしていない見学だけでは認められない.

Off-the-Job Training for
The Japanese Board of Cardiovascular Surgery

Certificate of Training Institute

This certifies that （受講者の氏名） *has successfully completed*

Cardiovascular Surgical Skill Course

Held on May 29, 2016（日付）
At Tokyo Training Center（場所）
including

- *Lecture: 2 hours*（講義が先行した場合）
- *Wet & Dry Lab: 2 hours*（所要時間30分刻み）
  - *1 hour for vascular anastomosis*（内容列記）
  - *1 hour for aortic valve replacement*（内容）

（修練指導者氏名とサイン又は印）

Department of Cardiovascular Surgery
XXX Hospital（施設名）

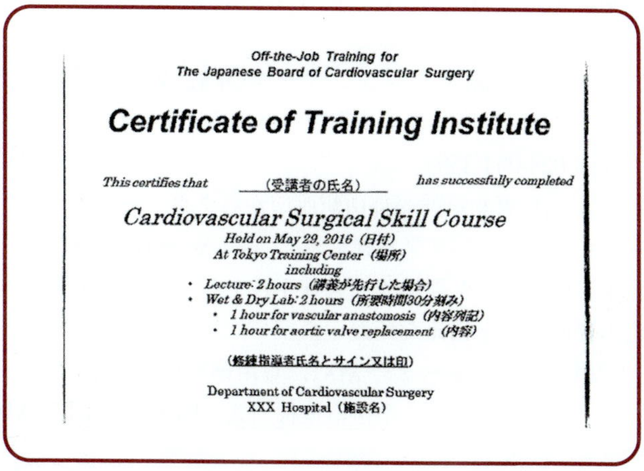

図1　OFF-JT certificateテンプレート
http://cvs.umin.jp/off-the-job.pptx

また，製品の使用方法についてメーカーの担当者から受けるハンズオントレーニングについては，基本的にその企画・運営に修練指導者が参加し，指導を受けていれば認められる．

OFF-JT certificateは心臓血管外科専門医認定機構のHPにテンプレートを示しているので，それを利用する形で修練指導者が署名して証明してもらいたい（図1）．

最終的に心臓血管外科専門医新規申請のときに様式7によって必要なOFF-JTを経験していることを示して申請するが，個々のOFF-JTが必要な要件を満たしているかどうかについて心臓血管外科専門医認定機構では審査は行わない．したがって，その内容については上記基準に則って修練指導者がチェックして，必要な経験を満たしているかどうかの判断をして様式7の証明を提出していただく．

OFF-JTの実施に際しては修練指導者の役割が大変大きくなる．このOFF-JTトレーニングが新専門医制度に向けての専門医の質の維持・向上に極めて重要であることをよく認識していただき，各修練指導者の責任で修練医（専攻医）の心臓血管外科手技向上に資するトレーニングを企画・提供してもらいたい．

文献

1）専門医制度新整備指針，第2版，一般社団法人 日本専門医機構，2017

II. 各論❶：Simulator-based Skill Training（SST）

5. トレーニング施設紹介

　OFF-JT には Dry Lab，Wet Lab，Animal Lab と各種ある．これらを提供できる施設の多くは，医療機器メーカーなどの民間企業に属するものであり，販売製品の安全使用を目的とした用途に限られる．心臓血管外科専門医認定機構のホームページでは，OFF-JT の連携協力団体が掲載されている．ここでは，国内における一般利用可能な OFF-JT 施設の一部を紹介する．OFF-JT の企画，施設活用にあたっては，直接連絡を取っていただきたい．

1) ふくしま医療機器開発支援センター＜Dry，Wet，Animal＞
　住所：〒963-8041　福島県郡山市富田町字満水田 27 番 8
　連絡先：Tel：024-954-3504
　主要アクセス：JR 東北新幹線郡山駅西口からタクシーで約 10 分
　運営：ふくしま医療機器産業推進機構　（www.fmdipa.jp）
　特徴：臨床現場に即した環境で，各種手技トレーニングを実施可能．臨床と同等の内視鏡装置や血管造影装置などを備えた模擬手術室で，鏡視下心臓手術や血管内治療のトレーニングが可能．MICS MVP シミュレーター MX1，専用鋼製小物を 10 セット常備．2017 年開設．
　設備：ハイブリッド手術室，手術室機材一式，内視鏡，MICS MVP シミュレーターなど

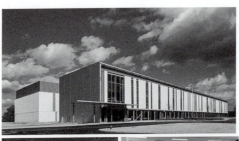

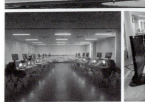
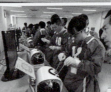
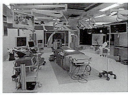

2) 神戸医療機器開発センター（MEDDEC）＜Dry，Wet，Animal＞
　住所：〒650-0047　兵庫県神戸市中央区港島南町 7 丁目 1-16
　連絡先：Tel：078-306-1162
　主要アクセス：神戸空港からポートライナーで 4 分，徒歩 5 分
　運営：公益財団法人　先端医療振興財団（www.meddec.jp）
　特徴：Animal Lab が可能．トレーニング用オペ室を 3 室（最大 7 テーブル同時利用可）を備え，内視鏡手術にも対応．学会との連携によるハンズオン・ライブセミナーの実績が豊富．学会と連携した大学・医師の利用，および主催企業によるオペ室・研修室の利用も可能．

設備：手術室機材一式，Cアーム，内視鏡など

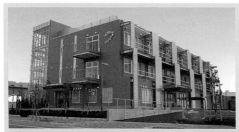

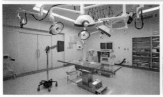
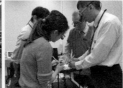
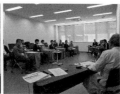

3）FIST（Fukushima Institute of Surgical Training）＜Dry，Wet＞

住所：〒960-8055　福島県福島市野田町3-5-15　イービーエムふくしま製造開発センター

連絡先：Tel：024-573-1125

主要アクセス：JR東北新幹線福島駅西口から徒歩13分

運営：イービーエム株式会社（ebmc.jp）

特徴：ふくしま復興事業のひとつとして2016年に開設されたイービーエム社による民間OFF-JT施設．シミュレーターの研究，開発，製造機能，80名程度のハンズオン・座学セミナーに対応できる研修室を備える．最大の特徴は，同社のシミュレーター，臓器モデル，並びに手技評価関連システムがあること．新たなOFF-JTのシミュレーター，カリキュラム開発の環境が揃っている．世界手術教育フォーラムの本部がある．

設備：各種シミュレーター・Wet臓器モデル（MICS MVP，OPCAB，EVH，ITA harvesting，消化管吻合，末梢血管吻合，腹部大動脈瘤），鋼製小物一式

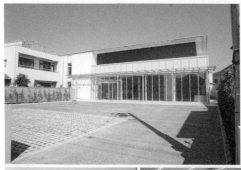

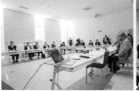
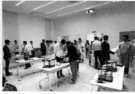
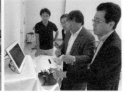

Ⅱ. 各論❶：Simulator-based Skill Training（SST）

6. 私はシミュレーターをこう使っている

A. 「みかん法」による大動脈カニュレーション手技の習得

　送血カニューレの大動脈への挿入は大出血や大動脈解離を生じる危険性を伴う．それゆえ若い心臓外科医にとっては緊張を強いられる手技であるが，術前に練習することは難しい．これを解消するため簡便な練習法を考案した[1]ので紹介する．【☞ ▶ 動画3】

　みかんの皮をむき，いくつかにちぎっておく．伸びやすいゴム製の手袋を2枚手にはめる．その手袋を同時に外し，2枚の手袋の間にみかんの皮を挟む．内側の手袋の口を広げ水道の蛇口に押し当てて水を満たす．手袋の口を捻って結紮し，みかんの皮が上にくるように容器に入れ保持する．手袋内の圧によりみかんの皮に触れるとあたかも大動脈のような弾力を感じる．なお，2枚の手袋の間の空気抜きを意識したことはない．内側の手袋が膨らんでくると自然と抜けていってしまうようである．また，内側の手袋のなかには空気がたまるが，内部の水が増えてくると蛇口との隙間から水があふれてくる．この際に空気はほぼ抜けてしまう．

　外側の手袋を外膜，みかんの皮を中膜，内側の手袋を内膜とみなし，みかんの皮のなかを針が通過するようにタバコ縫合の糸かけを行う（当科では結紮後に確実な止血を得るために中膜レベルでの運針を推奨しているが，薄めの運針を好む施設もあるかもしれない）．みかんの皮よりも深く針を通した場合，内側の手袋が損傷されるため水が漏出してくる．また，みかんの皮にかからないような浅過ぎる糸かけを行うと外側の手袋は容易に裂けてしまう．次にメスでタバコ縫合の中心を切開する．内部の圧により噴出する水を左右示指でコントロールしつつカニューレを挿入する．カニューレ抜去後のタバコ縫合の結紮や追加縫合のシミュレーションも可能である．

　みかんの皮はその厚みが大動脈に似ており，タバコ縫合の運針の深さ・大きさを知るうえでのよい練習材料となる．結紮や追加縫合の練習を主眼とする場合には皮が厚くて丈夫な品種のみかんを用いるとよい．ただし，実際の手術においては大動脈の拍動がさらに手技を難しくするという認識を持つことも重要である．当科のレジデントには必ず「みかん法」による練習をさせているが，はじめてのカニュレーションから問題なく実践ができている．カニュレーション・結紮などを実際の場面に近い状況で体験しておくことは，手術時の緊張を軽減し正確な手技を行う近道になるであろう．

文献
1) Saito S, et al: Convenient training method for aortic cannulation: Glove-and-Peel Method. Jpn J Thorac Cardiovasc Surg **52**: 545-547, 2004

B. 朝の15分

　筆者は始業前の早朝少なくとも15分間以上を毎日トレーニングにあてるように心がけている．自分の医局のデスクには拡大鏡と持針器，自作の簡単なトレーニングボックスが置いてあり，通勤後すぐに練習ができる環境になっている．筆者が日常的に行っているトレーニングは日本心臓血管外科学会 U-40 が発案した基本技術の簡便なトレーニング（テープと絹糸を用いた slip knot，金魚すくいのポイを用いた needle work）と冠動脈バイパスシミュレーター「BEAT・YOUCAN」の YOUCAN のみを用いた吻合トレーニングである．

　筆者は現在 ON-JT で Basic Cardiac Surgery の指導を受けている段階であるが，ON-JT でチャンスを得るためには，しっかりとした基本技術を身につけておくことが不可欠である．基本的技術の習得には反復練習が必要である．そのための日常的なトレーニングは高価なシミュレーターや場所は必要ない．安価，簡便で日常からのアクセシビリティがよい日常的なトレーニングを継続することが重要である．そのうえでより精密なシミュレーターでのトレーニングと ON-JT でのトレーニングを適切に織り交ぜていく必要がある．

　OFF-JT のよい点は，自分の手や体の動きに意識をフォーカスし振り返りながら繰り返し練習できること，実臨床よりも過負荷なモデルにより技術をみえる化できることである．ON-JT で上手くいかなかったシチュエーションをイメージし，OFF-JT のシチュエーションで手を動かしてみる，そしてまた ON-JT に戻る．この繰り返しが手術手技の獲得には重要である．筆者が OFF-JT を始めたきっかけはある冠動脈バイパスコンテストの予選で敗退したことであった．それまでは手のふるえなどとは無縁で器用なほうだと勘違いしていたが，予選の吻合では手は大きくふるえ，自分の技術の未熟さを痛感した．それから1日1吻合をモットーに練習を継続し，5年後のコンテストでは手がふるえることなく本戦に出場することができた．手技が向上したこともちろん OFF-JT の効果だと思うが，それよりも「諦めずに練習すれば成長できる」という自信を得たことが自分にとっては一番大きな経験となり，心臓血管外科医として生きる原動力となっている．「毎日，絹糸1パック，ポイ1枚，YOUCAN1吻合」をモットーにこれからも継続していきたい．

II. 各論❶：Simulator-based Skill Training（SST）

C. 冠動脈吻合の練習法：内視鏡手術シミュレーション

　どんな道具や手技でも習熟するまでに10年は必要だ，と医師1年目に指導を受けた．いまだ修行中の身だが，これから練習を始める誰かの参考になると信じ，筆者の練習法につき記す．
　練習を毎日何年も継続するために，①コスト削減，②医局の机で行う，③復習が可能，の3点が肝要である．練習は1日1吻合を目安に行う．工夫次第で針糸は1本で1～2週間，人工血管は1本で1か月間程使用でき，節約効果のみならず針糸や組織の扱い方の習得効果が上がる．
　練習にはEBM社のBEAT-S1およびYOUCANを使用している．はじめのうちは通常どおり，天井のスリットから吻合した．深さや角度，切開長など，設定が同じ吻合に慣れるまで時間は要さない．この機材には，アクロバティックな方向や強い拍動下，また非常に脆弱な血管など，難度の高い吻合に挑戦できる利点がある．筆者は練習を始めて3年ほど，1,000吻合ほど行うと，どの設定でもある程度の質が担保された吻合を行うことができるようになった．特に脆弱な血管壁を用いた練習を始める際には，質が急降下する．決して時間を意識し過ぎないこと，また機器をやわらかく扱うことが肝要である．可能であれば，吻合の質を時々上司に評価してもらうことを勧める．
　筆者は完全内視鏡下冠動脈バイパス術（TECAB）に興味がある．執筆時はda Vinciを用いた手技が主流だが，これは現状では練習すら困難だ．ロボット支援なしでのTECABは現時点で非常に困難とされるが，将来のための練習を少しでも早く始めたかった．このため，次段階として内視鏡下の吻合練習を始めてみることにした．
　BEAT-S1の天井にビデオカメラを置き，側面から胸腔鏡下手術用機器を進め，モニターをみながら吻合する（図1）．YOUCAN表面をやや反対側に傾けると難度が上がる．2Dの画面を立体的に認識できるようになるまで，また直視下よりさらに繊細に機器を扱えるようになるまで苦しい時間が続いた．心停止下から拍動下へ，次に脆弱な血管へと段階を踏んで，200吻合ほど

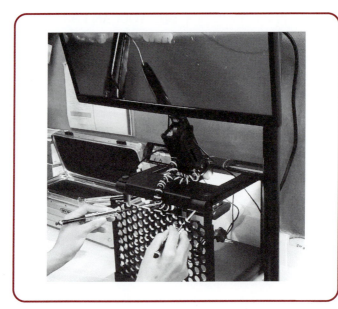

図1　内視鏡下における機器の繊細な扱い方を学ぶ

行うと手技や機器にようやく慣れた．この練習もやはり時間を意識し過ぎず（1吻合目は1時間要した），機器をやわらかく持ち針全体を上手く使うが大切だ．しかしそれ以上に，できるはずと信じて続けることが肝要である．

執筆時現在はYOUCANをひっくり返す，da Vinciを使う，ブタの心臓を使う，などで内視鏡下吻合の練習に励んでいる．これが何の役に立つか？ 少なくともロボット支援なしのTECABは，いまだ機器・手技ともに未発達で実施は困難だろう．この開発が待たれる．しかし冠動脈吻合の手技には，重要なエッセンスが積み込まれている．内視鏡下の吻合練習を始めて，直視下の冠動脈吻合の質が上がったことは確実である．

最後に，何事であれ技が術へ昇華するには時間がかかるとされる．一刻も早く密度の濃い練習を始めることで，将来の手術に備える．これも筆者ら若手の重要な仕事ではなかろうか．

Ⅱ. 各論❶：Simulator-based Skill Training（SST）

7. 自作のシミュレーター紹介

A. 植木鉢型血管吻合シミュレーター

　従来は上級医からの技術の伝承を，実臨床や動物実験，あまった人工血管などを使って行われていたOFF-JTであるが，社会的要請も考慮し，確固たるエビデンスに基づいたトレーニングシステムを構築することが必要である．どの施設でも施行可能なシステムにするには，①簡便であること，②安価であること，が必須である．次いで，③実際の場面をリアルに想定できるシミュレーション環境であること，が施行者のmotivationを保つためには重要と考えた．

　平置きでの吻合は，コルクボード上に人工血管もしくはチューブをピン止めして行う．これらは実際の手術時と異なり，基本的には一人で行うために糸などを牽引する者がいない．そのため牽引も小ペアンなどで行っている．植木鉢は底に穴の開いた（人工血管を入れてクリップなどで固定する）プラスチック製のものを100円均一ショップなどで（大・小のサイズバリエーションあり）購入する．深さが25cm程度のものは縦置きにして腹部操作を，また10cm程度のものは横において膝窩操作を想定する．深部は暗いのでクリップ式ライトを同時に購入するとよい（図1）．

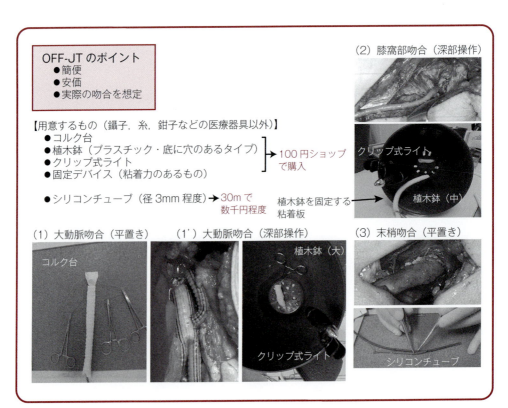

図1　OFF-JTの設定

グラフトは大（大血管を模した径14〜20mm）・中（腸骨動脈や大腿動脈，膝窩動脈などを模した径6〜8mm）・小（末梢動脈を模した3mm以下）に分類する．

吻合方法は1点または2点支持連続縫合，パラシュート法など自由で，適宜このトレーニングシステムにおいて方法は指導医により教授される．

平置きでの吻合を基本とするが，深部での操作が加わると難易度が上がる．大血管の平置き吻合を1ポイントとし，ポイント制でトレーニング実績を評価する．

若手医師，研修医，医学生を中心にリクルートして現在studyを行っている．トレーニングは8, 16, 24時間とし，その前後での手技（時間・biteやpitchのバランス・リーク量など）を比較する．現時点では各因子でlearning curveがみられており，経験年数などで特徴があることがわかってきている．若手も非常に意欲的に楽しんで取り組んでおり，熟練者も実際の手技への応用につながるという意見が多い．

Ⅱ. 各論❶：Simulator-based Skill Training（SST）

B. 金魚すくいのポイを用いた裂けない運針のトレーニング

　日本心臓血管外科学会 U-40 では，日常的なトレーニング方法の構築および定量評価方法の開発に取り組んでおり，昨年の「slip knot」に引き続き「組織に愛護的な運針」に着手した．組織に愛護的な運針は，slip knot 同様にいかなる手術においても重要な技術のひとつである．しかし，脆弱な組織での運針技術を客観的かつ定量的に評価できる日常的なトレーニングはなかなか存在しない．
　そこで今回は金魚すくいの「ポイ」を用いたトレーニング方法を紹介する．ポイには全部で 16 個の目玉状の的がプリントされている．これらの的を 1 から 16 まで順番に刺入と刺出を繰り返すことで全方向の運針のトレーニングを行うことができる．今回のモデルは，適切な時間内で余計な力を組織にかけることなく運針ができることを目標としていることから，試技時間とポイが破れない力で正確に的が捉えられているかを評価対象とした．また評価にあたっては，誰が評価してもばらつきが出ないような工夫を的に施した（図1）．
　具体的な方法はビデオをご参照いただきたい．【☞ ▶ 動画4】
　このシミュレーションを前述の日本心臓血管外科学会 U-40 主催の Basic Lecture Course の参加者に施行した．その結果，BLC 参加者 198 名の運針時の手の動かし方や正確に運針しにくいポイントなどの傾向が明らかになった．
　また卒後年数とスコアの間には弱い相関関係が見られた（本試験ではスコアを以下のように算出　スコア＝試技時間（秒）＋減点数×10）（図2）
　今回提示したポイを用いたシミュレーションは実際の組織への忠実性は低いが，いつでもどこでも簡単に運針の練習が行えるという点で有用である．また，行ったアンケートでは多くの参加者より「今後もこのトレーニングを使用したい」，「同僚にも勧めたい」といった意見があり，好評であった．日常的にトレーニングが行われ，ひいては脆弱な組織での運針技術の向上に寄与すれば幸いである．

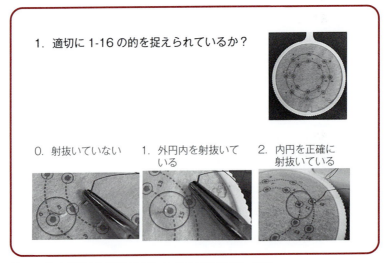

図1　ポイを正確に射抜けているかのスコアリング法

7. 自作のシミュレーター紹介

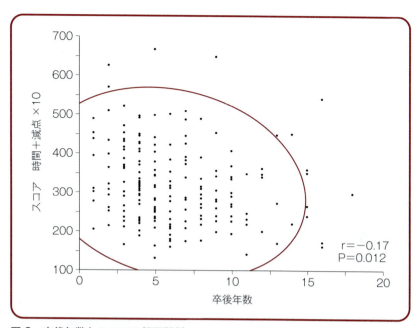

図2　卒後年数とスコアの相互関係

Ⅱ．各論❶：Simulator-based Skill Training（SST）

C. テープを用いた slip knot のトレーニング

　前項（Ⅱ章-7-B）で触れたように，日本心臓血管外科学会 U-40（40 歳以下の若手心臓血管外科医を対象とした活動団体）では日常的トレーニング方法のひとつ目のテーマとして心臓血管外科手術に必須のスキルである「slip knot」を取り上げた．基本技術の習得のためには要点の認識と反復練習が重要と考え，簡便・安価・日常的に繰り返し練習できる Accessibility と技術の Visualization（可視化）を重視し「Low Fidelity & Overload model」（実物を忠実に再現していない簡便なモデルで，かつ実際の手技よりも少し難しく設定することで手技の要点をわかりやすくする）となるように発案した．今回のモデルでは対象を牽引せず，緩みなく結紮できることを目標として，テープを剝がさずに緩みなく結ぶという行為を評価した．使用したテープは剝がれやすく，通常の結紮行為のときよりも引っ張らないことを意識して結紮する必要がある．また幅のあるものに緩みなく結紮するには軸糸を適切にコントロールできなければならず，弱いテンションで適切に軸糸をコントロールし結紮できる技術が求められる．

　具体的な方法はビデオをご参照いただきたい．【☞▶動画 5】

　このシミュレーションを日本心臓血管外科学会 U-40 が全国で行っている Basic Lecture Course の参加者に施行した．結果を減点方式（120 点 − 結紮秒数 −（緩み 1 mm）×5 点 −（剝がれ 1 mm）×5 点 −（結紮後に結び目にテンションをかけたら緩んでしまうことが一度でもあれば 10 点））で評価した（20 秒間で完璧に結紮できた場合 100 点となるように 120 点からの減点方式としている）．その結果，卒後の外科経験年数と点数に相関関係がみられ，評価方法として妥当である可能性が示された（図 1）．また日常的に何らかの OFF-JT を施行している外科医の点数は高く，日常的 OFF-JT の重要性も示された（図 2，図 3）．

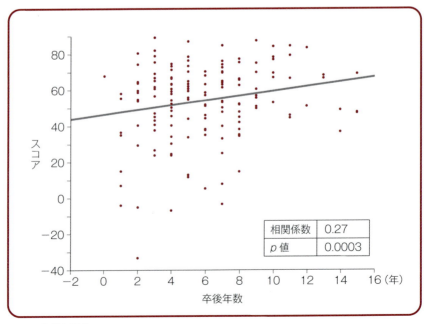

図 1　卒後年数とスコア

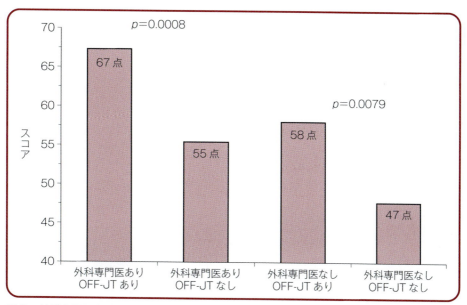

図2　外科専門医とOFF-JT

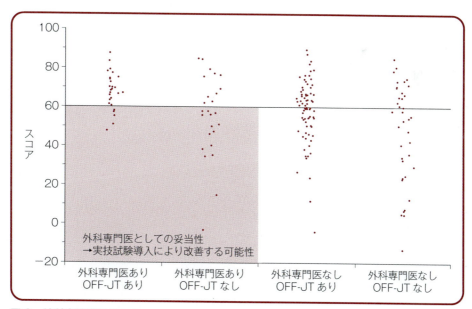

図3　外科専門医のスコア
外科専門医でOFF-JTを行っている外科医は60点以下のスコアが極めて少ない．

　ここに提示したシミュレーションは真新しい方法ではなく，先人が行ってきたトレーニングをスコア化しただけであるが，このような試みが日常的なトレーニングの重要性を再認識するきっかけとなれば幸いである．手の力を完全に抜き，手の触覚も活かして糸にかかるテンションを感じながら必要最低限の力で結紮するように練習すると，自然に緩みや剝がれなくスムーズに結紮できるようになる．ビデオの方法にとらわれず自分なりに修正・活用して日々のトレーニングに活かしていただきたい．

Ⅲ. 各論❷ :
Critical Case Simulation & Checklist

Ⅲ. 各論❷ : Critical Case Simulation & Checklist

1. 典型的状況と対処：何を想定し，何をチェックし，どう対処するか？

A. 人工心肺トラブル

A はじめに

OPCAB 手術の場合を除いて，心臓や胸部大動脈の手術では心停止，心内操作，大動脈遮断，切開吻合などが必要である．この間，各臓器へ酸素化された血流を安全に確保するために人工心肺装置が使用される．人工心肺は 1953 年に Gibbon らによって臨床応用[1]されて以来 60 年以上が経過した．これまでに様々な合併症を克服すべく機能や安全性の向上が大幅に図られてきたが，人工心肺にかかわる事故や合併症を完全になくすことはできていない．人工心肺に関する合併症には，ヒヤリハットを含む予期せずに発生する偶発的合併症と，体外循環という非生理的環境によってもたらされる内在的合併症に分けることができる．

これまでに人工心肺関連の合併症の発生について，日本を含めた各国から報告されている[2~6]．1991 年に行われた日本体外循環技術研究会（現医学会）会員へのアンケート調査[2]では，69,000 例の体外循環症例中 753 件（1.1%）に問題が生じていた．そのうち 483 件（0.7%）は重大な事例であったとされ，灌流中断 38.7%，血液酸素分圧低下 19.9%，灌流量低下 15.1%，動脈解離発生 7.7%，空気混入 6.0% などが含まれていた．2001 年の陰圧吸引補助脱血法での人工心肺事故を受けて，人工心肺の安全性に関するアンケート調査が改めて 569 施設に対して行われた[3]．トラブル事例は 2 年間で 494 例発生し，発生率は 1/119（0.84%）であった．トラブル発生部位別では，人工肺の 39% が一番多く，回路 29%，リザーバー 19% などであった．

Hill らは，人工心肺に関連する事故や合併症の大部分はヒューマンエラーであると述べている[7]．安全機構の開発を進めるハード面の改善，安全対策を徹底するソフト面の向上が必要なことは論を俟たないが，それでも事故や合併症は起こりうる．人工心肺装置は脱血カニューレ・チューブ，血液貯血槽，送血用メインポンプ，補助ポンプ（吸引やベンティング），人工肺，酸素ブレンダー，送血カニューレ・チューブ，心筋保護液回路および各種モニターなど多数の要素から構成されている．それぞれの構成品の特徴と起こりうる合併症や故障を常に念頭に置いておくことは，事故や合併症が発生したときに直ちに原因追求を進め，即座に判断して，適切な対処を行うためには必須である．

心臓・胸部大血管手術には，心臓外科医・麻酔科医・体外循環技士・看護師など多数の職種の人間がかかわっており，危険の未然の察知や早期発見を行うためには，声かけをはじめとした各職種間のコミュニケーションが非常に重要になってくる．本項では，頻度が高いと報告されている人工心肺トラブルについて，外科医の立場からどのように予防し，どのように早期発見し，どのように早期に適切な対処を取るのかについて考えてみたい．

1. 典型的状況と対処：何を想定し，何をチェックし，どう対処するか？

B トラブルの実例と対処法

　日本体外循環技術研究会（当時）の安全対策委員会が，2003年に主要なトラブル事例を想定して，その防止策と発生時の対処についてのガイドラインを「人工心肺安全ハンドブック—ケース100の分析と安全対策」にまとめている（表1）[8] のでぜひとも参照していただきたい．①人工心肺駆動に関するトラブル，②気泡に関するトラブル，③酸素供給に関するトラブル，④人工肺に関するトラブル，⑤ガス交換に関するトラブル，⑥貯血槽に関するトラブル，⑦電源に関するトラブルなど，人工心肺トラブルの多くは人工心肺技士側で対処しなければならないものが多い．このなかには人工心肺の駆動に影響したり，一時的に人工心肺を停止せざるを得ない場合もありうる．術野，あるいは外回りの外科医は，これらのトラブルの解決のために技士と協力しながら最大限に手術が安全に進行することに集中しなければならない．その一方で，"何かが変"と感じたら，躊躇せずに術野にいる外科医，麻酔科医や人工心肺技士に声かけ・相談を行う環境をつくり上げておくことも重要である．

表1　人工心肺に関するトラブル

1. 気泡に関するトラブル
2. 停電や装置の故障・停電に関するトラブル
3. 回路の抜けや破損に関するトラブル
4. 血行動態や圧力の異常に関するトラブル
5. ガス交換に関するトラブル
6. 装置の誤作動に関するトラブル
7. 吸引や脱血の異常に関するトラブル
8. 血液の凝固や詰まりに関するトラブル
9. 血液や尿に関するトラブル
10. 薬や輸血に関するトラブル
11. 心筋保護に関するトラブル
12. 汚染や感染に関するトラブル
13. 温度の異常に関するトラブル

想定シチュエーション❶

脱血が不良．あなたならどうする？

Check

❶脱血カニューレあるいは回路が折れ曲がっていないか？
　➤折れ曲がりなし　→ Go to ❷

❷脱血回路がエア・ブロックしていないか？
　➤エア・ブロックなし　→ Go to ❸

❸脱血管の先端が静脈壁に当たっていないか？
　➤先当たりはない　→ Go to ❹

❹脱血管の先端が大静脈の分枝に迷入していないか？
　➤先端の迷入なし　→ Go to ❺

❺患者の灌流血液が少な過ぎないか？
　➤灌流血液量は適正　→ Go to F

Ⅲ. 各論❷：Critical Case Simulation & Checklist

Action

A 人工心肺回路の配置の定型化を行う．また，手術開始前に患者の体型に見合った回路配置をしておく．

B 脱血カニューレと脱血回路を接続するときには残留空気を極力減らす．

C 脱血カニューレの挿入時に挿入抵抗が高い場合には無理やり挿入しない．

D IVC へのカニューレ挿入時には，麻酔科医に TEE でカニューレ先端位置を確認してもらう．

E 人工心肺開始前には，患者の循環血液量の状況を把握しておく．術前からの利尿薬使用による脱水傾向や，動脈瘤破裂のような循環血液量が減少している場合には輸液・輸血を行いながら，最適の循環血液量になるように注意を払う．

F カニューレや回路の屈曲やカニューレの先端位置の不良がなく，循環血液量が適正な場合には2つの対処法がある．ひとつ目はカニューレサイズを太くすること，2つ目は陰圧吸引脱血を併用することである．

Caution

脱血カニューレを抵抗があるにもかかわらず無理やり押し込むと，大静脈，その分枝や肝臓の損傷を起こすことがある．

ワンポイントアドバイス・解説

①脱血カニューレ挿入は人工心肺確立における基本操作のひとつであり，適切な脱血部位に先端を留置することは確実な脱血によって手術が滞りなく進行するためには必須である．

②予期しない合併症を予防するためにも極めて重要である．まず，脱血をスムーズにできない場合にはうっ血を助長し，上半身あるいは下半身の過度な浮腫をきたすことがある．SVCのうっ血は脳浮腫や気道浮腫の原因となりうる．IVC のうっ血は，肝腫大・肝障害，腹水・腹部膨満，下腿浮腫の原因となりうる．

③陰圧吸引脱血を併用しているときに起こりやすいが，脱血カニューレ挿入部からの空気引き込みを起こし，静脈リザーバー内が気泡で溢れかえることがある．これは，動脈側に気泡を誤送するリスクを高める．

④静脈損傷を起こすと手術時間の延長や輸血量の増加に加え，手術の死亡リスクが高くなる．SVC カニューレーションの際に奇静脈内へ先端が迷入することはしばしばあり，脱血不良やCVP の異常な上昇がある場合にはカニューレ先端位置の修正を行うべきである．

想定シチュエーション❷

送血圧が高い．あなたならどうする？

Check

❶送血カニューレあるいは回路が折れ曲がっていないか？
　➤折れ曲がりなし　→ Go to ❷〜❺

❷送血カニューレの先端が上行大動脈の後壁に先当たりしていないか？
　➤先当たりなし　→ Go to ❸〜❺

❸医原性に大動脈解離が起こっていないか？

➤解離の発生なし　→ Go to ❹

➤解離の発生あり　→ Go to F

❹送血カニューレが流量に比べて細過ぎないか？

➤細過ぎない　→ Go to ❶～❹

❺末梢からの送血の場合，送血の先に狭窄がないか？

➤詳細が判然としない→ Go to E または F

❻末梢からの送血の場合，カニューレ先端に先当たりはないか？

➤詳細が判然としない→ Go to E または F

❼Seldinger 法で上行大動脈からカニューレを挿入する場合，先端が頸部分枝に迷入していないか？

➤詳細が判然としない→ Go to D

Action

A 人工心肺回路の配置の定型化を行う．また，手術開始前に患者の体型に見合った回路配置をしておく．

B 大動脈が細めの場合には，送血カニューレを固定するときに大動脈に押しつけ過ぎない．

C 麻酔科医に依頼して，大動脈解離がないかどうかを TEE で確認してもらう．

D 末梢送血においてもし解離が Stanford B 型の場合には，近位部への送血部位の変更あるいは追加を直ちに行う．Stanford A 型の場合には，上行大動脈送血・末梢送血にかかわらず，脳を含めた臓器・四肢 malperfusion がないかを確認する．同時に，別の送血部位を確保する必要があるかどうかを判断する．malperfusion がある場合には送血部位の追加・変更は必須である．

E 末梢送血の場合，カニューレ挿入の深さを浅くしてみる．

F カニューレ先端の先に狭窄が疑われる場合には，対側または鎖骨下動脈からの追加送血を考慮する．

Caution

カニューレ位置や回路に異常がないにもかかわらず送血圧が高い場合には，流量を下げて原因を検索するか，人工心肺を停止させることが可能な場合には停止させ原因を検索する．

ワンポイントアドバイス・解説

①送血カニューレの先当たりのまま高流量で灌流すると，大動脈送血であれ，末梢送血であれ，大動脈解離を引き起こす危険性が高い．

②末梢から送血する場合には，できるだけ造影 CT で腸骨・大腿動脈の状態を評価しておく．

③上行大動脈送血の場合，先端が頸部分枝に迷入したまま送血すると高度な脳浮腫を起こす危険性があるので十分に注意する．

④術中解離が疑われた場合，TEE で直ちに確認を行わなければならない．解離が確認されれば，流量を落として解離の進展を予防する．直ちに送血部位の変更または追加を実行する．Stanford A 型解離を発症した場合には，上行（＋弓部）置換の追加が必要になるために，それに向けた準備も進めなければならない．

Ⅲ. 各論❷：Critical Case Simulation & Checklist

想定シチュエーション❸

ヘパリンを投与してもACTが延長しない．あなたならどうする？

Check

❶ヘパリン投与量が体重比で正しく投与されているか？

➤規定量が投与されている　→ Go to Ⓐ

Action

Ⓐヘパリンを追加投与する．

ⒷATⅢを1500単位投与する．それでもACTが延長しない場合にはさらに追加する．

Caution

ACTが400秒を超えない限りは人工心肺を開始しない．

ワンポイントアドバイス・解説

①人工心肺開始前には，ヘパリンの追加とATⅢの補充でACTが400秒以上になるまで根気よく待つ．見切り発車的に人工心肺を開始すると，開始直後，あるいはしばらくしてからの人工肺の血栓閉塞が起こることがあり，非常に危険である．

②人工心肺を開始してしばらく経ったあとにACTが延長しない場合の対処は臨床工学技士が行うが，基本的にはヘパリンの追加投与とATⅢの補充になる．

③ヘパリンの追加量が多過ぎると，終了時のプロタミン投与量が通常より多く必要になることが少なくない．

想定シチュエーション❹

アシドーシスが進行する．あなたならどうする？

Check

❶血液ガスのCO_2分圧は適正か？

➤適正である　→ Go to ❷

➤適正でない　→ Go to Ⓐ

❷代謝性アシドーシスが起こっているか？

➤起こっている　→ Go to ❸およびⒷ

❸高血糖ではないか？

➤高血糖である　→ Go to Ⓒ

➤高血糖でない　→ Go to ❹

❹灌流温からみて灌流量は適正か？

➤適正である　→ Go to ❺

❺大動脈解離以外の手術：術中解離の発生はないか？

➤発生あり　→ Go to 想定シチュエーション②

➤発生なし　→ Go to ❻

122

❻大動脈解離の手術：malperfusion が起こっていないか？

　➤起こっていない　→ Go to ❼

　➤起こっている　→ Go to 想定シチュエーション②

❼大動脈の主要分枝への塞栓症が起こっていないか？

　➤起こっていない　→ Go to ❽

　➤起こっている　→ Go to D

❽四肢（特に下肢）や臓器の虚血再灌流が起こっていないか？

　➤起こっている　→ Go to E

Action

A技士あるいは麻酔科医が対処する状況である．通常は人工肺への酸素流量を増加させれば解決する．万が一，人工肺のガス交換能が低下している場合には，外科医と相談しながら人工肺の交換の必要性やタイミングを見計らう．

B代謝性アシドーシスに対しては，原因の検索とともに炭酸水素ナトリウム溶液の投与を行う．投与量が多いとナトリウム負荷となることがあるので，投与量が過量になり過ぎないように心がける．

C術前の糖尿病の影響，手術侵襲，ステロイドの予防投与などが影響して人工心肺中に高血糖を起すことは少なくない．インスリンを投与して治療するが，低血糖を恐れるあまり投与量が少な過ぎて高血糖による乳酸アシドーシスを起すことがある．技士あるいは麻酔科医は血糖値を 200 mg/dL 以下にコントロールするように心がける．

D主要分枝への塞栓症の診断は容易でない．開心術の進行状況にもよるが，脳塞栓に対しては脳神経外科に塞栓摘除術の相談をする．golden time 内であれば後遺障害を最小限にできる可能性がある．腎臓の場合には片側であると術中診断は難しいことが多い．腹部臓器の場合には，小開腹を行って臓器の灌流状態を肉眼で確認する．四肢の場合には皮膚色で確認する．

E大動脈解離症例でしばしば遭遇する．下肢の虚血再灌流の場合，MNMS（myonephropathic metabolic syndrome）をきたして，腎不全のみならず，播種性血管内凝固を惹起する可能性が極めて高い．

Caution

開心術中のアシドーシスは，malperfusion や MNMS などの生命予後が不良な合併症のサインである場合があるので，原因の究明とその対処を遅滞なく行う必要がある．初期の対応は技士や麻酔科医が行うが，解決しない場合には術野の外科医の協力が不可欠である．

ワンポイントアドバイス・解説

①大動脈解離に対する手術のときには malperfusion や MNMS の発症には注意が必要である．麻酔科医や技士とコミュニケーションを密に取りながら，アシドーシスについての状況を逐次把握しておくことが早期発見につながる．

②手術開始前からアシドーシスが高度な症例への対応は本項を超えた内容となるために，成書を参照されたい．

③MNMS ために，術中透析を行ってもアシドーシスの制御が困難な場合（多くは下肢）には，患肢への血流と静脈還流を直ちに停止したうえでの下肢切断も考慮する．

Ⅲ．各論❷：Critical Case Simulation & Checklist

④術前からの透析症例では，人工心肺回路に透析回路を組み込むことが多いのでアシドーシスの制御は可能である．OPCAB 症例でアシドーシスが高度になることはまれであるが，制御困難であれば CHDF を術中に行う．

想定シチュエーション❺

空気を誤送した．あなたならどうする？

Check

❶誤送した空気は少量か？
　➤少量である　→ Go to Ⓐ
　➤大量である　→ Go to Ⓑ
❷TEE で大動脈内に空気の遺残があるか？
　➤遺残がある　→ Go to Ⓑ
❸送血回路内に空気の遺残があるか？
　➤遺残がある　→ Go to Ⓑ
❹脱血回路内に空気の遺残があるか？
　➤遺残がある　→ Go to Ⓒ

Action

Ⓐ誤送した空気が少量であった場合には，頭部を下げてかつ氷嚢で冷却する．やや高流量で長めに体外循環を行って，血管内残存空気の wash-out を促す．

Ⓑ誤送した空気が大量であった場合には，直ちに体外循環を停止する．患者の頭部と下肢を低くし，送血カニューレを抜去する．気泡混入の原因を排除し，空気を十分に抜いた静脈回路から逆行性に送血を行う．頭部を氷嚢で冷却しながら，（大）動脈から気泡除去を積極的に行い，気泡の流出がみられなくなったら再びカニューレを挿入して順行性送血を開始する．気泡が吸収されるまで，しばらく低体温で体外循環を続ける．臓器の炎症や浮腫を抑えるためにステロイドを投与することもある．

Ⓒこの場合，空気が動脈系から静脈系まで循環してきた可能性がある．Ⓑに準じて，頭部冷却および脱気と空気の wash-out を行うとともに，低体温の体外循環をしばらく行う．術後は深鎮静下に頭部冷却を継続し，体温を 35℃ 程度の低めに管理する．

ワンポイントアドバイス・解説

①空気誤送の最も多い原因は，貯血槽が空になり送血回路に空気が流入して患者に送る場合である．貯血槽のレベルは必ず余裕を持たせておくが，脱血回路の急激な屈曲や圧迫などがあると瞬時に空気誤送を起こしうる．

②最近の人工心肺回路には送血ポンプと患者の間の回路にバブルセンサー/トラップを装着することが必須となっており，大量の空気誤送は起こらないように安全管理がなされている．

③送血回路の不十分な脱気がある場合には，少量の空気誤送を起こす可能性はある．

④カニューレ挿入部などから脱血回路への空気の混入が多量にあって貯血槽内で血液が泡立ってしまうと消泡が不十分になり，少量の空気を持続的に誤送する危険性がある．

⑤左心ベントチューブの挿入部位や側孔からの空気吸い込みを起こして，自己心から全身に

1. 典型的状況と対処：何を想定し，何をチェックし，どう対処するか？

空気を送る可能性があるので，ベントチューブの挿入には注意する．

⑥ベントチューブに接続する心肺装置側回路の逆設置によって空気を左心系へ送り込むというヒューマンエラーが報告されている．生食を吸引させて逆設置になっていないことを確認する習慣を持つことが好ましい．

⑦欧米で使用されている閉鎖回路系の人工心肺装置の場合，脱血部位あるいは脱血回路の接続の緩みなどが原因となって回路内に空気吸引を起こす危険性がある．

想定シチュエーション❻

心筋保護液を投与しても心停止が得られない．あなたならどうする？

Check

❶心筋保護液回路の接続不良や漏れがないか？

➤接続不良・漏れなし　→ Go to ❷

❷術前に大動脈弁閉鎖不全症の合併はないか？

➤合併なし　→ Go to ❹，Go to Ⓐ Ⓑ

❸大動脈弁が機械弁で不全閉鎖になっていないか？

➤不全閉鎖なし　→ Go to ❹

❹大動脈遮断が確実に行われているか？

➤行われている　→ Go to ❺または Ⓒ

❺左心ベントが十分に効いているか

❻逆行性冠灌流の場合に，カニューレが右房へ脱落していないか？

➤脱落なし　→ Go to ❼

❼逆行性冠灌流の場合に，カニューレによる冠静脈損傷がないか？

➤損傷あり　→ Go to Ⓓ

Action

Ⓐ TEE で大動脈弁閉鎖不全がないかどうか確認する．

Ⓑ 大動脈弁閉鎖不全のために心停止が得られない場合には，直ちに逆行性冠灌流を追加するか，大動脈を切開して選択的冠灌流を追加する．

Ⓒ 大動脈遮断が不完全にならないように大動脈をテーピングするか，全周にわたり十分に剥離を行う．

Ⓓ カニューレによる冠静脈損傷がある場合には，カニューレを抜去して損傷部を修復する．心筋保護は，基部からの順行性投与か，選択的冠灌流を行う．

ワンポイントアドバイス・解説

①順行性の場合，大動脈基部に適切な圧がかかっていなければ，大動脈弁の閉鎖が不十分で左室へ逆流している可能性がある．これは術前に大動脈弁閉鎖不全症がない場合でも起こりうる．この場合，投与流量を一時的に多くして大動脈弁を閉鎖させるとよい．順行性がうまくいかないときには，逆行性または直接投与を選択する．

②大動脈弁が機械弁に置換されている場合，順行性心筋保護液の投与開始灌流圧が高くないと弁葉が閉鎖していないことがある．大動脈弁が機械弁で置換されている場合には TEE で

125

Ⅲ. 各論❷ : Critical Case Simulation & Checklist

弁が閉鎖しているかどうかを確認するとよい.
③側副血行路が発達していて肺静脈血の還流が多い場合に左心ベントを十分に効かせておかないと血液が基部から冠動脈へ流入して心筋保護が不十分になる危険性がある.
④逆行性冠灌流カニューレの留置を右房壁穿刺によって挿入する場合に, しばしば冠静脈から脱落することがある. 特に, 心臓を脱転すると先端の位置が変わりやすいので注意を払う.

想定シチュエーション❼

人工心肺離脱時に血圧が上がらない. あなたならどうする?

Check

❶動脈圧ラインやモニター接続に問題がないか?
　➤問題なし　→ Go to ❷
❷CVP は適正か, ゼロ点は正しいか?
　➤適正である　→ Go to ❸
❸アシドーシスが進行していないか?
　➤進行していない　→ Go to ❹
❹大動脈解離が発症していないか?
　➤発症していない　→ Go to ❺
❺心機能が不良でないか?
　➤不良　→ Go to E

Action

A動脈圧ラインは先当たりやカテーテルの屈曲をしばしば起こすので, 麻酔科医に丁寧に確認してもらう.
BCVP 測定のゼロ点がずれていると患者側への容量負荷の目安を誤ってしまうので, 疑問を感じた場合には直ちにゼロ点確認を行う.
Cアシドーシスが高度な場合の対処法は,「想定シチュエーション④:アシドーシスが進行する」項を参照.
D術前から大動脈解離がある場合はもちろん, あるいは術中に大動脈解離を発症した可能性を考慮して, TEE で解離内膜の存在・状態を詳しく観察する.
E左心機能異常や僧帽弁前尖の SAM(systolic anterior motion)がないかどうかを TEE で観察する.

ワンポイントアドバイス・解説

①人工心肺から離脱しようとしたときに血圧が上がらないとまず容量負荷を行う. CVP が 20 mmHg 以上になっても収縮期血圧が 80 mmHg 未満の場合には, 何かが起こっている可能性を考慮する.
②動脈圧の脈圧が低い場合には, 同時にマンシェット圧も測定し, かつ圧ラインを確認する. 大動脈解離が存在して偽腔による真腔圧迫が起こっている場合もありうるため, TEE による詳細な観察は欠かせない.

126

③いくら送血しても CVP が上がらない場合には，術野以外に出血が起こっていないかどうかも確認する（胸腔内・腹腔内・消化管など）．

④人工心肺時間が長時間になった場合や感染症例などでは末梢血管抵抗が著しく低下して血圧が上がらないことがある．

⑤血圧が上がらない原因が左心機能低下の場合，外科的に修復すべき問題がないかどうか冷静に分析する．たとえば，大動脈弁置換術後の冠動脈閉塞，基部再建後の冠動脈トラブル，CABG 後のグラフト屈曲・閉塞，弁置換術後の stuck valve，僧帽弁形成術後や左室流出路狭窄合併症例の SAM などである．

文献

1) Gibbon JH Jr: Application of a mechanical heart and lung apparatus to cardiac surgery. Minn Med **37**: 171-185, 1954
2) 許　俊鋭：体外循環の合併症と対策および開心術後の患者管理．日本体外循環技術研究会教育セミナーテキスト **8**: 21-39, 1992
3) 古瀬　彰：人工心肺安全マニュアル，じほう，p.117-127, 2004
4) Stones WS, et al: Air embolism and other accidents using pump oxygenators. Ann Thorac Surg **29**: 336-340, 1980
5) Wheeldon DR: Can cardiopulmonary bypass be a safe procedure? Towards Safer Cardiac Surgery, Longmore DB (ed), MTP Press, p.427-446, 1981
6) Stammers AH, Mejak BL: An update on perfusion safety-Does the type of perfusion practice affect the rate of incidents related to cardiopulmonary bypass? Perfusion **16**: 189-198, 2001
7) Hill AG, Lefrak EA: Cardiopulmonary bypass safety devices and techniques. Proc Am Acad Cardiovasc Perfusion **6**: 38-42, 1885
8) 日本体外循環技術研究会安全対策委員会（編）：人工心肺安全ハンドブック—ケース 100 の分析と安全対策，日本体外循環技術研究会，2003

Ⅲ. 各論❷：Critical Case Simulation & Checklist

B. 冠動脈バイパス術トラブル

想定シチュエーション❶

術中に内胸動脈グラフトの流量を測定したところ 10mL/min 以下であった．あなたならどうする？

Check

❶flow pattern は？　→ Go to A
- ➤拡張期優位？
- ➤PI は低い？
- ➤reversal flow（収縮期 flow の negative wave）が顕著か？

❷冠動脈吻合部中枢側にスネアをかけたときの flow は？　→ Go to B
- ➤増える？

❸グラフトの拍動は？　→ Go to C
- ➤グラフトをクランプしてグラフト中枢側に拍動が触れない
- ➤グラフトをクランプしてグラフト末梢側に拍動が触れない

Action

A 拡張期優位（DF>50％）で PI が低ければ（<3）であれば問題なし．また reversal flow が顕著であれば native と competitive になっている可能性が強いがある程度仕方がないところである．収縮期の flow が優位であり，PI が高い場合はグラフトあるいは吻合部に問題がある可能性が高く，次の段階の評価（画像評価）に移る（Go to D）.

B 冠動脈中枢部にかけたスネアを絞めると flow が増える場合は competition の可能性が高い．

C グラフトをクランプして中枢側あるいは末梢側に拍動が触れない場合は，それぞれグラフト，吻合部の問題であるので，吻合部を外し，グラフトの free flow を確認し，吻合を再度行う．

D 術中画像評価：これには VeriQ C による超音波画像または SPY による画像評価である．画像評価でも懸念のある場合は吻合をやり直す必要がある．

Caution

PCI による冠血行再建が普及するなか，CABG の存在価値はその long-term durability，そして生命予後改善効果にある．そのためにはグラフト開存率 100％を目指す必要がある．術中グラフト評価でグラフトの quality に懸念が少しでもある場合は躊躇なく吻合の再吻合を行い，グラフトにはまったく懸念のない状態で手術室を出ることが肝要である．

想定シチュエーション❷

ターゲット冠動脈が見つからない．あなたならどうする？

Check

❶redo？　→ Go to **A**，解説①

❷intra-myocardium？　→ Go to **B**，解説②

Action

A術前冠動脈造影を見直す．特に静脈相を観察し，静脈との位置関係を確認する．

B超音波画像で確認する．

Cターゲット冠動脈の側枝の末梢から細いプローベを挿入し確認する．

解説

①静脈はどのような場合でも通常心表面にあるので，redo で表面が癒着していた場合でも確認可能である．特に redo の場合はターゲット冠動脈が浅い位置にあっても癒着で同定しにくい場合があるので，静脈との位置関係がわかるだけで参考になる場合が多い．特に回旋枝領域の場合に多い．

②intra-muscular の場合にも静脈相にて位置関係はある程度わかるが，表面からの位置関係まではわからないので超音波画像が非常に有力となる．静脈との位置関係ならびに表面からの深さがわかるので，その直上から堀り進む．

Caution

intra-muscular の場合に注意を要することは，Off-Pump の場合の冠動脈スネアが心室中隔あるいは右室にかかるため，それによる破裂を起こしやすい．可能であればスネアをせずに intra-coronary shunt のみで出血をコントロールしたい

冠動脈が深い場合はグラフトが急角度で吻合部に向かうため，吻合部で屈曲を起こしやすい．グラフトが緩い角度で吻合部に向かうように吻合部の中枢の壁をある程度切除しておく必要がある．

Ⅲ. 各論❷：Critical Case Simulation & Checklist

C. 大動脈弁置換術トラブル

想定シチュエーション❶

人工心肺離脱中に心電図で ST 上昇を認めた．あなたならどうする？

Check

❶経時的な変化は？
➤徐々に改善する　→ Go to Ⓐ
➤改善しない，または心室細動となる　→ Go to ❷

❷経食道心エコーでの冠動脈入口部の血流は？
➤左冠動脈入口部が描出されない　→ Go to Ⓑ-ⅱ
➤右冠動脈入口部が描出されない　→ Go to ❹
➤両側ともに良好である　→ Go to Ⓒ
➤描出不良である　→ Go to ❸

❸経食道心エコーでの左室の動きは？
➤前壁中隔～側壁もしくは全周性の壁運動低下　→ Go to Ⓑ-ⅱ
➤中隔～下壁中心の壁運動低下　→ Go to ❹

❹術中右冠動脈入口部の位置は？
➤弁輪部もしくは交連部近く　→ Go to Ⓑ-ⅱ
➤切開線近く　→ Go to Ⓑ-ⅰ

Action

Ⓐエアによる一時的な冠動脈血流障害
➤経時的な変化を観察する
➤新たなエア供給を断つ　→左房もしくは左室心尖ベント
➤積極的な冠動脈内エア排出　→IABP 挿入
➤改善しないようなら　→ Go to ❷

Ⓑ冠動脈入口部障害
ⅰ．大動脈切開部閉鎖時の冠動脈入口部変形に伴う閉塞　→大動脈閉鎖方法の修正，冠動脈バイパス術
ⅱ．人工弁による冠動脈入口部の閉塞　→人工弁縫着の修正，冠動脈バイパス術
　　冠動脈入口部の解離　→冠動脈入口部修復，ステント治療，冠動脈バイパス術

Ⓒ冠動脈 spasm もしくは心筋保護不全
➤血行動態安定化のために　→IABP を挿入　→PCPS を挿入
➤冠動脈 spasm 改善のために　→冠拡張薬の投与
➤確定診断のために　→冠動脈造影検査

Caution

ST 上昇の継続は術中心筋梗塞となり，予後不良となるため早急な対応が必要である．

ワンポイントアドバイス

①解剖学的に冠動脈閉塞をきたしやすい状況は？
○冠動脈入口部位置異常：左冠動脈は左右方向に偏位し，右冠動脈は上下方向に偏位することが多い．
○冠動脈入口部石灰化：人工弁置換時の冠動脈入口部付近の変化により狭窄をきたしやすい．また選択的心筋保護の際に脇漏れが多いことがあり，強く挿入することによる損傷が起こりやすい．
○Valsalva洞の発達が悪い：人工弁の弁輪もしくはステントポストが入口部に近づきやすい．

②冠動脈閉塞を避けるには？
○冠動脈入口部の位置を事前に心臓CTなどで確認しておく．
○大動脈切開レベルを右冠動脈から1cm以上離す．
○人工弁のレプリカを挿入しサイジングする際に，ステントポストとの関係を確認して閉塞しない向きで縫着する．
○選択的心筋保護を行う際には愛護的に行う．入口部の石灰化が障害になる場合は取り除き，内膜固定を行う．
○大動脈閉鎖前に再度冠動脈入口部の閉塞がないことを確認する．

③冠動脈spasmにおける冠拡張薬の使用方法
○静脈投与と選択的冠動脈注入がある．静脈投与法で有効な薬剤は下記のものである．
・ニコランジル　　　　1〜2γで投与
・ニトログリセリン　　0.5〜1.5γで投与
・硝酸イソソルビド　　0.5〜1.5γで投与
・ジルチアゼム　　　　1〜2γで投与
○実際は上記薬剤を複数使用してようやく改善したとの報告が多い．選択的冠動脈注入の際は，それぞれ1〜2mgを注入する．

解説

①継続するST上昇は早急に対処する必要がある
○理由1）虚血時間が継続すると心筋壊死が進行し，6時間を超えると血行再建による効果が期待できなくなる．
○理由2）人工弁や切開線など機械的閉塞に対してはカテーテルによる治療は困難である．
○人工心肺を離脱する前にST上昇の改善を確認することが重要である！

②隠れたST変化もあるため，麻酔導入時の心電図と比較することが重要である
○理由1）脚ブロックなどの心室内伝導遅延がある場合は，ST変化が明らかでないことがある．

③経時的にST変化が改善しない場合は積極的にIABPの挿入を！
○理由1）ST上昇が継続している時点で，心筋障害が進行性に生じている．心収縮能改善のためにカテコラミンを使用することは，心筋酸素消費量を増大させ，心筋障害を増悪させる．
○理由2）カテコラミン使用は冠動脈spasmを増悪させるため，非薬物的な対処が望ましい．
○shaggy aortaなどのIABP挿入リスクが高い症例以外では積極的に挿入するべきである．

Ⅲ. 各論❷：Critical Case Simulation & Checklist

④闇雲に再遮断・心停止を行わない！

○再遮断では，初回よりもすべてにおいて悪い状況に置かれる．ST 上昇があるということは，順行性の冠血流が届かない場所があるということであり，順行性の心筋保護だけでは虚血部の心筋保護は難しい．経食道心エコーなどで診断を絞り込んだうえで，逆行性冠灌流を確実にセットアップして臨む必要がある．

○上行大動脈壁が脆弱，もともとの心機能から再遮断リスクが高いなどの症例では，冠動脈バイパス術を優先させることも検討する．

⑤修正は確実に行う

○人工弁による冠動脈入口部圧迫の場合は，ステントポストの位置変更であれば，人工弁をローテーションさせ比較的確実に対処することが可能である．弁輪部との干渉では，もし可能であれば人工弁サイズを 1 サイズ小さなものに変更することで解決することが多いが，PPM（patient prosthesis mismatch）がどうしても気になる場合は，Nicks 法による弁輪拡大が確実である．

⑥冠動脈 spasm が疑われたらなるべく早期に造影検査を！

○冠動脈 spasm は閉胸近くや集中治療室入室直後に生じることが多い．これは，覚醒刺激，過換気による低 CO_2 血症，集中治療室移動に向けた薬剤の中止などが関与しているからと思われる．

○昇圧にはフェニレフリンを使用し，改善しないようなら IABP や PCPS を挿入し，血行動態を安定させたうえで原因精査の冠動脈造影検査を行う．冠動脈造影検査により，冠動脈 spasm の診断および直接冠拡張薬の注入を行える．また人工弁による冠動脈入口部の圧迫なども診断できる．

想定シチュエーション❷

大動脈遮断解除後に心室細動となり，除細動で改善しない．あなたならどうする？

Check

❶適切な薬物治療は行っているか？

➤Yes　→ Go to ❷

➤No　→ Go to A

❷経食道心エコーでの冠動脈入口部の血流は？

➤冠動脈入口部が描出されない　→ Go to 想定シチュエーション①

Action

A心筋再灌流による障害

➤各種薬物療法を行う

➤改善しなければ　→ Go to 想定シチュエーション①

Caution

大動脈弁狭窄症では心筋保護不全や再灌流障害を生じやすい．

ワンポイントアドバイス

①左室肥大の程度は？
- 重度の大動脈弁狭窄症では，心筋肥大を伴うことが多く，心筋重量あたりの冠血流量がもともと相対的に少なく，術前から心筋虚血状態に陥っている．

②心筋再灌流障害を予防するには？
- 術前に心筋重量を計測し，心筋保護液投与量増量や投与間隔短縮を行う．
- 遮断時間が長くなることが予想される場合は，持続性の逆行性冠灌流を検討する．
- 大動脈遮断解除前に逆行性の hot shot を行う．

③心筋再灌流障害による難治性心室細動への薬物療法
- リドカイン静注
- シグマート持続注入
- ワソラン静注
- アミオダロン静注および持続注入

解説

①遮断解除後の心室細動＝心筋灌流障害である
- 理由 1）心室細動に陥る理由は，①心筋再灌流障害，②灌流不全に伴う障害である．
- それぞれの機序で対処方法が異なるため，早期の原因判断が重要である．

②心筋再灌流障害の発症機序
- 心筋再灌流障害は，虚血とそのあとに続く再灌流時の変化によるものである．いくつかの機序が判明しているが，主な機序としては，①虚血により細胞内 pH が低下する，②再灌流時に細胞内の pH を回復させるために Na^+⇔H^+ ポンプが働き，細胞内の Na^+ 濃度が上昇する．③Na^+ を排出させるために Na^+⇔Ca^{2+} ポンプが働き，細胞内 Ca^{2+} 濃度が上昇する．④この Ca^{2+} 上昇および，酸素供給再開に伴うミトコンドリア内でのフリーラジカル産生がミトコンドリアの機能を傷害し，不整脈を誘発する．このため，ミトコンドリアを含む膜機能を安定化させる薬剤や Ca^{2+} チャネル抑制薬，Na を放出して K を流入させる Na⇔K チャネル開口薬などが有効である．

③心筋再灌流障害の予防法および治療法
- 心筋再灌流障害をきたさないためには，灌流不全をつくらない，虚血時間を短くすることが重要である．灌流不全を防ぐには，心筋重量に応じて心筋保護液を追加することで対処可能である．またやむなく遮断時間が延長する場合は，持続的逆行性冠灌流を併用することにより，重度の虚血状態は解除できる．大動脈遮断解除時の工夫としては，hot shot とそれに続く hot blood による緩徐な酸素供給および心筋ミトコンドリアおよび心筋細胞の膜機能改善がある．またアデノシンやニコランジルを遮断解除前に投与することにより Ca^{2+} の細胞内急速流入を低減できる．
- 万一心筋再灌流障害に伴う心室細動をきたした場合，前述のリドカイン静注（50 mg×3 回まで）に続き，シグマート 2γ の持続静注やアミオダロン 150 mg 静注＋持続静注など行う．筆者らはリドカイン静注で無効の場合，ベラパミル 5 mg を 20 cc に希釈して 1～2 cc（0.25～0.5 mg）程度の静注を行うことにより改善する経験が多いが，これは Ca^{2+} の急速流入が催不整脈性に関与していることを示唆している．

Ⅲ．各論❷：Critical Case Simulation & Checklist

想定シチュエーション❸

送血管抜去部，心筋保護ルートの出血がなかなか止まらない．あなたならどうする？

Check

❶大動脈解離は生じていないか？
➤Yes　→ Go to B
➤No　→ Go to ❷
❷止血処置時の血圧は 100mmHg 以下であるか？
➤Yes　→ Go to C-ⅰ
➤No　→ Go to A-ⅰ

Action

A血圧上昇に伴う組織破断
ⅰ．各種薬物療法を行い，血圧を調整してもらう
ⅱ．縫合糸を用いた止血術を試みる
B大動脈解離を伴う
➤送血部を含む人工血管置換
C組織脆弱性による出血
ⅰ．止血薬を使用した圧迫止血
ⅱ．外膜組織を縫縮することによる止血

Caution

大動脈弁閉鎖不全症，高齢女性の上行大動脈は脆弱で解離しやすい．

ワンポイントアドバイス

①大動脈解離を予防するには？
○大動脈壁が脆弱な素因を理解する．
○カニューレを挿入もしくは抜去する際には血圧を十分調整する．
②解離が生じた場合の対処法
○上行大動脈置換
○エコーガイド下での内膜亀裂固定
③解離以外での出血をコントロールするには？
○血圧コントロール下でのプレジェット付き縫合糸による止血
○針孔の場合は，周辺外膜組織による巾着縫合
○止血薬を用いた圧迫止血

解説

①大動脈解離をきたしやすい素因・発生頻度は？
○大動脈解離をきたしやすい素因としては，高齢者，高血圧症，大動脈弁閉鎖不全症，上行
大動脈拡張/菲薄化例に加えて，大動脈二尖弁，大動脈縮窄症，Marfan 症候群など遺伝性・
先天性異常があげられる．発生頻度は，Hwang らの報告では，3,421 例中 10 例（0.29％）で

134

あり，その死亡率は17％であった．

②大動脈解離を生じた際の対処法

○まず，冠動脈と脳血管に確実に血流を送ることを検討する．状況によっては時間的な制約があるため，大腿動脈や心尖部送血など迅速性に優れた送血法が好まれる．

○最小限の時間で改善させる方法を検討する．カニューレーション部位の解離で限局している場合は血圧調整下にプレジェット付きマットレス縫合で内膜固定を行うことも検討する．しかし多くの場合，解離が広範囲に及んでおり，人工血管による大動脈置換術の適応となる．

③解離以外での出血への対処法

○出血をきたすには原因があり，その原因に対処することが求められる．カニューレを挿入した孔が閉じ切れていない場合は，最初にかけたタバコ縫合が孔を塞ぐのに十分なかけ方でなかったか，結紮が不十分であるかである．この場合はタバコ縫合よりも閉鎖能力が高く，脆弱な組織へ対処できるため，プレジェット付きマットレス縫合が有効である．タバコ縫合の針孔からの出血の場合は，新たな貫壁性の運針は更なる出血を招くおそれがある．このため，前回タバコ縫合よりも大きい範囲で外膜もしくは周辺組織のみ取るタバコ縫合を行い，これを結紮することで針孔の縫縮効果が得られ，止血できる．しかしながら2回の止血操作を行っても完全止血が得られない場合は，ゼルフォームなどの止血基材とフィブリングルーなどの止血薬を用いて圧迫止血を行いつつ，少なくとも時間を稼いで上級医の判断を仰いだほうがよい．

想定シチュエーション❹

大動脈遮断解除後の経食道心エコーで弁輪周囲逆流を認めた．あなたならどうする？

Check

❶逆流の部位は？
➤弁輪部　→ Go to ❷
➤弁輪内　→ Go to ❸

❷逆流の程度は？
➤針孔程度　→ Go to Ａ
➤針孔より大きい　→ Go to Ｂ

❸逆流の向きは？
➤中心からまっすぐ　→ Go to Ｃ
➤交連部から偏心性　→ Go to Ｄ

Action

Ａ弁輪部の針孔程度の出血
➤プロタミンを使用して経過観察する

Ｂ弁輪周囲逆流
➤大動脈外から直接縫合糸をかけ閉鎖する
➤大動脈再遮断下に直接閉鎖する

Ⅲ. 各論❷：Critical Case Simulation & Checklist

C中心性逆流

➤人工弁自体の性能のため経過観察する

D交連部からの偏心性逆流

➤軽度のものは経過観察

➤中等度以上は人工弁交換を行う

Caution

逆流の機序により対処方法が異なる！

ワンポイントアドバイス

①人工弁逆流をきたす機序は？

○針孔からの出血

○弁輪と人工弁の隙間あるいは結紮糸による弁輪周囲組織の断裂

○人工弁特有の逆流（中心性，交連部からの生理的逆流）

○人工弁への過度のストレスによるハウジングのゆがみ

②弁周囲逆流を予防するには？

○均等な縫着を心がける．

○結紮時に弁輪組織と人工弁輪が近接していることを確認する．

解説

①逆流の原因は術中に判断しておく必要がある

○理由1）機序によって進行しやすいものと，そうでないものがある．

○理由2）原因によって対処方法が異なる．

○弁輪周囲逆流は外科的弁置換術においては，限りなく生じないことが望ましい．血行動態に影響するほどの逆流が生じることはほとんどないが，溶血をきたすことがある．軽微な逆流でしばしば鑑別を要するのが，針孔からの逆流と人工弁による生理的逆流である．植え込み方により，弁輪周囲逆流の生じる方向が異なるため，鑑別する際に勘案する必要がある．一方，人工弁による生理的逆流は，よく確認すると人工弁輪の内側から生じているため鑑別可能であるが，CEP Magna Ease の交連ポストに繊維だけで構成されている部位があり，ここから中心に向かって逆流が生じることがある．まずは経食道心エコーでじっくり観察することが重要である．

②弁周囲逆流は部位によって対処方法が異なる

○理由1）弁輪部が大動脈外よりアプローチできる部位とできない部位がある．

○左冠尖中央〜無冠尖→基部周囲を剝離し，逆流部位を圧迫することにより逆流が消失する部位を外側よりプレジェット付きマットレス縫合などをかけることにより改善させることができる．一方，右冠尖から左冠尖中央までは右室流出路心筋，中隔心筋や左冠動脈などにより外側から直達することが困難であり，大動脈内からの治療になる．

D. 僧帽弁手術トラブル

想定シチュエーション❶

僧帽弁置換術を施行したが術中経食道心エコーで僧帽弁位に左室から左房に向けての逆流が指摘された．あなたならどうする？

Check

❶経食道心エコーで逆流の出所を精査する．
- ➤transvalvular leakage　→ Go to ❷
- ➤paravalvular leakage　→ Go to ❻

❷transvalvular leakage の大きさが許容できるものか？
- ➤許容できないほど大きい　→ Go to ❸
- ➤人工弁の生理的逆流の範囲内　→ Go to Ⓐ

❸transvalvular leakage が起きている原因は？
- ➤機械弁の場合　→ Go to ❹
- ➤生体弁の場合　→ Go to ❺

❹機械弁置換後に許容できない量の transvalvular lealkage がある．
- ➤二葉弁のうちどちらかがしっかり閉まらない，あるいは，どちらかが動いていない
  → Go to Ⓑ

❺生体弁置換後に許容できない量の transvalvular lealkage がある．
- ➤三尖の中央から逆流が出ている．三尖のうち動きの悪い弁尖がある　→ Go to Ⓒ

❻paravalvular leakage は許容できない量か？
- ➤許容できる場合　→ Go to Ⓐ
- ➤許容できないほど多い　→ Go to ❼

❼paravalvular leakage の場所は？
- ➤leak が起きている場所が特定できた　→ Go to Ⓓ

Action

Ⓐacceptable regurgitation

　人工弁では構造上避けられない生理的逆流が存在する．また，paravaluvular leakage を認める場合も，逆流量が mild 以下であり，かつ，逆流ジェットが心内や人工弁の硬い構造物に当たってなければ，術後に大きな問題を起こさない．逆流量や逆流の向きが許容できる場合はそのまま手術を進める．

　人工弁の生理的逆流と異なり，paravalvular leak は避けたい合併症である．しかし，弁輪石灰化の強い症例など，少量の leak は許容せざるを得ない場合もある．逆流量と逆流の向きから修正すべきかどうか総合的に判断する．

Ⓑ機械弁の stuck valve

　機械弁では縫着糸の断端や弁輪周囲の組織などが人工弁の弁輪と弁葉の間に挟まるなどの原因で弁葉が動かなくなることがある．放置できないので再心停止させて stuck valve の原因を

Ⅲ. 各論❷：Critical Case Simulation & Checklist

チェックしなければならない.

C 生体弁における transvalvular leakage

縫着糸を結紮する際の生体弁尖損傷やステントポストの変形などが原因で生体弁機能不全が起きる可能性がある. この場合は新しい生体弁に再置換するしかない.

D paravalvular leakage

縫着した人工弁の周囲から逆流が発生する場合がある. 逆流量が無視できない量である場合は逆流の発生場所を同定して修正や補強を試みる.

Caution

人工弁機能不全の疑いを残したまま手術を終わらせない→疑わしいときは軽視せずに再度心停止させ人工弁周囲のチェックを.

ワンポイントアドバイス

① **機械弁 stuck valve とは？**
- 縫合糸による stuck：縫合糸を長く残し過ぎると縫合糸が弁葉と人工弁のハウジングの間に挟まって一葉が動かなくなることがある.
- 弁下組織による stuck：温存した僧帽弁後尖や弁尖を切除した後の腱索断端などが弁葉の動きを妨げたり，ハウジングとの間に挟まることがある. 弁葉のローテーションを調整すれば問題なくなる場合も多い.

② **stuck valve 回避の方策は？**
- 人工弁を縫着した糸を長く残さない. 結紮後に適切な長さで切る.
- 人工弁縫着後に弁葉を動かしてみて，弁輪周囲に弁葉の動きを妨げる構造物がないかチェックをする. 問題がある場合は弁下組織が弁葉の開閉を妨げないような角度にローテーションさせてみて，再度弁葉の動きをチェックする.

③ **paravalvular leak 回避法は？**
- 石灰化の除去：弁輪の石灰化をしっかり除去する. 弁輪の石灰化が左室に連続していることもあるが，人工弁の縫着に無関係な石灰化まで切除する必要はない.
- 適切な深さの運針：左房壁を多めに取って，弁輪をしっかりと捉えるイメージで運針する. 運針が深過ぎて左室に刺入すると僧帽弁置換後左室破裂の原因となるため注意する.
- 等間隔の運針：補強に用いるプレジェット幅を基準にして，一定間隔で運針する. また，弁輪にかけた運針と人工弁輪のカフに対する運針を同じ pitch にする.

④ **生体弁トラブル回避法は？**
- ホルダーを外さない：生体弁の弁尖を保護するためのホルダーは可能な限り外さない. 特に，生体弁のステントポスト付近の縫合糸を結紮し終わるまでは絶対にホルダーを外すべきではない. 先にホルダーを外すとみえないところで縫合糸がステントポストに引っかかり，弁尖を巻き込む形で結紮してしまうことがある. これをジャミングと言い，弁尖の損傷やステントポストの歪みなどの生体弁機能不全を惹起する.
- 正確なサイジング：サイジングを正確に行い，迷った場合は余裕のあるサイズを選択する. 特に僧帽弁後尖側のステントポストが左室に当たらないように注意を払う. この点を重視する場合は人工弁を supra annular position で縫着する. 人工弁が左房側に縫着されるため左室内に突き出るステントポストが短くなる. 一方, 小さ過ぎる人工弁の選択も paravalvular leak の原因となる. あくまでも弁輪組織の大きさとマッチするサイズを選択すべきである.

1. 典型的状況と対処：何を想定し，何をチェックし，どう対処するか？

解説

① 人工弁の生理的逆流とは？

○ 機械弁と生体弁で生理的逆流の出現メカニズムが異なる．機械弁は二葉弁のヒンジ部から少量の逆流が起きるように設計されている．これはヒンジ部に血栓が形成されないように同部の血液を洗い流すためである．エコーでみると，生理的逆流は一般的に，細く短く，持続時間が短く，対称で，速度は遅い．生体弁の場合は3つの弁尖が合わさる最も中心部に隙間ができそこから生理的逆流が発生することが多い．機械弁でも生体弁でも，逆流が少量であれば手術は終了できるが，無視できない量の場合は，その逆流の原因をチェックし，必要な対応をするべきである．また，逆流量が少なくても逆流の向きが悪く，逆流フローが機械弁構造物や弁下の石灰に当たるなどの問題がある場合は，溶血をきたすことがある．逆流フローが構造物に当たって乱流となっている場合は何らかの修正を検討するべきである．また，ON-X弁など，ヒンジにおける生理的なウォッシュアウト血流が通常より多い人工弁もあるため，人工弁ごとの典型的なフローパターンを理解しておく必要がある．

② paravalvular leakage が起きる原因

○ paravalvular leakage が起きる原因は，①僧帽弁輪およびその周辺の組織の状態に起因するもの，②弁を縫着する縫合糸の糸かけに起因するもの，③縫合糸の結紮が適切でない，④人工弁サイズが不適切，の4つに大別できる．

○ 僧帽弁輪およびその周辺の組織の状態に起因するもの：変性性の僧帽弁閉鎖不全症治療において僧帽弁形成術が主たる手術法となった現在，僧帽弁置換を要する疾患は限られる．さらにリウマチ性心臓弁膜症も激減し，加齢や透析を原因とした弁輪や弁下組織の石灰化が強固な僧帽弁狭窄症が僧帽弁置換の対象となることが多い．この場合に僧帽弁輪周囲の石灰化を丁寧に除去しても完全な除去は困難である．石灰化を残したまま人工弁を縫着するとその部分や周囲で弁輪組織と人工弁カフの圧着が悪い部分ができ，これが leak の原因となる．人工弁側の工夫として，カフが肉厚かつ組織形態に追従しやすいやわらかい素材が望ましい．

○ 弁を縫着する縫合糸の糸かけに起因するもの：弁輪にかける縫着糸は，均等に，かつ，隣接する糸と糸が近接し過ぎないよう，十分間隔をあけて弁輪に縫着していくことが求められる．また弁輪にかけた縫着糸の間隔と人工弁のカフに縫着する際の間隔が同じでないと，人工弁を弁輪に縫着する際に間隙ができて leak の原因になる．縫着糸と縫着糸の間に適切な間隔がないと縫着糸を結紮した際に弁輪組織のカッティングが起きて leak の原因になる．また，弁輪に対しては，しっかりと支持力のある弁輪組織に縫着糸を刺入するべきである．石灰化組織を除去したあとは特に弁輪組織が脆弱になっていることも多いので，左房壁も広めに拾う，自己心膜を用いたパッチを利用して支持組織を作製するなどの工夫が必要である．弁輪が脆弱だからといって組織を大きめに取ることを意識し過ぎて左室心筋に針を刺入すると僧帽弁置換後左室破裂の原因になるため，厳に慎まなければならない．また，石灰化組織に刺入すると石灰化組織が割れて支持力を失い，leak を起こすこともある．

○ 縫合糸の結紮が適切でない：人工弁を弁輪に降ろし，結紮する際は必要最小限の強さで十分である．必要最小限とは結紮時に糸の緩みがなく，人工弁がぴったり弁輪組織に圧着されている状態で，結紮点が空中に浮かずに人工弁のカフに密着している状態を維持できる強さである．それ以上の強い力で糸を結ぶ必要はなく，強く結び過ぎると弁輪組織のカッ

139

Ⅲ. 各論❷：Critical Case Simulation & Checklist

ティングから leak の原因となる．弁置換における糸結びは強く結ぶことより，人工弁が弁輪にしっかりシーティングしていることを確認してその場にそっと置くイメージである．また，強く結び過ぎて糸を切ってもいけないし，締まりきらない結紮も不適切である．正確な糸結びができるように普段から修練を積むべきである．具体的には右手と左手のどちらで引き糸を把持しているのかを意識しながら，結紮点を結紮している糸のどちらかの端に寄せるように結紮をする．引き糸を引く方向を工夫して引き糸を引くと結紮点が自然と寄るほうの端に寄せればよい．

○人工弁サイズが適切でない：人工弁の選択が適切でないことも paravalvular leak の原因となりうる．弁輪組織の大きさと比較して，大き過ぎても小さ過ぎても paravaluvuar leak の原因となる．人工弁のカフが僧帽弁輪内を容易に通過するくらい小さいサイズの人工弁を intra annular position に縫着しようとすると，外側から弁輪組織を無理矢理引き寄せることで組織のカッティングが起きたり，カフと弁輪の間に隙間ができたりする．supra annular position の場合も同様で，大き過ぎる弁輪の上に弁輪より小さな物を載せることには無理がある．逆に大き過ぎる人工弁では，弁が正しくシーティングせず，斜めに入る，結紮時に強く結んで無理に人工弁をシーティングさせようとして組織をカッティングする，人工弁を変形させるなどのトラブルが起きることもある．

③paravalvular leak の場所の特定

○paravalvular leak は術中経食道心エコーで診断する．この際，2D および 3D の両方のモードで leak jet の形や場所，数，逆流の最大速度などの情報を得る．左心耳や大動脈弁，冠動脈回旋枝，冠静脈洞など僧帽弁周囲構造物との位置関係で leak 箇所を特定する．特定せずに慌てて再心停止させて leak 箇所を検索するのは得策ではなく，エコーで修正すべき箇所を特定してから修正すべきである．再度心停止させることや体外循環時間が長くなることで，手術リスクが上がるため，修正点は特定しておかねばならない．また，leak を残すのと修正するのとでリスクベネフィットを比較したうえで決断を下すべきである．

④paravalvular leak の修正

○機械弁の場合は intra annular position に縫着することが多く，問題箇所は比較的特定しやすい．弁輪と人工弁カフの間にある隙間を特定し，同部にプレジェット付き追加糸をかける．

○生体弁では通常 supura annular position に縫着するため，機械弁と比較して leak 部位の特定が難しいこともある．再心停止させる前に経食道心エコーで問題部位を同定しておく．

⑤理想的な機械弁の向き

○機械弁の場合は，二葉のリーフレットのヒンジ部をどの向きに縫着するか 2 パターンに分かれる．ヒンジを前尖弁輪中央と後尖弁輪中央を結ぶ線上に持ってくるパターンは anti-anatomical position と呼ばれ，二葉弁の接合面は前尖と後尖の生理的接合面と垂直方向になる．一般的にはこれに近いポジションをとる．一方，ヒンジが両側の交連を結ぶ線と平行な線上に並ぶような向きは anatomical position と呼ばれる（図 1）．

○なぜ anti-anatomical position が望ましいのか？　理由は人工弁を通過する血流にある．僧帽弁通過血流は後尖側より前尖側が多く，anatomical position で縫着すると，前尖側のリーフレットと後尖側のリーフレットとで通過する血流量に著しい差が生まれる．機械弁のリーフレットは通過血流により受動的に開閉するが，anatomical position では血流が少ない後尖側のリーフレットが開閉しなくなり，実質的に前尖側リーフレットのみの一葉弁となる可能性がある．一葉弁となったあとに，万が一，血栓形成やパンヌス形成などの理由で前尖

140

1. 典型的状況と対処：何を想定し，何をチェックし，どう対処するか？

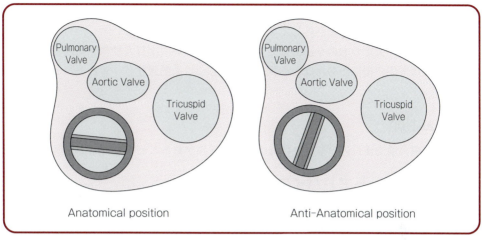

図1　機械弁の縫着方向

側のリーフレットがstuckすると急激な血行動態の破綻が起こりうる．anti-anatomical positionで縫着すると二葉のリーフレットを均等に血流が通過するため，前述の急激な血行動態変化は起こりにくい．機械弁の縫着では，anti-anatomical positionを基本とし，弁葉開閉が弁下組織によって妨げられない向きを慎重に選択する．弁ハウジングが深く左室内に張り出し，リーフレットをガードするタイプの機械弁を選択すると，リスクは軽減できる．

想定シチュエーション❷

僧帽弁形成術を施行したが術中経食道心エコーで中等度の大動脈弁閉鎖不全がある．あなたならどうする？

Check

❶術前あるいは導入後の経食道心エコー結果と比較する
- ➤術前と変わらない　→ Go to A
- ➤術前より明らかに増加している　→ Go to B C

Action

A acceptable regurgitation

僧帽弁形成における弁輪形成リングの縫着の際，特に前交連や左線維三角から僧帽弁前尖A1の弁輪部付近にかけた糸が大動脈弁輪をひずませ，あるいは，大動脈弁尖そのものを引っかけることにより大動脈弁逆流が起きることがある．大動脈弁逆流が術前と変わらなければ，この逆流は少なくとも僧帽弁形成手技が原因ではない．このまま経過観察する．

B 僧帽弁輪形成に起因する大動脈弁逆流

再度心停止を得たあと，僧帽弁形成リングにかけた糸のうち，前交連からA1にかけての3針程度を外す．そのうえで，心筋保護液を注入しながら経食道心エコーで大動脈弁を観察する．それで逆流が術前程度に減っていれば外した糸が逆流の原因だと考えられる．外した部分はプレジェット付きの縫合糸を用いるなどで確実に人工弁輪を縫着し直す．

141

Ⅲ. 各論❷：Critical Case Simulation & Checklist

C 縫合糸による大動脈弁の損傷

人工弁輪にかけた糸を外しても大動脈弁逆流がなくならないとしたら，弁輪にかけた縫合糸で大動脈弁尖そのものを損傷している可能性が高い．上行大動脈を切開して大動脈弁を観察し大動脈弁尖の損傷があれば大動脈弁置換もしくは大動脈弁パッチ形成などを施行するべきである．

Caution

僧帽弁前交連付近の糸かけは背後に大動脈弁があることを忘れないで慎重な運針を．

ワンポイントアドバイス

①大動脈弁損傷を避けるには？
- 僧帽弁輪に平行な方向に糸針をかけるよりも僧帽弁輪から左室の向きに直角に運針して，一度左室に出した針を弁輪に直角に戻すイメージで運針するとよい．
- 前交連や左線維三角付近では深過ぎる運針を避けるべきである．

②大動脈弁のひずみを避けるには？
- 前交連付近では大きな pitch での運針を控える．
- 弁輪に対する運針と弁輪に縫着する運針の pitch が大きく異なると大動脈弁輪がひずむことがある．

解説

①僧帽弁周囲の重要構造物
- 僧帽弁の周囲の重要構造物として大動脈弁，左冠動脈回旋枝（P1 から P2 の弁輪部）があり，これらには注意を払い損傷しないようにするべきである．冠静脈洞（P2 から P3 の弁輪部）や房室結節（右線維三角付近）も近傍にあるとされるが，人工弁輪縫着の際にこれらを損傷することはまれである．

②運針の方向について
- 僧帽弁輪へ運針では周囲構造物に注意を払うだけでなく，運針の向きについて意識する．左房側から左室内腔に向けて弁輪に対して直交する角度となるよう運針し，また左室心筋への刺入を避ける．

1. 典型的状況と対処：何を想定し，何をチェックし，どう対処するか？

想定シチュエーション❸

僧帽弁形成を施行したが経食道心エコーで前尖の収縮期前方移動と左室流出路の乱流，そして僧帽弁逆流が指摘された．あなたならどうする？

Check

❶経食道心エコーで僧帽弁の前尖・後尖の動きを精査する．
　➤明らかな腱索断裂や弁形成のエラーがない　→ Go to ❷
　➤ある　→ Go to Ａ
❷術前から心室中隔の肥厚がなかったかチェックする．
　➤問題なし　→ Go to ＢＣ
　➤心室中隔が肥厚し肥大型心筋症（HOCM）と診断されていた　→ Go to Ｄ

Action

Ａ不十分な僧帽弁形成の修正

今起きている現象は僧帽弁前尖の収縮期前方移動（systolic antelior motion：SAM）だが，そもそも僧帽弁形成が不完全なことが理由である可能性がある．再心停止させ，僧帽弁の状態を詳細に観察し適切に修正する．

ＢSAMへの対処（その1）

弁形成に大きな問題はないと考えられる場合は十分なボリュームを入れるとともにドブタミンやミルリノンなどのカテコラミンを即座に中止する．それでも効果がなければランジオロール（超短時間作用型選択的 β_1 受容体遮断薬）を6mgから10mg投与しその後持続投与する．

ＣSAMへの対処（その2）

再度心停止させ，僧帽弁を再形成する．後尖の高さを低くして接合を後尖側に移動させる，弁形成リングを大きなサイズに変更するなどの修正方法がある．

Ｄ肥大型心筋症

肥大型心筋症による心室中隔の肥厚が原因でそもそも左室流出路が狭くなっているためにSAMが起きやすい状況である．心室中隔の心筋を切除して左室流出路を拡大することで回避しやすくなる．

Caution

僧帽弁形成では，逆流制御だけでなく，SAM回避を念頭に置いた形成を心がける．①後尖の高さが15mm以上，②前尖後尖の接合面が前尖側に寄っている，③前尖の大きさに比して小さ過ぎるリングなどがSAMのリスクである．

ワンポイントアドバイス

①SAMの治療
　○SAMの非外科的治療を簡潔にまとめると，ボリュームを入れる，心収縮力を抑える，心拍数を下げるの3点である．ボリュームを追加して左室容量を拡大すると左室流出路が拡大する．すると左室流出路を抜ける血流速度が下がり，ベンチュリ効果による前尖の流出路への引き込みが軽減する．またドブタミンなどのカテコラミン投与を中止し左室収縮を抑制することも左室流出路を通過する血流速度を下げる．そして，心拍数を下げることも1

Ⅲ. 各論❷：Critical Case Simulation & Checklist

回の収縮期を延長させ、結果として流出路の通過血流速度は下がると考えられている。左室収縮を抑え、心拍数を下げるという意味でランジオロール注射薬の投与が効果的である。SAM をみたら、ボリュームを入れ、カテコラミンを切り、ランジオロールを投与するのが基本である。

○薬物療法で SAM が軽快しない場合は迷わず再弁形成に踏み切るべきである。人工腱索を用いて後尖の高さを下げて前尖との接合面を左室流出路からなるべく離すようにする、あるいは、後尖の弁尖切除を追加する、sliding technique を用いて弁尖の高さを調節するなどの修正法がある。僧帽弁輪形成リングが小さいことも SAM のリスクであるため、大きいサイズのリングへの変更も効果的である。

○肥大型心筋症や高齢者に多い S 字状中隔なども SAM のリスク要因である。中隔の心筋切除も解決法だが、有効な切除は容易でない。僧帽弁置換への術式変更も検討する。

解説

①SAM とは？

○僧帽弁前尖が収縮期に左室流出路方向に引っ張られた結果、後尖との接合が悪くなり、僧帽弁逆流が起きる。さらに、流出路に引っ張られた前尖により左室流出路が狭くなる。この SAM という現象は僧帽弁形成術後のまれではない合併症である。後尖の変性により弁尖が高いものや後尖が分厚く変性しているものは、前後尖が接合する際に前尖を左室流出路に押し上げやすい。また、大動脈弁輪と僧帽弁輪のつくる角度が鋭角なのも SAM のリスクを高める。肥大型心筋症などで左室流出路部の中隔が分厚くなっていると左室流出路が狭くなり、通過する血流速度は速くなる。

②ベンチュリ効果とベルヌーイ定理

○ベンチュリ効果（Venturi effect）とは、「流体の流れの断面積を狭めて流速を増加させると、圧力が低い部分がつくり出される現象」のことである。また、ベルヌーイの定理（Bernoulli's theorem）とは、「粘性のない縮まない流体の定常流に対して、エネルギー保存則が成り立つことを表す定理」である。ひとつの流線について成り立つ流速・圧力・密度・高さの間の関係式で表される。言い方を変えると、「流体において、流れの速い部分は圧力が低く、流れの遅い部分は圧力が高い」という事象を引き起こし、飛行機の翼において揚力が生まれる原理を説明している。

○つまり、左室流出路が狭いと、血液の流出路（＝断面積）が狭くなることにより、血流も速くなる。流速が速くなると圧力が低くなるため（ベルヌーイの定理）、僧帽弁前尖は圧が低くなった左室流出路に引っ張られることになる。また、左室の収縮力が強いことや頻脈により収縮期が短くなることも流出路を通過する速度が速くなることに寄与する。

1. 典型的状況と対処：何を想定し，何をチェックし，どう対処するか？

想定シチュエーション❹

僧帽弁置換を施行して心臓を立ち上げていくと突然心臓の裏から出血が始まった．あなたならどうする？

Check

❶動脈性の赤い血 → Go to Ⓐ
❷静脈性の黒い血 → Go to Ⓑ

Action

Ⓐ左室破裂

　僧帽弁置換術後に急に心臓の裏から赤い血が湧いてきたらまず左室破裂である．迅速に大動脈を遮断して心筋保護液を注入して心臓を止める．そのうえで左房を開け，僧帽弁を一度外して，左室後壁や弁輪部をチェックする．くれぐれも拍動したままの心臓を脱転してはならない．左室の損傷部を同定したらその部位を大きくカバーするような自己心膜やウシ心膜を左室に当てて左室を修復したうえで再弁置換する．再弁置換は機械弁が望ましい．

Ⓑ冠静脈洞損傷もしくは右室損傷

　静脈性の出血が湧いてくる場合は，逆行性冠灌流カニューレによる冠静脈洞損傷もしくは吸引管やドレーンによる右室の損傷が疑われる．吸引管を盲目的に心囊内に留置すると，気づかないうちに吸引管の先で右室を損傷し出血していることがあるため，吸引管の扱いに注意を払うべきである．また閉胸時にドレーンを留置する際にもドレーンの先や鑷子などで右室を傷つけることがある．冠静脈洞損傷の場合は，体外循環下でよく脱血したうえで慎重に心臓を脱転し冠静脈洞付近の心外膜を5-0プロピレン糸の連続吻合でそっと寄せる．冠静脈洞そのものの壁を寄せても裂けるだけである．右室壁の損傷であれば，体外循環を止めてヘパリンを中和し，ガーゼ圧迫や止血シートなどで出血はコントロールできることが多い．それでもコントロールが付かない場合はフェルト付きポリプロピレン糸で縫合閉鎖することを考慮するが，右室は脆弱なこともあるため大きめの運針と慎重な結紮が求められる．

Caution

　小さい体格の高齢女性に対する生体弁置換の場合は左室破裂をきたすリスクが高い．

ワンポイントアドバイス

①左室破裂を避けるために

　○小さい体格の高齢女性に対する生体弁置換は左室破裂をきたすリスクが高い．縫合糸を左室後壁に刺入しないよう注意する．また生体弁のstradが左室後壁を穿通しないよう，慎重に生体弁のサイズを選択し，大き過ぎるサイズを選択してはならない．supra annular positionに縫着するのもよい予防法である．また，乳頭筋から腱索を経て僧帽弁にいたる弁下組織の連続が左室破裂を予防する．後尖部だけでも弁尖温存し，少なくとも二次腱索だけでも温存する．また，僧帽弁置換後は決して拍動する心臓を脱転しないようにしよう．

Ⅲ. 各論❷ : Critical Case Simulation & Checklist

解説

①左室破裂の修復

○左室破裂の修復では左室の外側から視認できる出血点だけ縫合糸血しても効果はない．心筋の損傷は内腔側から左室心筋を這うようにして拡大している．置換した僧帽弁を一度外して，左室内腔側に損傷部位よりもかなり大きなパッチを当てることで損傷部位に左室圧がかからないようにしたうえで僧帽弁置換をやり直す．ケースバイケースだが左房脱血による左心バイパスとして左室の減圧を行い，ヘパリンを中和して数日後に離脱を目指す「奥の手」もある．

想定シチュエーション❺

僧帽弁形成を施行して心臓を立ち上げていくと，心室細動となった．何度除細動してもすぐに心室細動に陥ってしまう．あなたならどうする？

Check

❶経食道心エコーの左室短軸像で左室に asynergy がないかチェックする．
  ➤asynergy なし　→ Go to ❷
  ➤asynergy あり（前下行枝領域もしくは右冠動脈領域）　→ Go to B
  ➤asynergy あり（回旋枝領域）　→ Go to C
❷経食道心エコーで左室や大動脈基部に空気のたまりがないかチェックする．
  ➤空気のたまりなし　→ Go to A
  ➤残存空気なし　→ Go to B

Action

A左室の global な収縮不全

術前からの低心機能，長過ぎる心筋虚血時間，不十分な心筋保護が原因で心筋が広範囲に障害を受けている可能性がある．脱血し体外循環のフルサポートでしばらく様子をみる，大動脈バルーンパンピング（IABP）で補助して体外循環を離脱する，経皮的循環補助（VA-ECMO）や左心補助（LVAD）などの手段を検討するべきである．

B右冠動脈の空気塞栓

心内の空気抜きが不十分で冠動脈特に右冠動脈に空気塞栓が起きている可能性が高い．心電図所見も重要である．しばらく体外循環でアシストすると改善する可能性がある．IABP による補助が有効な場面もあるが，改善しなければ大伏在静脈を用いた冠動脈バイパスが必要である．

C左冠動脈回旋枝の狭窄あるいは屈曲

僧帽弁輪形成に用いた縫合糸が回旋枝を狭窄させている，あるいは非常に近い場所に縫合糸がかかっていることにより冠動脈が屈曲している可能性がある．心電図所見も診断を補助する．

Caution

僧帽弁後尖 P1～P2 の弁輪背側に回旋枝が走行する．この部位は深い運針や歩みの大き過ぎる運針は避けるべきである．

ワンポイントアドバイス

①回旋枝トラブルを避けるために

○ 僧帽弁後尖 P1～P2 の部位は弁輪を捉えることにこだわらず，弁のヒンジ付近に運針するようにする．しかしながら決して弁尖に運針しないように注意が必要である．術前に回旋枝の走行についてチェックしておくことも重要である．また，弁輪に対して直交する向きに運針し，左房側から左室側に一度針を出して，再度左室側から左房に出すような運針を心がけるとよい．

解説

①僧帽弁形成時の回旋枝トラブル

○ 「想定シチュエーション②」の項でも触れたが，僧帽弁後尖の P1～P2 の弁輪の背側には冠動脈回旋枝が走行している．回旋枝を狭窄させたり屈曲させたりした場合は人工心肺離脱時に側壁領域の ST 変化がみられるとともに心室細動を繰り返す事態に陥る．この場合はまず回旋枝の損傷を疑うべきである．再度心停止させ，後尖の P1 から P2 にかけての該当しそうな 2～3 針の縫合糸を外し，弁輪形成を修正する．それでも改善しない場合は大伏在静脈グラフトを用いて回旋枝にバイパス吻合を行う．緊急で冠動脈を造影し経皮的冠動脈形成術を行うオプションもあるが，ハイブリッド手術室で手術を行っていないと困難である．いずれにせよ，冠動脈への影響が起こりうる手技であることは認識しておかねばならない．

Ⅲ. 各論❷：Critical Case Simulation & Checklist

E. 大動脈手術トラブル

想定シチュエーション❶

急性大動脈解離で人工心肺を確立して，手術施行中，人工心肺技師から「送血圧が上昇して流量が保てません．尿量も低下しています」といわれた状況．あなたならどうする？

Check

❶体温は？　人工心肺からの開始時間は？
- ➤体温がほぼ常温で人工心肺開始から短時間経過　→ Go to B-ⅰ → Go to A
- ➤低体温で人工心肺時間から時間が経っている　→ Go to B-ⅲ → Go to A

❷人工心肺回路に問題ないか？
- ➤体温がほぼ常温で人工心肺開始から短時間経過　→ Go to B-ⅰ　→回路交換
- ➤低体温で人工心肺時間から時間が経っている　→緊急回路交換

❸経食道エコーでの真腔は？
- ➤真腔の狭小化あり　→ Go to B-ⅱ
- ➤狭小化なし　→ Go to A および❺〜❽

❹送血部位は？
- ➤1箇所のみの送血　→他の部位への送血を考慮

❺動脈圧ラインの場所は？　圧差はあるか？　→ Go to C　→ Go to D

❻脳の近赤外線酸素モニターの値は？　SpO_2 の値は？　それぞれの左右差は？　→ Go to C → Go to D

❼尿量は確保できている？　→ Go to C　→ Go to D

❽動脈血ガスの pH は？　BE は？　乳酸値は？　→ Go to C　→ Go to D

Action

A送血の問題点を明らかにする
- ⅰ．人工心肺回路に問題ないかを確認する
- ⅱ．人工心肺の流量を変化させ，真腔状態の変化，動脈圧をチェックする
- ⅲ．送血部位と動脈圧ラインの関係から状態を考察する

B真腔の送血を確保する
- ⅰ．自己の心拍出を再開させる
- ⅱ．送血路の変更，追加を行う
  - ➤腋窩動脈送血
  - ➤大腿動脈送血
  - ➤上行大動脈真腔送血
  - ➤心尖部送血
- ⅲ．循環停止にする
  - ➤脳分離体外循環を確立する
  - ➤末梢側吻合を完成させて送血を開始する

C臓器虚血を評価する

➤近赤外線酸素モニターの値を評価

➤SpO_2 の左右差がないかチェック

➤ECG 変化，心拍動は保たれているかを確認

➤TEE で収縮異常を認めないか評価

➤尿量が確保されているかを確認

➤pH，BE，Lac の値をチェック

➤下肢の色調変化がないか，大腿動脈の拍動を触知するか確認

D臓器虚血を回避する

➤central repair の早期完遂

➤頸部分枝の真腔への確実な吻合

➤冠動脈虚血の場合は CABG または Bentall 手術，早期の確実な心筋保護

➤エントリー切除の上，遠位側の吻合を完成し，順行性血流を再開

➤腸管虚血に対する開窓術，SMA へのバイパス術，SMA へのステント留置術

➤下肢虚血に対する腋窩動脈–大腿動脈バイパス，大腿動脈–大腿動脈バイパス

Caution

malperfusion を呈した急性大動脈解離の予後不良→早期の血流確保を目指す．

ワンポイントアドバイス

①人工心肺中に注意すべき点

○一定の確率で人工心肺内圧上昇は起こりうるので，常に念頭に置く必要がある．早期発見が重要

②急性大動脈解離における malperfusion の部位は？

○脳血管：arch に解離が及んでいる場合は常に意識する必要がある．エントリーが arch にある場合は特に注意．内頸動脈に大きなリエントリーがある場合もあるので注意が必要．

○冠動脈：基部に解離が及んでいる場合やエントリーが基部に近い場合は注意が必要．心筋梗塞の初期診断で急性 A 型大動脈解離が判明した場合もあり術前の心電図や心エコー，血液検査所見は参考になる．術中の TEE による壁運動の評価や肉眼での評価も重要．

○腸管：最も周術期に発見しにくい．動脈血ガスデータ（BE や乳酸値）や上下肢の圧差を参考にする．進行すると腹部膨満の所見がある．

○腎臓：尿量が低下，もしくは無尿になるので発見しやすい．

○下肢：FA の触知により判断可能．下肢の色調変化も重要．FA 送血の際に実際に FA をカットダウン下に発見が可能．

③malperfusion 早期発見，回避の方策は？

○血圧の左右差，上下肢の差，経食道心エコーでの真腔の狭小化，近赤外線酸素モニターの低下，大腿動脈の触知の低下に常に注意する．術前 CT で起こりうることを予想しておく．

○回避には術前の適切な送血管ルートの確保が必要である．真腔に確実送血できる部位を選定し，うまくいかない場合のバックアッププランも常に考えておく必要がある．

○適切なモニターの設置：複数の動脈圧ライン，NIRS，SpO_2．

○適切な送血部位の選択：術前 CT で主要分枝の解離の状態，エントリー，リエントリーの位置を確認．

○術中 TEE による画像診断：フローの確認，真腔の状態の確認．
○検査数値：CK-MB，トロポニン，pH，BE，乳酸値など．

④**各送血部位の確立方法**
○腋窩動脈（図 1）：鎖骨下に皮切を置き，大胸筋を split して腋窩動脈を剥離してテーピング．purse string suture をかけ PCPS 用の送血管を挿入する．カットダウン法または Seldinger 法を用いる．サイズは 12〜16Fr の PCPS などに用いるカニューレを使用することが多いが，血管径による．ガイドワイヤーや送血管による直接的フローが原因の解離が危惧される場合には人工血管を端側吻合して送血する．人工血管のサイズは 8mm または 7mm のもので serum leakage が少ないものが望ましい．
○上行大動脈（図 2）：epi-aortic エコーで確認して真腔に到達しやすい場所を同定し，purse string suture をかけ，18Fr または 20Fr の PCPS などに用いるカニューレを使用する．Seldinger 法を用いて挿入する．
○心尖部（図 3）：心尖部に purse string suture をかけ（フェルト付きが望ましい），ガイドワイヤーを用いて，上行大動脈に送血管を挿入する．TEE を用いてガイドワイヤーを誘導す

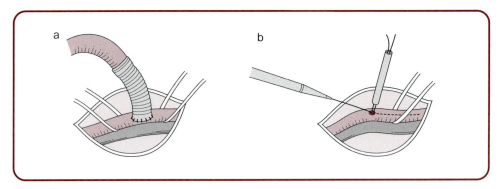

図 1　腋窩動脈送血
　a：人工血管を使用する場合
　b：カニューレを直接挿入する場合

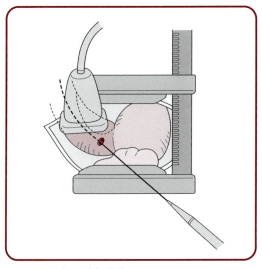

図 2　上行大動脈真腔送血

1. 典型的状況と対処：何を想定し，何をチェックし，どう対処するか？

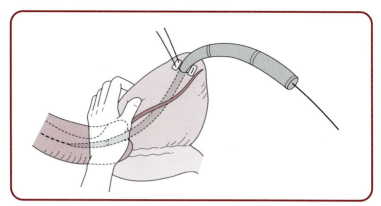

図3　心尖部送血

るとよい．適したよいカニューレは現時点では存在せず，小児用や腋窩送血用のフレキシブルな送血管を用いている場合が多い．
○大腿動脈：鼠径部に切開を加え，大腿動脈を露出しテーピングを行う．purse string suture をかけ，Seldinger 法を用いて挿入する．サイズによるが 18〜20Fr の PCPS などに用いるカニューレを使用する場合が多い．カットダウンする方法もある．
○その他：循環停止にして大動脈を切開し，真腔に直接送血管を挿入して大動脈そのものをテーピングして送血する方法もある．

解説

①急性大動脈解離の人工心肺における malperfusion は直ちに対処する必要がある
　○理由1）：エントリーやリエントリーの位置により様々な血流を呈する．送血の開始，遮断により血流分布が変わる可能性がある．
　○理由2）：急性大動脈解離の死亡原因としては，広範囲の脳梗塞や心筋梗塞，腸管壊死，下肢の虚血再灌流障害があり，救命のためにはこれらの臓器への虚血が可及的速やかに解除する必要がある．

②流量が保たれているからといって油断はできない！
　○大動脈解離の分枝虚血の機序には，解離のフラップによる真腔血流低下や分枝血管開口部の閉塞による動的閉塞（dynamic obstruction）と，分枝血管自体の解離や血栓による静的閉塞（static obstruction）がある[1]．dynamic obstruction には偽腔減圧で対処可能であるが，static obstruction には直接的血行再建が必要であり，たとえ，真腔が保たれても臓器虚血の可能性は常にあることを理解すべきである（図4）．

③急性大動脈解離の人工心肺における malperfusion の部位，頻度を理解する
　○急性 A 型大動脈解離の脳梗塞の発症の頻度の報告は，7〜14％と報告されている[2]．心筋梗塞などの冠動脈虚血も 6〜15％と報告されており[2,3]，ともに高い死亡率に直結する原因となりうる．腸管虚血や腎虚血に関しては，やや頻度は低下し，2〜3％とする報告が多い[2,4,5]．下肢虚血は 7〜12％と 10％前後の頻度であるとされている[1〜5]．トータルすると全体の 10〜33％程度に malperfusion が合併することを念頭に置く必要がある．

④malperfusion ハイリスク症例に対して，術前，術中，術後にできることは？
　○術前からすでに脳梗塞や心筋梗塞，対麻痺，腎不全，下肢虚血を発症しているものや術前

Ⅲ．各論❷：Critical Case Simulation & Checklist

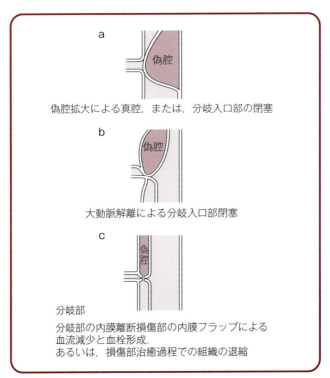

図4　解離による分枝閉塞

の造影CTで灌流不全が疑われる部位のある症例はハイリスクである．術前に心筋梗塞を発症し，特に左主幹部が閉塞したものは，循環補助下にPCIを先行させる方法もある[6]．循環動態が安定していて，腹部臓器や下肢の虚血が明らかな場合はfenestration作製やSMAへの血行再建，ステントなどの血管内治療を先行させることも考慮する[7]．CT，エコー，心電図，尿量，身体所見，を駆使してmalperfusionの早期発見に努めることが重要．
○術中は手術室でのモニターが重要である．経食道心エコーは真腔の大きさや血液フロー，心筋の異常運動の検出に優れている．近赤外線酸素モニターも脳の血流評価に有用であり，左右差や絶対値をチェックする．このデバイスは下肢の虚血の検出にも効果を発揮する．左右の橈骨動脈，大腿動脈の動脈圧によるモニタリングも圧差を評価することでmalperfusionの評価が可能である．尿量のチェックや下肢の色調変化，血液検査のチェックも頻回に行う必要がある．手術はエントリーを切除するcentral repairが基本となる．早期にエントリーを切除し，真腔に吻合を完成させて，送血を開始することが重要である．
○malperfusion回避の方策：適切な送血部位の設定，バイパスによる対処：人工心肺開始直後にmalperfusionの兆候を認めた場合には，余裕がある場合は，一度人工心肺のフローを落として，自己拍動を再開させ，送血部位の評価，人工心肺の異常の有無の確認を行うべきである．人工心肺開始時には真腔への送血が確実にできる部位を術前に選択する必要がある．上行大動脈や腋窩動脈，心尖部などの真腔への確実な送血が可能な部位を選択する．冠動脈虚血の場合は近位側の断端形成で冠動脈の血流が戻る場合は一度，人工心肺を離脱して，それでも壁運動が不良なときにCABGを追加する．明らかに冠動脈への虚血を認める場合は，心停止中のCABGが望ましい．脳虚血の解除には頸部3分枝の真腔送血を確立

ことが重要である．頸部分枝に問題がないことを確認して遠位側吻合部を早急に完成させることが寛容である．腹部臓器の虚血は早期発見が重要である．判断が困難な場合は開腹して腸管を観察することも考慮する．腹部臓器血流低下が明らかな場合は直ちにバイパス術を追加する必要がある．

⑤余裕があるときはるモニターを設置し，複数の送血アプローチの確保を！常にあらゆる状況を想定しておく

○急性Ａ型大動脈解離は夜中の緊急手術になる場合が多いので，トレーニング中の若手心臓血管外科医がすべての状況を把握しなければいけない状況になりうる．昨今の人工心肺技術の進歩により，トラブルの頻度は少なくなっているが，一度起こると重大な事象に直結するので常に念頭に置く必要がある．特に急性Ａ型大動脈解離ではmalperfusionでも十分な送血が確保できないことがあるので，注意を要する．術中では，常にmalperfusionは発生しうると考えておくべきである．そのために必要なモニターの設置を術前に行うことは重要である．常に複数の送血アプローチ手段を想定しておくことも必要であり，いつでも対処できるように心がけておくことが，成績向上に必要不可欠である．

文献

1) Williams DM, et al: The dissected aorta: percutaneous treatment of ischemic complications--principles and results. J Vasc Interv Radiol **8**: 605-625, 1997
2) Pacini D, et al; RERIC (Emilia Romagna Cardiac Surgery Registry) Investigators: Acute type A aortic dissection: significance of multiorgan malperfusion. Eur J Cardiothorac Surg **43**: 820-826, 2013
3) Girdauskas E, et al: Surgical risk of preoperative malperfusion in acute type A aortic dissection. J Thorac Cardiovasc Surg **138**: 1363-1369, 2009
4) Perera NK, et al: Optimal management of acute type A aortic dissection with mesenteric malperfusion. Interact Cardiovasc Thorac Surg **19**: 290-294, 2014
5) Yamashiro S, et al: Management of visceral malperfusion complicated with acute type A aortic dissection. Interact Cardiovasc Thorac Surg **21**: 346-351, 2015
6) Cardozo C, Riadh R, Mazen M. Acute myocardial infarction due to left main compression aortic dissection treated by direct stenting. J Invasive Cardiol **16**: 89-91, 2004
7) Yang B, et al: Management of type A dissection with malperfusion. Ann Cardiothorac Surg **5**: 265-274, 2016

Ⅲ. 各論❷：Critical Case Simulation & Checklist

F. 末梢動脈手術トラブル

想定シチュエーション❶

術中，バイパス血流が非常に不良，あるいは術翌日にほとんど流れていないことが判明した状況．あなたならどうする？

Check

❶inflow artery の拍動は？
  ➤拍動良好　→ Go to ❷
  ➤拍動消失または減弱　→ Go to Ⓐ
❷グラフトの拍動は？
  ➤拍動消失または減弱　→ Go to ❸❹
  ➤拍動良好　→ Go to Ⓑ-vi，Ⓒ
❸グラフトエコーで血栓充満なし
  ➤狭窄部，屈曲部などのチェック　→ Go to Ⓑ
❹グラフトエコーで血栓充満あり　→ Go to ❺
❺血液検査
  ➤血小板減少なし　→ Go to ❻
  ➤血小板減少顕著　→ Go to Ⓑ-vii
❻グラフト血栓摘除して造影その他の画像診断　→ Go to Ⓑ

Action

Ⓐinflow problem
  ➤inflow 狭窄・閉塞を診断し，inflow を正常化する
  ➤Endovascular repair or open repair
Ⓑgraft abnormality
  ⅰ．中枢吻合部狭窄の修正（パッチ or 再吻合）
  ⅱ．グラフトの圧迫・捻じれ・屈曲の修正
  ⅲ．弁の遺残（non-reversed, in situ 法で）
  ⅳ．連結部狭窄の修正（パッチ or 再吻合）
  ⅴ．グラフト不良による血栓症に対して
    ➤不良部グラフト置換
  ⅵ．末梢吻合部に対して
    ➤末梢吻合部動脈攣縮解除（血管拡張薬投与）
    ➤末梢吻合部物理的狭窄解除（パッチ形成・jump bypass）
  ⅶ．HIT を疑って，血栓摘除後アルガトロバンなどの使用
Ⓒoutflow problem：run-off 血管の詳細な画像診断を行ったうえで
  ⅰ．末梢動脈の狭窄・閉塞病変に対して
    ➤パッチ形成 or 健常部への jump bypass

154

➤健常な主幹動脈への bypass 追加（dual bypass）
ⅱ．細動脈レベルの病変に対して
➤血管拡張薬持続投与
➤静脈との吻合追加（distal venous arterialization）

Caution

一度血栓閉塞した静脈グラフトの予後不良→血栓閉塞前の revision を目指す．

ワンポイントアドバイス

①早期閉塞ハイリスクグラフトとは？
○質不良グラフト：細径である，あるいは，加圧しても拡張しない静脈材料．内皮機能が低下している可能性あり，抗血栓性も低下していると考えられる．
○spliced vein graft：静脈を複数本連結して作製したグラフト．連結部の狭窄をきたしやすいだけでなく，連結しなければならなかった背景（グラフト質不良など）があるので，早期閉塞リスクが高い．
○低流量グラフト：静脈グラフト流量は，体血圧や末梢血管抵抗，グラフト口径などに影響されるため，すべての症例に通じる数値設定は難しいが，20 mL/min 未満で要注意，10 mL/min 未満では閉塞するリスクが高いと考えるべき．

②早期閉塞回避の方策は？
○適切なグラフト選択：術前の四肢表在静脈エコーで使用予定静脈候補を決め，麻酔導入後の静脈マッピングで再度静脈口径や異常の有無を確認し，さらに術中，実際の静脈の径や拡張性などを評価して，最終的に使用するグラフトを決定する．臥位のエコーで内径＜2 mm の静脈は使用すべきでない．
○術中グラフト血流測定：期待されるグラフト血流量よりも大幅に低値である場合，どこかに原因が潜んでいる可能性が高い．血流量が少ない場合は血管造影などで原因を精査する．最も多い低流量の原因は末梢動脈 spasm であるので，下記に紹介した血管拡張薬を使用する．
○completion angiography（または duplex scan）：手術終了時造影検査を行っておくと，異常の発見，フォローアップ時の重要な情報源となる．詳細は解説を参照．

③血管拡張薬の使用方法
○術中グラフト血流が不良だが，造影などで手技上の問題がない場合は下記の薬剤によって血管攣縮や run-off 血管床拡張を図る．
○塩酸パパベリン：吻合部近傍動脈 spasm 軽減目的．外膜側への噴霧．濃度 40 mg/20 mL に希釈．
○硝酸ニトロ製剤：吻合部近傍動脈 spasm 軽減目的．グラフト内注入．濃度 5 mg/20 mL 程度に希釈し，血圧低下に注意しながら 1～2 mg ずつ注入．
○プロスタグランジン E_1 製剤：末梢の細動脈レベルの血管拡張目的．グラフト内注入．濃度 20 μg/20 mL で血圧に注意しながら 5 μg ずつ注入．
○ウロキナーゼ：グラフト内や吻合部以遠に遺残したと思われる血栓の溶解目的，6 万単位/生食 20 mL に溶解して，使用する．
○その他のグラフト注入用製剤：ミルリノン（spasm 解除目的），アルガトロバン（血栓症，HIT 対策）

Ⅲ. 各論❷：Critical Case Simulation & Checklist

解説

①急性期グラフト閉塞は直ちに対処する必要がある
- 理由1）一度血栓閉塞した静脈グラフトは，血栓摘除して救済してもその予後が不良（血栓摘除による血管壁障害）.
- 理由2）血栓閉塞して数日経過してグラフト救済不能になると Redo bypass が必要となる（血栓閉塞後3日でグラフト壁に炎症をきたし救済不能となる）.
  - →自家静脈材料の浪費，より難しい条件での再手術に伴う難易度上昇・成績不良，自家材料の枯渇につながる.
- できれば血栓閉塞前に異常を発見して，その修復術を行える体制づくりに尽力すべき！

②グラフト拍動があるからといって油断できない！
- 拍動が良好であるということは，触知している部位までは開存して圧が伝わっていることを意味しているだけで，末梢抵抗が高くてほとんど血流が流れていなくても拍動はよく触知する（この状態ではいずれは血栓化して閉塞する可能性が高い）.
- 術後も病棟では，グラフト拍動だけでなくドプラ聴診器によるグラフト血流音チェックを定期的に行う必要がある.

③グラフト閉塞の原因を理解する
- a. 早期閉塞原因一覧
- 表1 に主たる閉塞原因を掲載する.
- b. 発生頻度
- PREVENTⅢ trial によると，1ヵ月以内の早期グラフト閉塞の発生率は5.2%.

表1　静脈グラフト早期閉塞一覧

inflow problems
○中枢動脈の病変遺残・閉塞 ○中枢動脈遮断部解離 ○中枢動脈 spasm
graft abnormalities
○吻合のテクニカルエラー* ○中枢，末梢，連結部 ○弁部 ○NRVG の場合は遺残弁 ○RVG の場合は血栓弁（末梢抵抗高い場合） ○グラフト走行異常 ○屈曲（不適切な長さ，経路） ○外部からの圧迫（腱，筋膜） ○グラフトの質不良（抗血栓性低下・移植前内膜病変） ○グラフト内膜損傷（乱暴な採取操作，弁カッター） ○グラフト spasm
outflow problems
○病変血管への吻合 ○run-off 不良（高度足部病変） ○run-off 血管床の血栓（含むヘパリン投与不足） ○末梢動脈 spasm
blood disorder
○凝固亢進，DIC，その他血液疾患 ○HIT ○塞栓

*：吻合内部への組織片迷入や分枝結紮糸の巻き込みなどを含む
NRVG：non-reversed vein graft，RVG：reversed vein graft

○臨床で経験される頻度の高い原因としては，グラフトの質不良（不良グラフトを使用したグラフト選択の誤り）や run-off 不良などがあげられる

○頻度は低いが，繰り返し閉塞するような場合や，術中血栓が目立つ場合には血液の異常による閉塞の可能性も頭に入れておく必要がある．

④グラフト急性閉塞ハイリスク例に対して

○術中あるいは術直後にできることは？

a. completion angiography（CA）を行っておく

○CA 所見で気になるところは，修復するなどして，できるだけその手術中に解決しておく．

○グラフト閉塞や切迫閉塞の際に，CA を振り返ってみることで，グラフトの閉塞原因となった部位を推測することができる．

○初回手術の CA で，グラフトや吻合部に気になる箇所があれば，そこに注意して術後，入念にフォローすることができ，閉塞前に対処できる．

b. グラフト血流量を測定しておく

○術中グラフト血流量は測定して，それが予測した流量よりも大幅に低ければ，上記 CA と合わせて原因と思われる部位について，術中に修復しておくべき．ちなみに，開存している 1 本の脛骨動脈にはおおよそ 30〜50 mL/min 程度流れる（透析例では 20〜40 min 程度）．

c. ハイリスクグラフトであることを医師間や職種間で情報共有

○ハイリスクグラフトとは，①質不良グラフト，②spliced vein graft，③何らかの懸念を有して手術を終了したグラフト（低流量グラフトなど）．

○術後管理のうえで，担当する職種がハイリスクであることを情報共有できていれば，グラフト拍動チェックやドプラ聴診を使って異常を早期できることが期待される．

○ハイリスクグラフトには特に早めに術後 duplex scan を実施する：血栓閉塞してからでは閉塞の原因病変を同定するのは容易でないので，グラフトに血流がある時点で，形態的観察だけでなく血行動態的観察を血管エコーで実施しておくと，どこを修復すべきか検討をつけることができる．

⑤早期閉塞グラフトの救済方法：どこからアプローチ？

a. まだ一部拍動を認める場合

○拍動を認める最末梢部にエコーを当て，血栓のない部分でグラフトを開け，そこから末梢の血栓閉塞部をバルーンカテにて血栓摘除し，back flow を確認したら，ウロキナーゼを注入して，しばらく待ってから，造影．閉塞原因を明らかにして修復を行う．

b. 全長血栓閉塞の場合

○原因部位が推測される場合は同部でグラフト露出．原因がまったくわからない場合は末梢吻合部を露出．グラフト切開し，同部からグラフト全長を血栓摘除．back flow を確認したら，ウロキナーゼを注入し，しばらく待ってから，造影．閉塞原因を明らかにして修復を行う．

c. 早期閉塞の場合

○バルーン拡張はあまり推奨されない（静脈グラフトを損傷するため）．

⑥貴重な自家静脈資源を大切に！

○静脈材料として GSV は最良の素材．

○それを使用するのであれば，以下の 3 か条を！

・大切に，計画的に使用する（大量に余剰部分がでないように）

・使用したら，できるだけ長期間開存できるよう，最大限できることを行う

・閉塞させない（閉塞する前に救済する）

Ⅲ. 各論❷：Critical Case Simulation & Checklist

G．ステントグラフト手術トラブル

想定シチュエーション❶

術中にアクセス血管が悪くデバイスが上がらない，あるいはデバイス抜去時に解離やアクセス破裂が認められた状況．あなたならどうする？

Check

❶術前 CT でアクセスルートの石灰化や狭窄，閉塞，人工血管の高度屈曲
> ➤認める　→ Go to A-ⅶ

❷CT でアクセスは不良であるが大腿動脈アクセス可能と判断
> ➤デバイス挿入時のアクセス造影，高度屈曲　→ Go to ❸
> ➤狭窄あり　→ Go to ❹
> ➤狭窄なし　→ Go to A-ⅳ～ⅵ

❸屈曲
> ➤自己血管によるものである　→ Go to A-ⅰ～ⅱ
> ➤人工血管によるものである　→ Go to A-ⅳ～ⅶ

❹狭窄の原因は？
> ➤限局性　→ Go to A-ⅲ
> ➤高度石灰化　→ Go to ❺

❺ダミーシース
> ➤挿入可能　→ Go to A-ⅳ
> ➤ダミーシースも挿入不可　→ Go to A-ⅴ～ⅶ

❻デバイス抜去時に血圧低下，造影
> ➤破裂あり　→ Go to B
> ➤破裂なし　→ Go to ❼

❼造影
> ➤解離あり　→ Go to B-ⅱ
> ➤解離なし　→ Go to ❽

❽造影で原因の究明　→ Go to C

Action

A使用機器の変更
　ⅰ．ワイヤーの種類を変える（Ultra Stiff）
　ⅱ．体外からの圧迫
　ⅲ．狭窄部の解除（PTA，ステント留置）
　ⅳ．デバイスの挿入（push and pull や pull-through ワイヤー）
　ⅴ．デバイスの交換（シース一体型）
　ⅵ．人工血管 conduit
　ⅶ．アクセスの変更（大腿動脈から腸骨動脈や大動脈へ）

1．典型的状況と対処：何を想定し，何をチェックし，どう対処するか？

B アクセスの拡張およびアクセス解離の治療

　ⅰ．バルーンオクルージョン

　ⅱ．ステントまたはステントグラフトの追加処置

C 血管造影を施行した際に

　ⅰ．解離脱落した内膜が塞栓となっている

　　➤ Fogarty バルーンによる塞栓となった脱落内膜の除去＋ステント留置

　ⅱ．予期せぬ出血

　　➤ シースやデバイスのバルブからの出血

Caution

血管内治療におけるアクセストラブルへの対応→ワイヤーを最後まで抜かないようにする．
ワイヤーがあればアクセス破裂時はバルーンオクルージョン，解離はステント留置に有用．

想定シチュエーション❷

ステントグラフト中にアクシデンタルに分枝をカバーした状況．あなたならどうする？

Check

❶ 大動脈分枝カバー

　➤ 腹部分枝の閉塞　　→ Go to **❷**

　➤ 頸部分枝の閉塞　　→ Go to **❸**

❷ 腹部分枝カバー

　➤ 腎動脈　→ Go to **A**-ⅰ

　➤ 上腸間膜動脈（SMA）・腹腔動脈　→ Go to **A**-ⅱ～ⅲ

❸ 頸部分枝カバー

　➤ 左鎖骨下動脈（SCA）　→ Go to **B**-ⅰ

　➤ 左総頸動脈（CCA）　→ Go to **B**-ⅱ

　➤ 腕頭動脈（BCA）　→ Go to **B**-ⅲ

Action

A 腹部分枝カバーのレスキュー

　ⅰ．腎動脈ステント挿入（場合により上腕アプローチ）

　ⅱ．SMA ステント挿入（血管内 or 開腹）

　ⅲ．腹腔動脈単独閉塞ではレスキューが必要ない場合がある（胃十二指腸動脈の確認）

B 頸部分枝カバーのレスキュー

　ⅰ．左 SCA はカバーしても多くは問題ないが，左内胸動脈を使用した冠動脈バイパス後は
　　早急な血行再建を要する（場合により以下のようなステントやステントを考慮）．

　　　SCA 交差バイパス

　　　左 CCA–左 SCA バイパス

　　　左 SCA ステント（chimney）

　ⅱ．左 CCA ステント挿入（chimney）またはバイパス術

　ⅲ．BCA ステント挿入（chimney）

Ⅲ. 各論❷：Critical Case Simulation & Checklist

Caution

分枝閉塞のリスクがある場合はワイヤープロテクションを行う→完全にカバーした場合はステント留置を行う．ステント挿入困難，ステント挿入によりエンドリークのリスクがある場合はバイパスを行いレスキューする．

想定シチュエーション❸

術前造影されていた血管が造影されなくなった．術前触れていた脈が触れない！　あなたならどうする？

Check

❶血管造影
- ➤造影されない血管がある　→ Go to ❷
- ➤陰影欠損を認める　→ Go to Ⓐ

❷原因
- ➤塞栓症が疑われる　→ Go to Ⓑ
- ➤血栓症が疑われる　→ Go to Ⓑ
- ➤その他　→ Go to ❸

❸その他
- ➤blue toe syndrome，コレステリン塞栓症が疑われる　→ Go to Ⓒ

Action

Ⓐ塞栓の抜去（吸引やバルーン，スネアや Fogarty カテーテル）
Ⓑ血栓除去（スネアや Fogarty カテーテル），血栓溶解療法（ウロキナーゼや CDT）
Ⓒ経過観察，場合によりステロイドの投与や対症療法

Caution

血管内治療において塞栓症は常に気をつけなければならない合併症である．

ワンポイントアドバス

①アクセストラブル

a. アクセス不良症例

○アクセスの評価は術前に造影 CT で詳細に把握する必要がある．

○アクセス狭窄・閉塞：アクセスに血栓や石灰化に伴う狭窄や閉塞がある場合はステントグラフトの挿入が困難となることが多い．特に胸部ステントグラフトの場合はバイパス径も太いため注意が必要である．

○アクセス不良例ではステントグラフトの挿入が可能な場合もあるが，抜去の際にアクセス損傷を起こすことがある．

b. アクセス不良に対する対処方法

○術前の CT での評価は axial だけではなく，可能であれば三次元ワークステーションで画像

160

を再構築し再評価するべきである.

○狭窄や閉塞においては限局性かびまん性か,また石灰化の程度や血栓性の有無を確認しておく必要がある.血栓性閉塞で限局した短い病変においては閉塞でもPTAなどを行うことでアクセス可能な場合も多い.しかし高度石灰化病変や人工血管置換後の高度屈曲がある場合はアクセスサイトを変更することも考慮すべきである.

○挿入時に抵抗があった場合はアクセス損傷がある可能性を念頭に抜去時にバルーンオクルージョンの準備をしておく.挿入時に抵抗が強い場合はあまり無理をせずに早めに腸骨動脈や大動脈からのアクセスに切り替えたほうがよい.

○解離の場合の多くはステント留置で対応可能である.

○破裂の場合は即座にバルーンで遮断し血行動態を安定させてから次のステップを考慮する(次頁以降参照).

○すべての手技が終了するまではワイヤーを抜去しないことが重要である.

②分枝カバー

a. 分枝をカバー

○ショートネックの場合の腹部大動脈瘤に対しては腎動脈カバーに注意する必要がある.SMAは腸管虚血を起こすゴールデンタイムがあるため即座に対応する必要がある.

○腹腔動脈カバーは胸部ステントグラフトを行う際に起こすことがあるが,胃十二指腸動脈や下膵十二指腸動脈などの側副血行路より血流が供給されるため多くは再建する必要がない.

○左鎖骨下動脈も同様にカバーによる影響は少ないが,椎骨動脈の交通は術前のCTやMRIで確認しておく必要がある.また,冠動脈バイパス(左内胸動脈使用)などの病歴調査や診察も重要である.

○ランディングが短い弓部大動脈瘤では左総頸動脈をカバーすることがあり,カバーした場合は慌てずに確実な再建が必要である.

b. 分枝をカバーした場合の対処

○腎動脈カバーはほとんどの場合ステントを挿入する血管内治療で対応可能である.ステントを挿入する際はネックの屈曲が少ない場合は同側の大腿動脈からアプローチ可能であるが,屈曲が強い場合には上腕動脈からのアプローチも考慮する.また,ステントを挿入する際はシースを分枝内まで挿入してからステントを挿入する.分枝内でバルーン拡張し,deflateと同時にシースを進めることによりシースを容易に分枝内に誘導可能である.

○SMAは重要な血管であり,閉塞した場合は腸管虚血となるため早急なリカバーが必要である.ステント留置を行うが,アプローチは血管内と開腹がある.血管内からのワイヤーカニュレーション困難な場合は開腹してSMA末梢を露出し,大動脈に向けてワイヤーを挿入すると確実にワイヤーが通過する.ワイヤーが通過すればステント留置で対応可能であるが,開腹してSMA末梢からワイヤーを挿入する場合はワイヤーの通過ができない症例はまれである.その際は腸骨動脈-SMAバイパスなどを考慮するが腸管虚血に注意する.

○左SCAは前述したとおり,椎骨動脈の交通がない場合や左内胸動脈を使用した冠動脈バイパスを行っている場合は再建が必要である.左SCAをカバーするステントグラフトを行う場合に再建が必要である場合はあらかじめバイパスを行ってからステントグラフトを展開する.

○左CCAをカバーした場合は再建が必要である.しかし多くは側副路から脳血流が保たれていることが多く,慌てる必要はなく,落ち着いて左頸動脈を露出する.露出した頸動脈か

Ⅲ．各論❷：Critical Case Simulation & Checklist

ら中枢に向けてワイヤーを挿入しステントを留置する．これは血管内のみで行うよりも早く塞栓症のリスクも少ないと考えられる．したがって，頸動脈をカバーする可能性がある場合はあらかじめ頸部まで消毒し，ドレープをかけておく．ステントを挿入する場合は前述したようにグラフトのエッジに引っかからないようにシースをステントグラフトをまたいで挿入し留置する．

○ BCA をカバーする場合はバイパスや Chimney 法などが必要であることが多い．開窓型ステントによるアクシデンタルな BCA カバーの場合は左 CCA カバー同様にステント挿入を考慮する．

③塞栓症

a．末梢塞栓の対処方法

○ 末梢塞栓は様々な場所に起こりうるが，起こる場所によって対応が異なる．頸部分枝や腹部分枝に生じた場合は血栓除去が基本となる．方法は直視下で行う方法と血管内治療で行う方法があり，血管内治療では血栓吸引デバイスや口径の大き目なシースで吸引する．

○ 下肢塞栓（blue toe syndrome）が存在する場合は，腹部分枝の塞栓リスクもあるため，腹部分枝の造影も行う．SMA 塞栓が疑われる場合は開腹を躊躇してはならない．

○ 下肢においては Fogarty カテーテルによる血栓除去が有効である．鼠径部のカットダウンがされている場合はここからアプローチする．

○ 明らかな血栓の場合はカテーテルによるウロキナーゼの注入（通常 6 万単位を 20 mL に溶解して行う）などで溶解療法を行ったり，スネアカテーテルなどを用いた回収方法を行ってもよい．

○ コレステリン塞栓症は注意深く経過観察および対症療法を行うしかないが，腎機能障害などを起こした場合は透析を考慮する．確実に有効な治療法はないがステロイドパルス療法が有効であったとの報告もある．

解説

①ステントグラフト術を行ううえで最も重要なことは詳細な CT の読み込みと術前のプランニングである

○ 術前 CT の評価およびプランニングにより多くのステントグラフト手術トラブルは回避可能である．そのため可能であれば，CT は頸動脈から大腿動脈部までの造影 CT を行い，入念なプランニングを行うことが重要である．特にアクセスルートの破裂は時として致命的であり回避しなければならない．術前 CT でアクセスに不安がある場合は無理せずに早めに腸骨動脈や大動脈などからのアクセスに変更する．挿入時に抵抗があった場合は抜去時のアクセス損傷のリスクがあり，抜去前に麻酔科に声をかけ，血圧低下の兆候があった場合はすぐ教えてもらえるようにチームワークを図り，さらに遮断用バルーンを用意した状態で抜去する．また分枝のカバーにおいても術前 CT でランディングが短い場合などはあらかじめ確認可能であり，このような場合も術前よりカバーした場合を想定し，分枝に必要とされるレスキュー用のステントなどを準備しておくことも重要である．

○ 造影 CT では血管内の情報も得ることが可能で，著明な壁在血栓に富む，いわゆる shaggy aorta などにおいては術中の塞栓症の可能性に留意しなければならない．さらに下肢の脈拍チェックは重要で，術前から閉塞性動脈硬化症を合併し，末梢（足背・後脛骨動脈）を触知しない症例も多い．術後の塞栓症を発見するためにも術前から末梢の動脈を触知しておくことが重要である．

②アクセス不良の原因とその対処法の実際
　○アクセス不良の原因は屈曲，人工血管置換後，動脈硬化や血栓による狭窄や閉塞などが原因となる．血管の径はあるが屈曲でデバイスが上がらない場合は，さらに硬質なワイヤーを使用する．硬いワイヤーを使用すると血管が直線化でき，デバイスを挿入することが可能となる（図1）．それでも挿入できない場合はpull-throughワイヤー（tug of wire）としてデバイス挿入を行うこともある．高度な石灰化や人工血管による屈曲は硬いワイヤーでも直線化できないことも多く，その場合ははじめから大腿動脈からではなく腸骨動脈や大動脈，あるいは人工血管の直線化している脚部分などからのアプローチを考慮する（図2）．限局性の狭窄はデバイス挿入前にPTAを行う場合もあるが，ステント留置はデバイス抜去後に行う．デバイスを挿入する前に留置すると，ステントグラフトを挿入する際にステン

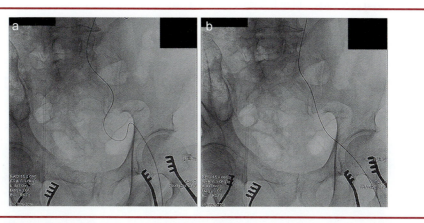

図1　屈曲した血管は軟性ワイヤーでは屈曲がとれない（a）が，硬性ワイヤーでは直線化可能（b）である

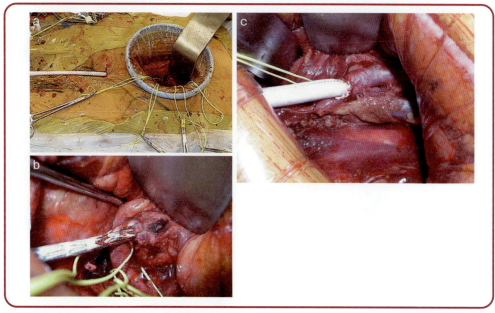

図2　大腿動脈からのアプローチが困難な場合は腸骨動脈からのアプローチに切り替えたり（a，b），人工血管を使用したConduitアプローチ（c）に切り替える．

Ⅲ. 各論❷：Critical Case Simulation & Checklist

トに引っかかったりするため得策ではない．
○ またデバイスのサイズ表記は外径表示，内径表示の場合があり，メーカー呈示の○Frではなく，外径○mmとして覚えておくべきである．どのデバイスを使用しているかを考え，状況によってデバイスを交換するだけで挿入可能なこともある．今後はさらに細径化デバイスも登場するため，アクセス不良には使用が推奨される．

③アクセストラブルはその場で解決すべきである
○ アクセストラブルで最も多いものは解離である．解離は大口径のシースを挿入した場合や，アクセス不良の場合に起こりやすい．挿入している際はわからないことが多く，抜去する際に解離がわかることがほとんどである（図3）．そのためシースを抜去する際は必ず造影で確認するべきである．解離がわかりにくい場合は血管内超音波（IVUS）の使用も考慮する．アクセス解離は術中にはflow-limitingでない状況でも当日夜に血行障害となることがあり，その場で解決しておくべきである．
○ また，デリバリーシースの抜去中に急激な血圧低下をきたしたらアクセス破裂を疑う．挿入時に抵抗があった場合はアクセス破裂を念頭に置き，麻酔科への声かけ，オクルージョンバルーンの用意を行ったのちに抜去する．破裂した場合は時間的余裕はないが，まず造影にて破裂部位を確認する（図4a）．その後，その中枢をバルーンで閉塞することで止血

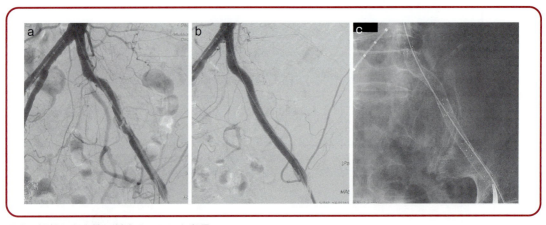

図3　解離した血管に対するステント留置

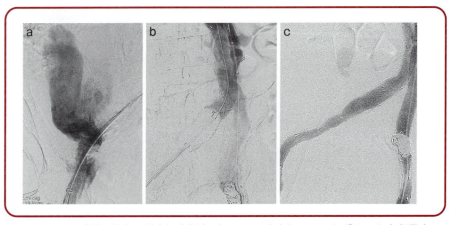

図4　アクセス破裂の場合は即座に中枢をバルーンで止血しステントグラフトを留置する

1. 典型的状況と対処：何を想定し，何をチェックし，どう対処するか？

を図る（図4b）．バルーンオクルージョン後に早急にステントグラフトで破裂部位を塞ぐことが重要である．血行動態に余裕がない場合は腸骨動脈にバルーンを挿入し止血を行ったあと，ステントグラフト留置前にオクルージョンバルーンを対側に移して遮断し直したあとにステントグラフトを留置する（図4c）．造影で漏れがないことを確認し，バイタルが安定しているかを確認する．完全に止血が得られない場合は外科的修復も考慮する．このように術中破裂の場合はステントグラフトを挿入することが最も早い対処可能な手段であるため，アクセスに不安がある場合はあらかじめデバイスを余分にオーダーしておくことも重要である．またワイヤーがあれば不測の際にオクルージョンバルーンやデバイスを挿入できるため，ワイヤーは最後まで抜かないことが重要である．

○アクセストラブル解決における最も重要なことは最後までワイヤーを抜かないことである．

④腹部分枝閉塞の対処方法の実際

○分枝閉塞はステントグラフト挿入時の合併症のひとつであり，閉塞分枝によって対処が異なる．

○腹部分枝では腎動脈カバーが最も遭遇する．ワイヤーを腎動脈に挿入しステントを留置することでレスキュー可能であるが，挿入には大腿動脈アプローチと上腕動脈アプローチがある．通常はガイディングシースを挿入し，グラフトを押し下げるようにステントを留置する．また大腿動脈からのワイヤーを対側へ挿入しpull-throughとしたのちに体外からワイヤーを引くことでグラフト全体を引き下げる方法もある．この方法も有効であるが，血栓が豊富な血管では末梢塞栓を起こす原因となり注意しなければならない（EVARで腎動脈をカバーした場合の頁参照）．

○SMAは非常に重要な血管であり，カバーした場合は腸管虚血が進むため，即座に再建が必要となる．ワイヤー挿入のスペースがあれば血管内治療で対処可能である．腎動脈同様に大腿動脈からのアプローチが困難な場合は上腕動脈からのアプローチに切り替える．いずれも困難な場合は開腹を躊躇せず行い，SMA末梢から逆行性にシースを挿入する．

○腹腔動脈は胃十二指腸動脈などの側副血行路より還流が得られる場合は閉塞を解除する必要はないが，まれな合併症で胆嚢動脈の血流低下による胆嚢壊死を起こすこともあるため，術後の肝胆道系酵素の推移を確認する．肝血流不足が疑われる場合はバイパスを考慮する．

⑤頸部分枝閉塞の対処方法と実際

○左SCAカバーは前述にあるとおり，左内胸動脈バイパス，ブラッドアクセス，椎骨動脈の左右の交通がない場合に再建が必要となる．上肢の間欠性の倦怠感や痺れなどの症状が重度の場合もバイパスを行うことがあるが，多くは急ぐ必要はなく，術後の状況で判断しても問題ない．その際は左上腕のシースから動脈圧を測定すると判断の一助となる．

○左CCAは術中に再建を行うべきであるが，慌てる必要はなく左頸動脈を露出して中枢側へワイヤーを挿入し，ステントを留置する．腹部分枝同様にシースをステントグラフトエッジを超えて大動脈内まで挿入したのちにステントを挿入する．頸動脈の露出の際は迷走神経の損傷に気をつけなければならない．ワイヤーを挿入することができればステントを挿入することが可能であるが，ワイヤーが挿入できない場合はバイパス術を考慮する．こうした操作を行うためにも頸動脈付近のステントグラフト術の場合は頸部まで消毒し，ドレープをかけておくことが重要である．また，術中には近赤外線モニター（INVOSなど）を使用しておくと簡便で有用である．なお，in-situ fenestration，RIBS（Retrograde in-situ stent graft）はステントグラフト治療に熟達しており，倫理委員会の承認を得た場合に限り行ってもよいが，通常は適応外である．

165

Ⅲ. 各論❷：Critical Case Simulation & Checklist

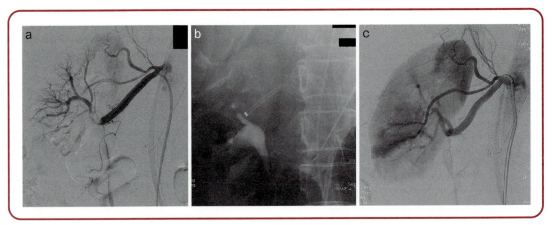

図5　腎動脈の末梢塞栓に対する吸引療法

- ○BCAをカバーすることは通常のステントグラフトではないが，開窓型ステントグラフトや頸動脈バイパス後のステントグラフト術では起こりうる．この場合の対処は左CCAの対処と同様である．
- ⑥**塞栓症の対処方法の実際**
    - ○塞栓症は血管内治療において重要な合併症のひとつである．多くはカテーテル操作などの医原性に生じることがあり，注意深く観察する必要がある．特にshaggy aortaなどの血栓に富んだ血管に対する治療では塞栓症のリスクが増大するため注意すべきである．
    - ○塞栓症はいたる部位に生じるが，大きな血栓や異物の場合は吸引やスネアカテーテルで回収可能であるが（図5），shower emboliなどでは対処不可能である．
    - ○コレステリン塞栓症は術後好酸球の上昇などが診断補助になるが確定診断には皮膚生検が必要である．また，blue toe syndromeがあった場合には腹部分枝などの他部位の塞栓症の可能性もあるため，場合により造影で確認する必要がある．

文献
1) 大木隆生：胸部大動脈瘤 ステントグラフト内挿術の実際，医学書院，2009
2) 大木隆生：腹部大動脈瘤 ステントグラフト内挿術の実際，医学書院，2010
3) 古森公浩：腹部大動脈瘤ステントグラフト内挿術，南山堂，2011

2. 若手外科医が実際に経験した事例・対処・転帰

2. 若手外科医が実際に経験した事例・対処・転帰

A. 日本心臓血管外科学会 U-40 より【共通】

❶ 胸骨正中切開時に innominate vein が完全離断

1）このトラブルから学べるポイント
- 胸骨正中切開の方法
- innominate vein 損傷時の修復方法

2）症例
　重度骨粗鬆症の 80 歳女性．severe TR（tricuspid regurgitation）の診断で，TVR（tricuspid valve replacement）施行予定．

　胸骨切痕から 2 横指下より剣状突起まで皮膚切開を置いた．皮下を剝離．胸骨裏面の剝離に関しては，剣状突起側と胸骨切痕側ともに胸骨下に示指が第 2 関節以上入る程度の剝離を目指した．しかし，胸骨切痕側の胸骨裏には示指が第 1 関節までも入らないものの，十分剝離されたと思い，胸骨の正中を同定した．麻酔科医師に呼吸停止を指示し，sternal saw を剣状突起から上に切り上げる形でセットし，胸骨正中切開を行った．骨粗鬆症のためか，通常の開胸とは異なり，ほとんど抵抗がなく進んだ．また，sternal saw をかなり奥に深く入れた形で上に切り上げた．途中多少の saw の引っかかりがあったが，胸骨切開はされた．直後に，胸骨の隙間から赤黒い血液が噴出してきた．

　一体何が起こったのか．

3）その後の対処
　開胸器をかけて，出血源を探した．心膜の中心部も一部切開されており，暗赤色の出血であったが，右房や右室に損傷なかった．胸骨上方からの出血であり，心膜や胸腺も一部切断されていることから，innominate vein の損傷を考えた．innominate vein は断端が不整に，ほぼ完全に左右に離断されており，このままでは端端吻合で修復することは困難であった．助手にセルセーバーで吸引してもらいながら，innominate vein は静脈で低圧系であるため，厚手のガーゼを四つ折りにして置き，その上から手掌を押し当てて圧迫したところ，ある程度出血はコントロールできた．そのまま指導医が圧迫止血をした状態で，第 2 助手は経験豊富な専門医であったため，第 2 助手に人工心肺確立を依頼した．右大腿動脈を露出後，全身へヘパリン化し，右大腿動脈送血，右房脱血で人工心肺を回した．

　innominate vein を縫合するために，出血点を圧迫しながら，断端は縫合するためのトリミングができる程度まで剝離した．さらに両側の innominate vein とも，そのさらに遠位 2 cm 弱をテーピングができる程度剝離し，静脈を損傷しないように直角を下に通してシリコンテープでテーピングし，ターニケットをかけ，静脈を損傷しないが視野確保ができる程度の止血が得られる力でターニケットを締めた．両側断端のトリミングは，縫合ができる必要最小限とし，縫

Ⅲ. 各論❷：Critical Case Simulation & Checklist

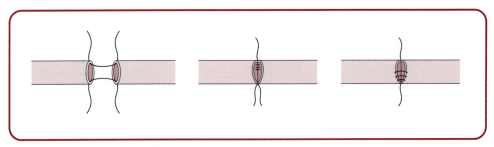

図1 innominate vein の修復方法
5-0 プロリーンの2点支持で修復.

合する際はまわりの結合組織を利用して補強できるように縫合することとした．しかし，この時点で断端が縫合できない程度まで損傷していた場合には，止むを得ず両側の innominate vein を結紮せざるを得ない．

　innominate vein の修復は，5-0 プロリーンを使用し，2点支持で行った（図1）．裏面は内腔から吻合すること，2点支持で吻合することで，いずれも無理な力が静脈にかかり，さらなる損傷を助長しないようにした．静脈は裂けやすいため，bite も pitch も大きくとり，等間隔になるようにする必要がある．吻合後の出血に関しては，静脈は追加針で容易に裂ける可能性があるため，なるべく追加針をせずに，低圧系であるため圧迫止血を基本とした．前面は止血薬と圧迫で，裏面は再度観察することで損傷する懸念があるため，無理に観察をしようとせずに圧迫することで，止血する．

　麻酔科医と連携し，輸血を用意しつつ回収血の使用と，膠質液や晶質液の適切な補液で血圧低下は一時的なものに抑えられ，徐脈などの大きな血行動態の変化は回避することができた．そのため，innominate vein を修復したのち，手術を続行した．

4）トラブル回避ポイント

　胸骨正中切開時は，sternal saw に力を入れ過ぎずに，いつでも sternal saw を止められる姿勢で，ゆっくり施行することが大事である．sternal saw 自体では軟部組織は切れないため，胸骨下の組織を損傷するとすれば，saw で軟部組織を引っかけたまま進みちぎれてしまった可能性が高い．したがって，正中が切れずに横に行って肋骨を切離しまうことや，今回のように胸骨下の組織を巻き込んだまま進んでしまうことがないように，ある程度 sternal saw を天井方向に引き上げて，少しの抵抗に敏感になりながら，ブレーキをかける持ち方で胸骨正中切開を施行すべきである．この際，行ったり戻ったり少しずつ修正しながら，sternal saw を進めることで，大幅なズレを回避する方法もある．

　また，胸骨切痕側の胸骨裏面の剝離を十分に行ったうえで，胸骨切痕側から sternal saw を挿入し，上から下に向かって切る方法では，innominate vein を含む頸部周辺の組織の損傷を防ぐことができる．この方法であれば，sternal saw を天井方向に向けやすく，抵抗がある際も止めやすい．

5）反省点

　胸骨正中切開時，胸骨下の組織や心臓に細心の注意を払うのは当然であるが，それを手技に活かせていない．

2. 若手外科医が実際に経験した事例・対処・転帰

まず，胸骨切痕側の剥離が不十分であった．また，経験のある助手が，胸骨切痕側と剣状突起側の胸骨裏面の剥離状態を確認する必要があった．さらに，sternal saw にブレーキをかけられる安定した持ち方をしておらず，sternal saw の進行をコントロールできていない．sternal saw は天井に引き上げながら進め，抵抗を感じた際にはしっかりと止める必要があった．

今回，高齢女性であること，さらに術前 CT で椎体の透過性が高く，圧迫骨折の箇所があることからも，骨粗鬆症により sternal saw が予想以上に進みやすい状態であり，通常より慎重に操作する必要があった．また，severe TR 症例であり，術前 CT では，右心房と右心室が拡大し，心臓と胸骨の間にスペースがなく，心膜および心膜上の innominate vein も胸骨に押しつけられている所見も認めていたことからも，胸骨裏面の剥離や正中切開時の操作を慎重にする必要性を予想し，sternal saw で切り上げる方向を変更するなど工夫すべきであった．

169

Ⅲ. 各論❷：Critical Case Simulation & Checklist

❷ 再胸骨正中切開時に oscillating saw で大動脈ホモグラフトを損傷し大出血した

1）このトラブルから学べるポイント
- ●再開胸症例における出血制御困難時の対応
- ●緊急時の左室ベントカテーテル挿入方法と挿入困難時の対応

2）症例
　Marfan 症候群の 50 歳代女性．14 年前に Stanford B 型急性大動脈解離に対して保存的加療，7 年前に Stanford A 型急性大動脈解離に対して大動脈基部置換術＋全弓部大動脈置換術＋冠動脈バイパス術，その翌年に大動脈基部膿瘍および感染性仮性動脈瘤に対して大動脈ホモグラフトを用いた大動脈基部置換術，1 年半前には胸腹部解離性大動脈瘤に対して胸腹部大動脈置換術を受けた．今回は，フォローアップの造影 CT 検査で，大動脈基部〜上行大動脈の背側に存在する仮性動脈瘤の増大傾向を認め，再々胸骨正中切開で上行大動脈置換術を行う方針としていた．

　体外循環をいつでも開始できるよう右大腿動静脈はあらかじめ確保しておき，再々胸骨正中切開を行ったあとに，上大静脈に脱血管を追加して full flow を得る方針としていた．体外循環を開始せずに再々胸骨正中切開を行えたほうが，ヘパリン投与が不要であり癒着剥離時に出血を最小限に抑えられると考えた．

　左室ベントカテーテルについては，術前 CT で既往の左開胸操作による第 5 肋間付近の胸壁と左肺の癒着を認め，左小開胸による心尖部アプローチでの挿入は肺損傷のリスクが高いと判断し行わず，再々胸骨正中切開のあとに右上肺静脈より挿入する方針としていた．心筋保護は，上行大動脈を遮断し大動脈基部より初回順行性心筋保護，2 回目以降は左右 Piehler グラフトより順行性心筋保護を継続する方針としていた．

　あらかじめ右鼠径部より大腿動静脈を確保したのちに，oscillating saw を用いて慎重に再々胸骨正中切開を開始した．胸骨ワイヤーを左右に牽引しながら oscillating saw で胸骨を切開し，次いで胸骨を尾側から頭側に向かって少しずつ広げていくと，胸骨中央付近から突然の出血が始まった．用手的に出血コントロールを行うも，むしろ出血点は大きくなり大量出血が制御困難となった．

　いったい何が起こったのか？　さてどうする？

3）先輩医師からのアドバイス
　再々胸骨正中切開時の上行大動脈（ホモグラフト）損傷による制御困難な出血であり，直ちに全身ヘパリン化して大腿動静脈による体外循環を開始する．ACT が十分延長するまでは可能な範囲で用手的に出血を制御し，セルセーバーで血液を回収する．ACT の延長を確認したら，速やかにポンプサッカーやドボンおよびベント回路など人工心肺への血液回収に切り替える（図 1）．この際，可能な限り太い送脱血管を選択すること，また術野から溢れた血液を腸べラや膿盆などを用いて回収し囲い血液損失を最小限にすることも循環血液量および人工心肺流量維持の点から重要である．血液損失が多く流量維持困難な場合は麻酔科と連携して血液製剤を投与する．

　人工心肺へ血液回収し体外循環の流量を維持しながら，循環停止可能な体温まで冷却を行う．目標冷却温度は，癒着の程度や吻合時間にもよるが安全のため 20℃ 以下が望ましい．

　冷却の過程で心室細動・心静止となるので，左室ベントカテーテルを挿入していない場合は，

170

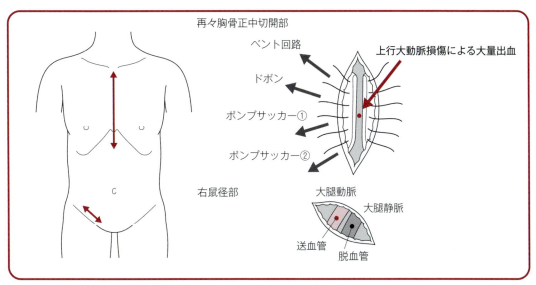

図1 再々胸骨正中切開時に大動脈損傷をきたした場合の人工心肺

経食道心エコーで左室サイズを観察し，左室の過伸展を予防する必要がある．左室の拡大傾向を認めた場合には，左第5肋間前側方開胸による心尖部アプローチで左室ベントカテーテルを挿入する必要がある．心尖部アプローチが困難な症例では，右開胸で右上肺静脈にアプローチし左心系ベントを挿入するか，左第3・4肋間前側方開胸で左心耳からの左心系ベントまたは肺動脈からの右心系ベント挿入を考慮する．本症例のように，左開胸の既往により胸壁と肺の癒着が認められ，左室ベントカテーテル挿入困難な場合には，体外からの左右胸壁の用手圧迫が，左室減圧に有効な場合がある．

4) トラブル回避ポイント

術前CTで，胸骨・上行大動脈や心臓・左肺の位置関係をあらかじめ評価しておくことが極めて重要である．

術前評価で，胸骨裏と右心室や静脈系が接している場合はあらかじめ体外循環を確立することで減圧され大量出血を回避しうる．一方，胸骨裏と上行大動脈や左心系が接している場合には，体外循環を確立しても減圧されず大量出血の予防は困難であるため，あらかじめ低体温下に循環停止としてから開胸操作を行うことも考慮に入れるべきである．また，胸骨正中切開を行う前に右小開胸下で，上行大動脈と胸骨の剝離を行っておくと，大動脈損傷を回避でき循環停止にいたらずに済むことがある．

再開胸操作において制御困難な出血が起こった場合，脳保護および心保護を最優先に考え，速やかに体外循環を確立し，体温冷却を開始すべきである．

緊急時の左室減圧のために，左第5肋間前側方開胸の心尖部アプローチによる左心系ベント，右第3・4肋間前側方開胸の右上肺静脈アプローチによる左心系ベント，左第3・4肋間前側方開胸の左心耳アプローチによる左心系ベントまたは肺動脈アプローチによる右心系ベントなどの挿入方法を習熟する必要がある．また，左開胸による左房または肺動脈のアプローチ方法も知っておく必要がある．

ホモグラフトは，感染に強いとされる一方で通常の人工血管に比べ耐久性に劣ることが知ら

Ⅲ．各論❷：Critical Case Simulation & Checklist

れている．そのため，本症例のようにホモグラフトを用いた手術の既往がある場合，再開胸操作においては，十分慎重な術前戦略を立てるべきである．

5）反省点

　再々胸骨正中切開において，より安全な術前戦略を計画すべきであった．

　制御困難な出血が起きた場合は，慌てず迅速に体外循環の確立し，体温を冷却して循環停止に移行するよう対応する．

2. 若手外科医が実際に経験した事例・対処・転帰

❸ 上行大動脈へ送血管を入れたら解離した

1) このトラブルから学べるポイント
- ●上行大動脈の送血管挿入方法
- ●送血管挿入後に生じた大動脈解離の修復方法

2) 症例
　72歳女性. 重度の大動脈弁閉鎖不全の診断にて生体弁による大動脈弁置換術が予定された.
　手術は全身麻酔下に胸骨正中切開を行った. 人工心肺回路の準備をし, ヘパリンを投与. 上行大動脈にタバコ縫合を行い, 送血管挿入の準備を行った. 送血管はフランジ付きのものを採用した.
　術者は, 以前タバコ縫合が大き過ぎて固定が送血管の羽にかからない経験をしたことがある. また, 切開線もタバコ縫合に合わせて大きくなり送血管の脇からの出血で手術を中断せざる得ない経験もした. その際は先輩医師にタバコ縫合を追加してもらい, 再度固定を行うことで出血をコントロールできた. 今回は大動脈切開線が大き過ぎないよう注意して行った. この症例では, 送血管とほぼ同じ大きさにタバコ縫合を行えた. 先週, 同僚外科医が大動脈壁をメスで切開する際タバコ縫合の糸を切ってしまったのを思い出し, 今回はやや小さめに切開を行った.
　切開直後, 送血管のチップの挿入を試みたが, チップに比べ切開線が小さく抵抗があった. しかし, 送血管の脇からの出血が続くため, 慌てて再度押し込み, 挿入した. 送血管の逆血を確認したあと, 直ちに脱血管の挿入を行い体外循環を開始した. 人工心肺担当の臨床工学技士から「送血管側の圧が高く, 十分に送血できない」との指摘があった. 術野を再度確認すると上行大動脈がやや赤黒く変色している.
　いったい, 何が起こったのか, さてどうする?

3) 先輩医師からのアドバイス
　直ちに体外循環を停止し, 経食道エコーまたは術野エコーで上行大動脈にフラップがないか確認を行う.
　送血管を無理に挿入したことによる上行大動脈の解離である. 送血管先端は操作でつくられた偽腔に位置している可能性が高く, 送血を継続すれば, 偽腔の拡大やmalperfusionを引き起こす. よって, 解離の発生を疑った時点でいったん送血を中断する. 必ず送血を開始する前に送血回路の拍動を確認する. 拍動の確認ができなければ, 送血管先端が真腔に入ってない可能性がある.
　続いて, 別の送血路を確保し, 再度体外循環と冷却を開始する. 送血路は一般に大腿動脈が選択されるが, 術前検査で下行大動脈のshaggy aortaなど性状不良が指摘されている場合や解離が及んでいる場合は腋窩動脈など他の送血路を選択する.
　頸部分枝の解離の有無など解離偽腔の範囲・malperfusionの有無を経食道エコーで確認したあと, 予定していた手技とともに上行大動脈置換を行う. 偽腔の範囲によっては弓部置換など頸部分枝の再建を含んだ手技を行う. その場合は冷却中に選択的脳灌流の回路を準備する. 脳保護は普段から慣れている方法を選択するほうが, さらなるトラブルの回避のためにはよい. 予定術式と異なる体外循環の準備を短時間で行うので日頃よりこのような事態を想定したスタッフ間の連携が必要である.

Ⅲ. 各論❷：Critical Case Simulation & Checklist

4) トラブル回避ポイント

上行大動脈への送血管挿入はできるだけ石灰化やプラークの存在しない健常な部位を選択することが肝要である．事前に術前 CT で上行大動脈の性状を確認し，挿入部位を予定する．術前 CT で健常部位が乏しい場合は腋窩動脈など他の送血路を検討する．術中は，血管の触知および術野エコーによる確認を行い，石灰化やプラークがないことを確認し，タバコ縫合を開始すると安全である．

送血管挿入時のトラブルとして，送血管の先端に脂肪などの周囲組織，外膜を巻き込んでしまうことがある．回避するためにタバコ縫合の前に電気メス，メッツェンなどで十分に周囲組織の除去を行う．タバコ縫合を行ったあと，タバコのなかの外膜の除去を行う．その際，損傷しないよう注意する．

タバコ縫合を行う際は送血管先端の幅を直前に確認しの大きさをイメージする．挿入予定部位に一度送血管を当てチップの幅を直接確認しておくとイメージしやすい．

メスでの切開の際，血圧が十分に低下（理想的には 100 mmHg 以下）したころを確認し，操作を開始する．一般にはスピッツメス（11 番）が使用される．刺入する深度によって切開の幅が変わるため，予定している切開の幅を得るためにはどのくらいの深度まで刺入を行う必要があるか確認をしておく．目安としてはメスの半分の深さまで刺入する．または，各施設で使用するチップの幅とメスの幅を事前に比べて確認しておくとイメージしやすい．メスの先端は細くなっているため，大動脈壁が厚い場合は，外膜に比べ内膜の切開の幅は小さくなる．メスの刺入後，最後にメスを傾け，内膜の幅を得るとの方法もあるが，刺入後のメスの操作には大動脈壁損傷の可能性もあり注意が必要である．送血管挿入時に外膜を通過しても内膜の切開の幅が十分でないと，送血管先端で内膜を押し解離を引き起こすため，切開が小さ過ぎてはいけない．縦切開は横切開に比べ偽腔へ血流が流入しにくいので解離が発生しにくいとの意見もあるが，エビデンスはなく実際にはどちらも一般に行われている．

挿入時に抵抗を感じた場合は無理に手技を継続しないことが肝要である．指で出血をコントロールしながら，いったん送血管を抜き，指と大動脈壁の間からモスキート鉗子（曲）の先端を切開線に挿入，愛護的に左右に動かし切開線を広げると送血管の挿入が可能となることがある．この際，鉗子を開くと大動脈を損傷するため，避けるべきである．これらの手技によっても抵抗を感じる場合はタバコ縫合をいったん結紮し，新たな部位での挿入を行う．

5) 反省点

切開が小さく，送血管挿入時に抵抗を感じたにもかかわらず，手技を継続し無理な挿入を行ってしまった点．挿入後，送血管への逆血の確認・特に拍動の確認が不十分であった点．この症例では術者は拍動を確認したが，微弱であったと記憶している．実際に拍動が確認できたとしてもモニターに表示された血圧に比べ微弱であると感じた際は，送血を開始する前に確認することが肝要である．

2. 若手外科医が実際に経験した事例・対処・転帰

❹ 上大静脈のテーピングの際，右肺動脈壁を損傷した

1）このトラブルから学べるポイント

●SVC テーピング時の剝離手技の注意点，および損傷時の修復方法

2）症例

70歳代女性．僧帽弁閉鎖不全症，三尖弁閉鎖不全症に対して僧帽弁形成術＋三尖弁輪形成術を予定した．

胸部正中切開にてアプローチし，心膜を吊り上げて全身をヘパリン化，送脱血管のカニュレーションも無事に完了し，人工心肺を開始した．当院では人工心肺開始後に上大静脈（SVC）と下大静脈（IVC）にテーピングをするのが通常の手順なので，まず SVC テーピングのための剝離を始めた．剝離鉗子を用いて SVC の左右から背側を剝離し，直角鉗子に持ち替えて SVC の裏側を右側から左側に鉗子を通そうとしたところ，剝離が不十分だったのかやや抵抗があった．しかし，薄い膜状のものであろうと判断して鉗子を強く押したところ，大量の暗赤色の血液が噴き出してきた．

どう対処すればよいか？

3）先輩医師からのアドバイス

SVC テーピングの際に鉗子で損傷しうるのは，右肺動脈（RPA）と SVC である．すでに人工心肺を開始しているので，安心して鑷子や鉗子などで SVC を引き上げてよい．これにより，SVC の後壁を損傷したのか，RPA 前壁を損傷したのかわかる．出血点を同定したら，周囲を十分剝離して同部を 5-0 プロリーンで閉鎖する．U 字でも Z 字でも構わない．場合によっては over and over の continuous suture が必要．薄い血管壁を引き裂かないよう慎重に運針する．狭窄をつくらないように気をつける．

4）トラブル回避ポイント

SVC のテーピングの際には，鉗子で SVC 後壁または RPA 前壁を損傷する危険がある．鉗子で SVC と RPA の間を愛護的に広く剝離して，鉗子先端の一点で「押し通す」操作は避ける．SVC の左右両側から膜を丁寧に切開しつつ愛護的に剝離することが重要である．最後に鉗子を通すときもテープを引き抜くときも，抵抗のない状態での鉗子操作を心がけるべきである．

5）反省点

SVC の裏に鉗子を通してテープを受け取って鉗子を引き抜く操作（図1）では，強引に鉗子を押して RPA（本症例）や SVC（図2）に穴をあけてしまうことや，テープといっしょに SVC 後壁や RPA 前壁を把持した状態で鉗子を強引に引き抜こうとして SVC 後壁（図3）や RPA 前壁（図4）を損傷することがある．体外循環開始前に損傷した場合は，①指やツッペルなどで出血を可及的に制御する．②速やかに体外循環を開始する．③鉗子や鑷子などを用いて SVC をそっと引き上げて出血点を同定する（図5）．④4-0 から 6-0 のプロリーンで縫合する．この際，亀裂部の組織が脆弱なときには，自己心膜などをプレジェットに用いる．

175

III. 各論❷：Critical Case Simulation & Checklist

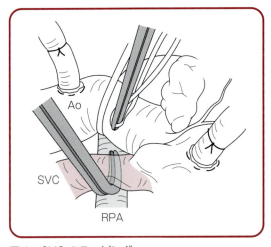

図1　SVC のテーピング

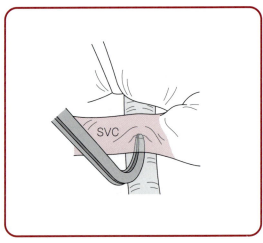

図2　鉗子による SVC の損傷①

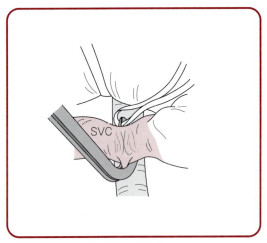

図3　鉗子による SVC の損傷②

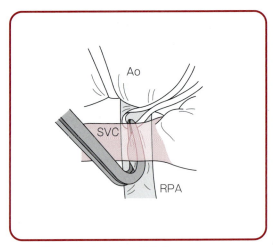

図4　鉗子による RPA の損傷①

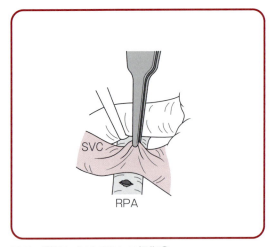

図5　鉗子による RPA の損傷②

❺ 下大静脈の脱血管を抜いたら右房が裂けた

1）このトラブルから学べるポイント
- IVC を損傷した際の修復方法および脱血管挿入箇所を止血するときの注意点

2）症例
　79 歳女性．突然の胸背部痛で急性 A 型大動脈解離と診断され，緊急手術になった．

　胸骨正中切開で，上行大動脈送血（肺動脈側より Seldinger 法で挿入），SVC/IVC 2 本脱血，左房左室ベントで人工心肺を確立した．咽頭温 23℃ まで冷却し，大動脈を遮断せずに循環停止とし上行大動脈を切開した．解離のエントリーを上行大動脈に認めた．

　循環停止と同時に心筋保護液を逆行性に注入し，心停止を得た．末梢側は腕頭動脈分岐部手前で大動脈を離断し，二重フェルトで断端を補強して 26 mm 人工血管と 4-0 SH 針で連続吻合した．

　人工血管分枝から送血を再開したあと，中枢側も同様に ST junction 直上で大動脈を離断後に二重フェルトで補強し，4-0 SH 針にて人工血管と中枢側を連続吻合した．選択的順行性心筋保護を併用し，心停止は良好であった．

　エア抜きし遮断解除すると自然と自己脈が再開し，人工心肺からの離脱は問題なかった．左房左室ベントを抜去し，次に IVC 脱血管を抜去・結紮した．

　タバコ縫合の針穴から出血を認めたので，プレジェットを用いて追加針をかけたが出血の勢いが減らなかった．人工心肺離脱後にボリュームが多く入ってしまい CVP が 20 mmHg 台前半と高く，右房壁が針糸で裂けやすい状態だった．さらに追加針をかける前に IVC 周囲を剝離しようとすると IVC 前面が裂けて大出血した．とりあえず手で押さえてポンプサッカーで吸引しているが，出血が多く損傷部位がみえない（図 1）．

　さて，どうすればよいか？

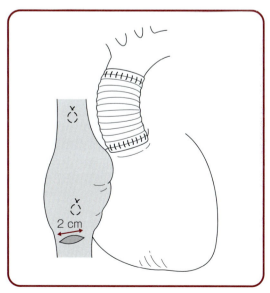

図 1　IVC 前面の損傷

Ⅲ. 各論❷：Critical Case Simulation & Checklist

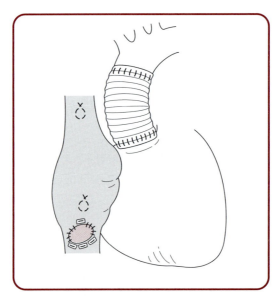

図2　自己心膜パッチによる修復

3）先輩医師からのアドバイス

　出血で視野が確保できない状態で脆弱な組織に運針するのは危険である．右房または大腿静脈から脱血管を追加し，IVCの損傷部を観察する．必ずしも循環停止は必要ない．

　脆弱なIVC壁を直接閉鎖しようとすると再度裂けて出血がコントロールできなくなる危険が高い．

　損傷箇所に自己心膜パッチを4-0ポリプロピレンのプレジェット付き数針の結節縫合で固定し，結節縫合の間を連続縫合にて縫い閉じると安全である（図2）．

　IVC脱血管挿入部からの出血箇所も循環停止中に自己心膜パッチを4-0ポリプロピレン連続吻合で固定して止血しておくと安全である．

4）トラブル回避ポイント

　IVCの脱血管を抜去・結紮するときは，CVPが高くないことを確認する．
　IVC周囲の剥離は必要ない．
　IVCを損傷した場合，心膜パッチを使用して修復する．必ずしも循環停止は必要ない．

5）反省点

　CVPが高い状態で脱血管を抜去・結紮し，IVC脱血管のタバコ縫合の針穴からの出血に対して追加針をかけたこと．IVC周囲を剥離してしまったこと．

2. 若手外科医が実際に経験した事例・対処・転帰

❻ 右上肺静脈から挿入したベントカテーテルが左室を穿孔していた

1) このトラブルから学べるポイント
- ●左室ベントカテーテルの挿入方法
- ●左室損傷時の修復方法

2) 症例

70歳男性. 大動脈弁閉鎖不全症の診断で生体弁による大動脈弁置換術が予定された. 手術は胸骨正中切開, 上行大動脈送血, 右房1本脱血で人工心肺を開始した.

術前の手術予定では, 右上肺静脈から左室ベントカテーテルを挿入し, 吸引しながら大動脈遮断をしたあと, 逆行性心筋保護液を注入し大動脈切開を行い, 大動脈基部展開後に選択的に順行性心筋保護液を追加する予定としていた.

実際の手術では, 大動脈遮断し逆行性心筋保護液の注入を始めたところ左室が緊満してきたため, 左室ベントカテーテルを入れ忘れていた ことに気づいた. 慌てて右上肺静脈から左室ベントカテーテルを押し込んだ. ベントカテーテルで吸引を開始しつつ, 大動脈切開を行い, その後は選択的に順行性心筋保護液を追加し心停止を得た. 大動脈弁尖を切除し, 23mm生体弁をsupra-annular positionに縫着した. 途中左室から大動脈へ溢れてくる血液が多かったが, ベントカテーテルを少し引き抜くことで, 十分に吸引ができ視野がよくなった.

大動脈切開を閉鎖し, 上行大動脈にルートカニューレを立ててhot shotを注入したあと, 大動脈遮断解除した. 程なく自己心拍が出現したため人工心肺のweaningを行い, 心腔内のエア抜きができていることを確認し, 左室ベントカテーテルを抜去し人工心肺を終了した. 大動脈遮断解除後から心嚢内の血液貯留が多く止血を確認したところ, 大動脈切開線からの出血はなかった. 左室からの出血のようであった.

いったい何が起こったのか? さてどうする?

3) 先輩医師からのアドバイス

再度人工心肺をスタートしたあと, 心臓を脱転して出血点の確認を行う. 左室からの出血の場合, 脂肪や血腫により損傷部位がはっきりしない場合でも, 左室内容量をある程度保ち自己心拍を残しておくことで, 出血が拍動性にみられるため同定しやすい

本症例は左室ベントカテーテルで左室壁を貫通・損傷したことによる出血であった. 損傷部位は左室側壁にみられ, 再度心停止としたあと, プレジェット付3-0ポリプロピレン糸のマットレス縫合にて修復した

左室損傷のサイズに応じて, プレジェットあるいは帯状フェルトを用いて2-0あるいは3-0ポリプロピレン糸のマットレス縫合にて修復する. 帯状フェルトを用いて幅広く修復した場合は, その上に連続縫合を追加してもよい. この際には冠動脈分枝を損傷しないように注意する. やむなく冠動脈を縫い込んでしまう場合は, 末梢側へのバイパスも考慮する

ベントカテーテルによる損傷の場合は, 梗塞心筋のように脆弱にはなっていないため, 糸かけで心筋が崩れる可能性は低い. しかし修復を心拍動下に行った場合, 拍動で糸による心筋のcuttingを起こす場合があるため, 心停止下に行うほうが安全である. 心停止を行わない際には, 十分に左室を減圧した状態で結紮することが大切である. 修復部の上からfibrin glue(ベリプラストP®)やシート状止血薬(TachoSil®)を貼付することもある. また, 心機能や心停止時間, 損

Ⅲ. 各論❷：Critical Case Simulation & Checklist

傷の程度によっては，左室減圧のために IABP を用いることも考える.

4) トラブル回避ポイント

　右上肺静脈からの左室ベントの挿入は，大動脈遮断前および遮断後のいずれでも行う．遮断後に挿入する場合は，空気塞栓を確実に防ぐことができるが，心筋保護液注入後のやわらかくなった左室では抵抗がわかりにくく左室穿孔をする危険がある．遮断前に挿入する場合は，換気を止め，脱血を抑えて心臓に血液を戻した状態で挿入することで空気塞栓を予防する

　あらかじめスタイレットを曲げておいたベントカテーテルを右肺静脈から左房内へ挿入し，ベントカテーテル先端を心尖部方向へ向けてゆっくりと無理な力を加えないようにして僧帽弁口から左室へ進める．ベントカテーテルの弯曲が弱いと，左房後壁に突っかかり，進まない場合がある．心後面へ手を置き，左房内のベントカテーテル先端を触れながら僧帽弁方向へ誘導し左室へ挿入することもある．ベントカテーテル先端は左室へ入ると左手で触れなくなる．遮断前や心拍動がある状態での挿入では，ベントカテーテル内の液面が勢いよく動くことで，左室に入ったことがわかる．VPC の連発もひとつの参考になる．入りにくく何度かトライする場合は，切開部からの空気の吸い込みをしないように注意する

　右上肺静脈から左室へベントカテーテルを挿入する場合，本症例のような左室損傷の他に，左肺静脈への迷入や左心耳の損傷などのリスクがある．いずれも，ベントカテーテル先端の位置やベントカテーテル内の液面の動き，挿入の際の抵抗などに注意を払うことで回避できることが多い．ただし高齢者では抵抗がないまま左室穿孔を生じる場合もあるため，一定の深さ以上は抵抗がなくても挿入しないことが重要である．成人用の場合ベントカテーテルに記された 1 本線のマーカー部位まで挿入すれば，通常の症例では十分である

　その他のベント挿入部としては，左室心尖部，肺動脈などがあげられる．左室心尖部ベントの場合，挿入部位の決定の際に冠動脈分枝の走行や，僧帽弁弁尖を貫通させて損傷させないよう注意する．実際に心室中隔へ迷入させたり，僧帽弁前尖を貫通させたりという報告もある．また肺動脈ベントの場合は，肺動脈壁は非常に薄く脆弱なため，裂けないように注意する必要がある．多くの手術は左室ベントがなくても左房ベントや肺動脈ベントでも行うことができる．入りにくい場合は無理をせず左房ベントにしておく

　なお左房や左室内に血栓や腫瘍があるときは，左室ベントを挿入してはならない．特に，僧帽弁狭窄症や心房細動，巨大左房などの際には左房内血栓ができやすいので，経食道心エコーにて直前に十分確認する

　カテーテル類の挿入忘れを防ぐためには，糸かけや挿入の手順を決めておき常に同じにしておくとよい．また遮断や遮断解除などの際にはカテーテル類の挿入・抜去・接続が問題ないかを確認してから行う習慣をつける

5) 反省点

　ベントカテーテルの挿入の際に慌ててしまい，過度な力をかけてしまったため，ゆっくり確実な操作を心がけるべきであった

　左室ベントが入りにくいときには無理やり挿入しようとせず，大動脈切開後に挿入するなどの，他の方法へ切り替えることも考えるべきであった.

2. 若手外科医が実際に経験した事例・対処・転帰

❼ 人工心肺を開始したあとに人工肺圧が高くなった

1) このトラブルから学べるポイント
● 人工心肺に異常が発生した場合の対応

2) 症例
　49歳男性．慢性大動脈解離に起因する遠位弓部〜胸部下行大動脈瘤（偽腔開存型）．右側臥位，左開胸で部分体外循環下に胸部下行大動脈人工血管置換術を行う術前プランであった．
　左開胸後，中枢側は左鎖骨下動脈末梢，末梢側は横隔膜上で大動脈をテーピングし，ヘパリン300U/kgを投与後，右鼠径を切開し右大腿動静脈ともにSeldinger法で送脱血管を留置し人工心肺回路に接続した．ACT 400秒以上を確認後，ポンプを開始した．開始数分後，上半身の血圧を60mmHg程度に調節し，大動脈遮断を行おうとした矢先，人工心肺操作者から回路内圧上昇のため送血ができないと報告された．詳細を聞くと人工心肺のローラーポンプから異常音が発生しており人工肺手前圧が上昇している状態であった．
　いったい，何が起こったのか，さてどうする？

3) 先輩医師からのアドバイス
　ACTは480秒以上を目標にする．
　人工心肺に接続しているラインが鉗子でクランプされていたり屈曲が生じたりして機械的閉塞が起こっていないかを確認する．
　送血管による動脈解離がないかを経食道エコーや送血管からの血液噴出で確認する．
　人工心肺操作者に回路内圧のどこに異常が生じているのかを確認する．
　この症例では人工肺手前圧の上昇を生じており，人工肺の閉塞が疑われる．
　部分体外循環症例で，自己心拍と自己圧がある程度維持されている状態であるため，バイタルを安定させ人工心肺から離脱する．必要であれば輸血や補液で循環血液量を保つ．人工心肺回路を交換後，手術を再開する．その間に術前検査でPT，APTT，ATⅢなどの凝固異常がないかも確認しておく．
　完全体外循環時に人工肺圧上昇をきたした場合，しばらく待っても圧低下傾向がなければ人工肺閉塞の可能性が高く，離脱可能であれば人工心肺から離脱し，人工肺もしくは回路全体の交換を検討する．離脱不能であれば可能な限り低体温とし，単純循環停止下に速やかに人工肺交換を行う．

4) トラブル回避ポイント
　日常臨床では送血ラインの鉗子による閉塞や屈曲による送血圧上昇をよく経験するため人工心肺症例ではラインの閉塞に注意が必要である．
　ライン閉塞以外で人工心肺回路内圧が上昇する理由として，人工肺内圧上昇が一定頻度（1/40〜239）で起こり，そのなかで人工肺交換が必要な回路内圧上昇はさらにまれ（1/346〜954）といわれている[1]．回路内圧上昇の原因として①抗凝固薬（ヘパリン）の不足や抗凝固薬への抵抗性，②ATⅢ低下，③プライミング液のアルカローシス，④寒冷凝集素などが考えられる．日本心臓血管外科学会のワーキンググループからの報告によると，人工心肺開始時ACTが400秒未満の例が20%あり[2]，抗凝固薬不足もしくは効果不十分が考えられる症例が存在することが指摘さ

181

Ⅲ．各論❷：Critical Case Simulation & Checklist

れている．また，ACTは測定誤差が小さくないため480秒以上を目標にすることが望ましい．ACTが480秒以下の場合は，ヘパリン追加投与や場合によってはATⅢ製剤を投与しACTを再検する．それでもACTが延長しない場合はヘパリンへの抵抗性も考えられ，メシル酸ナファモスタットやアルガトロバン投与も検討が必要である．このように不十分なACT延長の場合，薬剤追加やACT再測定となるため，ヘパリン投与は余裕をもって最低でも人工心肺開始10分前に行うことを心がける．また，人工肺回路内圧上昇は人工心肺開始から10分以内に発生するといわれているが，しばらく時間が経過すると圧が低下する事例も報告されている[1]．ACT 480秒以上で回路内圧上昇を認めた場合は手術の進行を一時止め，いつでも人工心肺から離脱できる状態で回路内圧の推移をみるのも一法である．

　人工肺を目詰まりさせるまれな状態として，プライミング液のアルカローシスによる赤血球の形態変化（エキノサイト）も報告されておりプライミング液のpHには十分な注意が必要である[3]．

　その他に回路内圧異常を生じる原因として送血管挿入に伴う動脈解離に起因する送血圧上昇が考えられる．穿刺法で送血管を留置する場合，透視下で留置するか経食道エコーでガイドワイヤーが下行大動脈にあることを確認後留置するほうが安全である．留置後は送血ラインに接続する前に，血液噴出がしっかりあることも確認すべきである．

　心停止後，大動脈や心腔内が開放された状態で人工肺交換が必要となると重篤な合併症につながることが予想される．この場合は単純循環停止下での速やかな人工肺交換が必要であり，あらかじめ人工心肺回路に人工肺交換用のバイパス回路を組み込んでおくと交換がスムーズである．プライミングの早いpercutaneous cardiopulmonary support（PCPS）に切り替えたあと，人工心肺回路を組み立てなおすのも一法である．

　人工心肺トラブルに遭遇した場合，手術継続可能か否かの判断ができる知識と判断力が心臓血管外科医には必要である．また，トラブル回避のためには，術前凝固関連因子情報をタイムアウトに加えハートチームで共有することや，人工心肺トラブルに対する対処法を普段からチームで共有し，シミュレーションするなどのチームの環境づくりが重要である．

5）反省点

　ACTは480秒以上を目標にする必要があった

　PT，APTT，ATⅢなどの凝固因子関連情報をハートチームで情報共有し手術に臨む必要があった

　人工心肺の仕組み，人工心肺回路の接続，抗凝固について更なる理解が必要であった

　人工心肺トラブル時の自施設の対応について把握しておく必要があった

文献

1) Fisher AR, et al: Normal and abnormal trans-oxygenator pressure gradients during cardiopulmonary bypass. Perfusion **18**: 25-30, 2003
2) 日本心臓血管外科学会人工肺内圧上昇ワーキンググループ：人工心肺を用いた心臓血管外科手術中の人工肺内圧上昇に関する報告書　http://jscvs.umin.ac.jp/news/pdf/jinkouhaisaisyuuhoukoku161020.pdf
3) 日本体外循環技師医学会：医療機器—安全性情報
http://jasect.umin.ac.jp/safety/anzen.alklocis2010.03.01.pdf

2. 若手外科医が実際に経験した事例・対処・転帰

A. 日本心臓血管外科学会 U-40 より【小児】

❽ Fontan 型循環の再手術で癒着剝離中に心房を損傷し空気が心内に混入した

1) このトラブルから学べるポイント
- ●癒着剝離を伴う再手術時の注意点
- ●空気混入時の対処法

2) 症例
　30 歳代男性. 両大血管右室起始症, 肺動脈弁狭窄症, 左室低形成, 僧帽弁 straddling, 心房中隔欠損症, の診断で, 乳児期に左 modified BT シャントを経て, 3 歳時に lateral tunnel 法による TCPC 手術に到達している. 最近になり動悸と易疲労感を自覚するようになった. 精査にて導管拡張と心房粗動, 僧帽弁閉鎖不全症および三尖弁閉鎖不全症を認めた. extracardiac 法による TCPC への conversion（22 mm ePTFE 人工血管）＋僧帽弁形成術＋三尖弁形成術＋右房 MAZE＋ペースメーカー（心筋電極, 季肋部 DDD-RP generator）移植術を予定した.

　手術は前回の術創に沿って胸部再正中切開を置いた. 前回手術時, 心膜は開放のままであったが, 胸骨と心囊の癒着はさほど強くなく, 胸骨の裏面ワイヤーを除去したのち, 銀杏刃型の sternum saw を用いて胸骨を無事に切開できた. 心膜縁を把持し, 電気メスを用いて心囊内の剝離を進める. 上級医の普段の剝離の手順は, ①癒着が比較的軽度なことが多い横隔膜面から剝離層に入り右室を剝離, ②次に右房の剝離, ③上行大動脈の剝離, ④肺動脈などより深部の剝離, と進めるものであった. これにならって右室の剝離は問題なくできた. しかし, 右房壁の癒着が非常に高度であった. 切開縫合ライン付近の癒着を電気メスで剝離しようとし心房壁を損傷し出血した. 糸針をかけて止血を試みたが, 心房が張っていて裂けてしまった. 出血で視野も悪く, 血圧も不安定になってきた. さらに, 経食道エコーを施行中の麻酔科医から, 心房内に空気が混入しているようだと指摘された.

　まず, 何をすべきか?

3) 先輩医師からのアドバイス
　損傷部位の出血を制御できないときには, まずは, 出血部をツッペルやガーゼなどで用手圧迫を行うと同時に, 循環を立て直すために速やかに人工心肺を開始する必要がある. Fontan 型術後であれば, 静脈系（導管）へのアプローチは出血＋剝離途中段階では困難である. 上行大動脈はまだ剝離されていないので, 鼠径部を急いで助手に切開してもらい, 大腿動静脈にカニュレーションをして人工心肺を開始する（送血管カニュレーションによる下肢虚血にも注意）. また, すでにエアが心内に混入しているので, これを脳に飛ばさぬよう, head down とし, 万が一すでに脳に飛んでしまった場合のことを考慮して低体温（脳・全身）を開始する（ステロイドやその他の脳保護治療を麻酔科に指示または一任する）. また, なるべく早く上行大動脈を同定してルートにベントを立てて de-airing を図る. 人工心肺で循環が安定し, de-airing ができたら, 心房の減圧を指示して除圧された状態で, 損傷部の修復や剝離の継続を行う.

　いかに速やかに循環を安定化させ, 同時に損傷した心房を修復し, 脳合併症を回避するかがポイントである.

183

Ⅲ. 各論❷：Critical Case Simulation & Checklist

4）トラブル回避ポイント

　上行大動脈と心房にカニュレーションできる程度の剝離を優先して行う．心房周囲の癒着が強く，心房の腫脹が強い場合は無理せず（上行大動脈送血，心房脱血での）補助循環下に心房減圧し，剝離を進める．この際，心房を高度に減圧すると心房損傷時に空気混入をきたすので減圧は軽度にとどめる．体循環への空気混入の可能性を考慮し，術野に CO_2 を流すことも脳合併症を回避するうえで有用．また，心囊内高度癒着例では，あらかじめ鼠径部の動静脈などで人工心肺を確立しておいたほうが安全である．また，癒着剝離には，電気メス以外にも熱メス・ハーモニック・メス・メッツェンバウム剪刀など，有用な器械はたくさんある．各々の特徴をよく理解し，場面ごとにうまく使いこなせるようになりたい．

5）反省点

　ASD・PFO・VSD などの短絡が遺残している場合や Fontan 循環においては，心房の損傷により体循環に空気が混入することがありうることを念頭に置く．癒着剝離を要する手術では，前回の手術記録や術前 CT で癒着の程度を想像しておく．高度癒着が想定される場合には，あらかじめ（または胸骨下の癒着が高度であるとわかった時点で）鼠径部を切開して大腿動静脈から人工心肺を開始し volume down した状態で剝離をし心房壁の損傷を防ぐ．また，高度癒着部位の剝離は後回しにして他の部位の剝離をしておくと，損傷時の対策が立てやすく，先程の高度癒着部位の剝離が容易になっていることもある．本例でも，先に上行大動脈の露出ができていれば，心房損傷してもすぐに上行送血で人工心肺を確立し，ルートから de-air をすることができた．

2. 若手外科医が実際に経験した事例・対処・転帰

❾ 動脈管結紮の際に血管損傷した

1）このトラブルから学べるポイント
- 動脈管損傷をしない手技
- 動脈管損傷時の対処

2）症例
　日齢5の女児．母体の妊娠高血圧症により在胎29週に帝王切開で出生した．出生時は883 g と超低出生体重であった．出生後，酸素化が悪く挿管管理となった．心エコーで動脈管開存と診断されインダシンを投与したが，閉鎖せず，さらには容量負荷所見も認めたため水分制限を行いインダシンを再度追加したが日齢3日のエコー所見は変化なく，さらに上腸間膜動脈の逆流も認めたため手術の方針となった．

　手術は全身麻酔，右下側臥位の体位とした．左第3肋間開胸で胸腔内に到達した．肺を避けて下行大動脈を確認して胸膜を切開して吊り上げた．左鎖骨下動脈，大動脈峡部，下行大動脈を同定して剝離を行った．動脈管周囲の反回神経も同定した．反回神経を胸膜に付属させて吊り上げた．下行大動脈づたいに，動脈管尾側の結合組織を剝離した．さらに大動脈小弯側から動脈管頭側の結合組織を剝離した．これで動脈管周囲の結合組織はほぼ全周にわたり除去できた．クリップ鉗子を大動脈側に当てるようにして動脈管を閉鎖した．クリップ鉗子を外すときに鉗子に上手くはまっていなかったのか，鉗子に引っ付いたようになり，外そうと鉗子を無理に引っ張ったところで，急に出血した．動脈管周辺からの出血であろうと思い，鑷子で動脈管を挟み，止血はできた．

　さて，ここからどうすべきか？

3）先輩医師からのアドバイス
　クリップをかけた部分の大動脈側か，動脈管側のどちらかからの出血である．縫合閉鎖するにしてもピンポイントで行う必要があるため，出血部位の特定が重要である．まず出血を減少させるため大動脈峡部と下行大動脈を直の血管遮断鉗子で椎体に当たるように遮断し，出血部位を特定する．①クリップより大動脈側であれば，血管損傷が軽度であれば7-0プロリーンBV175-8で縫合閉鎖し，高度であれば動脈管を大動脈から切断して数針で狭窄にならないよう短軸方向に縫合閉鎖する．②クリップより肺動脈側であれば，低圧系からの出血であり，落ち着いてクリップもしくは絹糸で肺動脈側にもう1本閉鎖すれば止血できる．

　アプローチする肋間により確保される視野が大きく異なる．視野が悪い場合は創部を拡大する，肋間を変えるなどよい視野を確保し，やりやすい環境下に動脈管の剝離操作を丁寧に確実に行う．大動脈の遮断部位も操作方法により，左鎖骨下動脈分岐部の近位部と左鎖骨下動脈を単独で遮断し直したほうが運針しやすい場合もある．

　出血時には輸血が必要になるが，冷所保存の濃厚赤血球を投与すると，低体重児ゆえに急激な低体温をきたすので製剤温度と体温管理に注意が必要．

4）トラブル回避ポイント
　低体重児（本件では883 g）の動脈管損傷ではあっという間の大量出血で適切に速やかに対応しないと救命が困難になる．この手術の最も重篤な術中合併症といえ出血なので，常に対応を想

185

Ⅲ．各論❷：Critical Case Simulation & Checklist

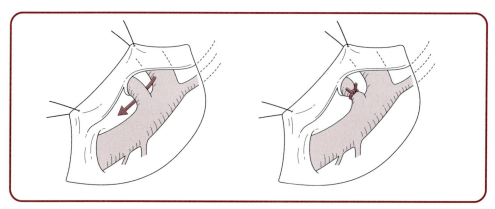

図1　動脈管の露出と結紮方法

定し，落ち着いて手術にあたる．必ず近くに遮断鉗子を置いておく．
　クリップの場合は，使用する鉗子を一度空打ちしスムーズに動くかズレがないかなど，確認してから使用する．
　年長児についてはカテーテル治療の困難例（短い，太い）が多いため，結紮するとき（図1）は常に血管損傷を念頭に置いておく．結紮時に峡部を遮断（新生児ではツッペルなどで圧排）して減圧してから結紮する方法もある．
　止血のために動脈管を直接鑷子で挟むときに，反回神経まで把持してしまうことがある．指で押さえて縫合止血するほうが賢明な場合もある．

5）反省点
　新生児では術野が狭く，道具（クリップも含めて）を使うことに慣れて，慎重に操作する必要がある．

2. 若手外科医が実際に経験した事例・対処・転帰

A．日本心臓血管外科学会 U-40 より【成人】

❿ 大動脈弁置換術後の人工心肺離脱困難

1）このトラブルから学べるポイント
- ●大動脈弁置換術（AVR）の注意点
- ●AVR 後の人工心肺離脱困難への対応

2）症例
　70 歳代女性．大動脈弁狭窄症（AS）．生体弁で AVR を行う予定となった．

　手術は胸骨正中切開で行い上行大動脈送血，右房 1 本脱血で人工心肺を開始した．逆行性冠灌流カテーテルはうまく冠静脈洞に入らなかったが大動脈弁閉鎖不全はなく，初回の心筋保護は上行大動脈より順行性に行い，追加の心筋保護は冠動脈入口部より選択的に行う方針とした．左室ベントカテーテルを右上肺静脈から左室内へ挿入し，ルートカニューレを上行大動脈へ立て大動脈遮断した．上行大動脈からの順行性心筋保護で心停止を得た．

　右冠動脈起始部を確認しその約 1.5 cm 頭側で大動脈切開した．大動脈弁および弁輪の石灰化は高度であり石灰除去に時間を要した．途中で心筋保護液追加の時間となったため選択的に心筋保護を行ったが，左冠動脈へ心筋保護液を注入するときに冠動脈入口部石灰化のため心筋保護液の漏れが多く，選択的冠灌流カテーテルを押し込むようにして注入した．

　石灰除去後，左室内を生理食塩水で洗浄し生体弁による AVR を行った．大動脈は連続マットレス縫合と連続縫合の二層で閉鎖した．空気抜き後，順行性に終末期加温心筋保護液（terminal hot shot）を注入し大動脈遮断解除した．自己心拍は再開したが，血圧が上昇せず人工心肺離脱困難な状態となった．

　さて，何が起こった，どうする？

3）先輩医師からのアドバイス
　AVR 後に人工心肺離脱困難となる原因は，①冠動脈の問題，②心筋保護の問題，③人工弁の問題に大きく分けられる．

　①冠動脈の問題としては，空気やデブリスによる冠血流不全，冠動脈解離，追加針による冠動脈狭窄，生体弁のステントポストによる冠動脈入口部閉塞などがある．②心筋保護の問題としては，心筋肥厚のため相対的に心筋保護液が不十分となった場合や，心筋保護液の漏れなどが原因で不十分となった場合などがある．また，左冠動脈主幹部（LMT）が短い症例では，選択的冠灌流カテーテルの入れ過ぎにより左前下行枝，回旋枝領域のどちらかに心筋保護不全を生じることがある．③人工弁の問題としては，術中手技による生体弁の損傷や，機械弁の弁葉の動きが弁下組織に妨げられる弁機能不全がある．

　原因の特定には経食道心エコー（TEE）が有用であり，壁運動や心筋内の空気の状態，冠血流，弁の状態を確認する．

　本症例では，TEE で左回旋枝領域の壁運動低下と心電図モニターで ST 上昇を認めたため，冠血流不全を考え追加手技で大伏在静脈を用いた大動脈–左回旋枝バイパス術を行った．その結果，人工心肺を離脱することができた．術後の冠動脈造影で，左回旋枝近位部に閉塞を認めており

187

Ⅲ. 各論❷：Critical Case Simulation & Checklist

選択的冠灌流カテーテル操作による冠動脈解離またはデブリスによる冠動脈閉塞が考えられた.

このように TEE で局所壁運動異常が認められる場合は，冠動脈解離やデブリスなどによる冠血流不全を疑い緊急で追加バイパス術を行う．グラフトは短時間で採取でき，吻合が容易で，血流量が多い大伏在静脈を用いる．心筋壁内に空気の貯留を認め空気塞栓と考えられる場合は時間経過で改善を認めることが多いが，前者との鑑別が難しい場合はバイパス術を考慮する．

人工弁のステントポストによる冠動脈入口部閉塞が疑われる場合は，再弁置換を考慮する．ただし，弁輪が脆弱な場合など再弁置換が困難な状況では冠動脈バイパス術も選択肢となる．

弁機能不全が疑われる場合は再遮断，再度心停止とし弁の状態を確認し状況に応じた対応を行う．

TEE で心筋収縮能の低下を認め，上記対策を行っても人工心肺離脱困難が持続する場合（十分な前負荷および循環作動薬の使用にもかかわらず循環不全の徴候［mean atrial pressure＜60～70 mmHg，CI＜2.0～2.2 L/min/m², SvO_2 の低下，乳酸アシドーシスの進行］を認める場合）は心筋保護不全が疑われ，補助循環の使用を検討する．具体的には，大動脈の性状が IABP 使用に適しているようであれば，まず IABP を使用し，その後も循環不全の徴候が持続する場合は ECMO を使用する．

4）トラブル回避ポイント

デブリスによる冠動脈閉塞の予防には，石灰を落とさないように除去することと洗浄を確実に行うことが大切である．石灰除去前にガーゼを左室内へ入れておき石灰が落ちないようにする．洗浄の際は左室ベントを止めデブリスが左室の奥へ流れていかないようにし，僧帽弁腱索や肉柱の隙間も注意深く観察する．左冠動脈にはデブリスが落ち込みやすいので常に注意しておく．弁縫着後も洗浄を行うが，その際，大動脈の遠位側の洗浄を忘れやすいので確実に行う．逆行性心筋保護液でデブリスや空気の除去を行っておき，大動脈遮断解除の際は空気塞栓予防のために右冠動脈起始部を外から一時的に用手圧迫する．

大動脈縫合では冠動脈や人工弁を巻き込まないように注意を払う．特に大動脈切開が低くなった場合や，冠動脈入口部が高い位置にある場合，追加針をかける場合は注意する．

LMT の長さと冠動脈入口部の石灰化の状態は術前に必ず確認しておき，LMT が短い症例（short LMT）では選択的冠灌流カテーテルを深く入れ過ぎないように心がける．また，冠動脈入口部の石灰化が強い場合は，フィッティングのよい先端がソフトなカテーテルを選択するか，可能であれば石灰化を内膜剥離により除去する．冠動脈解離の原因となる無理なカテーテル操作は絶対に行わない．

生体弁のステントポストによる冠動脈閉塞の予防には，人工弁のカフへの糸かけの際にステントポストが冠動脈口にかからないように位置決めを行うことが大切である．特に冠動脈入口部の位置が低く交連部寄りの場合や，二尖弁や冠動脈起始異常を伴う症例では注意を要する．弁縫着後にも冠動脈の入口部が開いているか確認しておく．

心筋保護液の注入量については，心筋肥厚が高度な場合や心停止が得られにくい例では多めに入れる．心筋重量あたりで心筋保護液の量を調節する方法もある．機械弁の場合は，弁縫着後に弁下組織が弁葉の開放を障害していないか確認しておくことが大切である．

5）反省点

選択的冠灌流カテーテルの操作が愛護的でなかった．

術中は常にデブリスや冠動脈に対して注意を払う必要がある．

188

2. 若手外科医が実際に経験した事例・対処・転帰

⓫ 生体弁大動脈弁置換術後の massive trans-valvular leakage

1）このトラブルから学べるポイント
● 生体弁 AVR の際に気をつけるポイント

2）症例

80 歳女性．大動脈弁狭窄症（AS）の診断にて生体弁による大動脈弁置換術（AVR）が予定された．

手術は胸骨正中切開，上行大動脈送血，右房 1 本脱血で人工心肺を開始し，右上肺静脈から左室ベントカテーテルを挿入した．大動脈遮断をしたあと，ルートカニューレから順行性心筋保護液を注入し心停止を得た．

右冠動脈から 2 cm 頭側で大動脈を斜切開し大動脈弁を展開．石灰化した大動脈弁尖を切除し，弁輪の石灰化は超音波破砕装置（CUSA）を用いて脱灰した．サイジングし 19 mm ステント生体弁を選択し，大動脈弁輪に左室側から大動脈側へ向けて spaghetti 付き 2-0 ポリエステル編糸を計 12 針通し，生体弁を supra-annular position に縫着した．大動脈切開は，4-0 ポリプロピレンの水平マットレスと連続縫合の 2 層にて閉鎖した．逆行性に hot shot を注入し，ルートカニューレからエア抜きを行いつつ大動脈遮断解除した．

程なく自己心拍が出現したため人工心肺の weaning を開始したところ，麻酔科医から経食道心エコー（TEE）で massive transvalvular leakage（TVL）があると指摘を受けた．

いったい，何が起こったのか，さてどうする？

3）先輩医師からのアドバイス

ひとまず人工心肺の weaning を進めながら，エコー画像の検討を行い逆流の部位・原因や程度を見極め，経過観察でよいか，あるいは再クランプにて何かする必要があるかを判断する．逆流が mild 以上の場合は介入が必要である．

エコーで部位や原因が想定できたら，再クランプし心停止を行う．この際，ルートカニューレからの心筋保護では逆流のため心停止を得られない可能性があり，逆行性心筋保護や選択的冠灌流の用意もしておく．

心停止を得られたら，生体弁を縫い込んでいないかを確認しながら大動脈閉鎖の糸を丁寧に外す．小さな糸片が塞栓症へとつながるため注意する．外し終わったら，弁尖や弁全体の損傷や形態異常がないかを確認する．もしあれば新たな弁で再置換する必要がある．

本症例では大動脈閉鎖の糸でステントポストを縫い込んでおり，弁が歪んだことで AR を生じていた．生体弁の損傷はみられず，そのまま大動脈閉鎖し，TVL も消失した．

4）トラブル回避ポイント

生体弁置換術後に massive TVL が出現する原因として，弁尖の損傷，弁の歪み，弁尖やステントポストの jamming などがある．弁尖の損傷は，人工弁へ糸をかける際や大動脈閉鎖の際に針で刺したり引っかけたりすることで起こる．また弁縫着の糸を結紮する際に，その糸で弁尖を擦ってしまうことも一因となる．弁尖を損傷した場合は新たな弁で再置換が必要である．

ステント生体弁を無理に狭い sinotubular junction（STJ）を通して縫着した場合にステントポストが内側に押され逆流が生じる．また，骨格のしなやかな生体弁では弁輪と人工弁サイズのミ

189

Ⅲ．各論❷：Critical Case Simulation & Checklist

スマッチやアンバランスな弁輪への糸かけにより縫着後に弁が歪み逆流が生じる．弁尖の翻転により逆流を生じた報告例もある．弁自体の損傷や形態異常がなければ同じ弁で再度置換し直すが，糸かけのバランスや人工弁のサイズミスマッチがないかを再度確認する．また狭い STJ の際にはパッチ拡大を併用した大動脈閉鎖を行うことで，ステントポストへの接触を回避することも考慮する．

　また，本症例のように，大動脈閉鎖の糸がステントポストに jamming し逆流を生じるケースもある．大動脈切開を水平マットレスと連続縫合の 2 層にて閉鎖する際は，1 層目は人工弁を刺さないよう内腔をみながら針を刺し，糸を締める際にステントポストに絡まないように最後まで確認しながら糸を下して締めて行く．2 層目は 1 層目の縫合ラインより浅く縫えば人工弁を刺すことはない．

　TVL 以外で大動脈弁置換術後にみられる逆流には，paravalvular leakage（PVL），non-para non-trans valvular leakage がある．PVL の多くは技術的な問題による．不十分な石灰化除去，浅過ぎる弁輪への糸かけ・強過ぎる結紮による組織断裂，または逆に結紮が緩過ぎた場合に生じる．追加針や再置換が必要となる．

　また，ある種の生体弁の場合，non-para non-trans valvular leakage と呼ばれる人工弁カフ部分からの逆流がみられる．PVL との見極めが重要となるが，少量であればプロタミンで消失することもある．

　弁置換後に逆流がみられた場合は，TEE で描出される逆流が 3 つのどれかを見極め，その部位や逆流量をはっきりと同定し，次の行動へ移ることが大切である．慌てて再クランプしても，弁の見た目だけでは判明しないことも多い．また逆流の種類や程度によっては，自然消失したり残存しても予後へ大きな影響を及ぼさないこともあるため，再クランプによる介入を行うべきかどうかは各症例ごとに検討する必要がある．

5）反省点

　大動脈閉鎖の際は，ステントポストを jamming させないように内腔の確認を行う．

文献

1）　Kuroda M, et al: Regurgitant leak from the area between the stent post and the sewing ring of a stented bovine pericardial valve implanted in the aortic valve position. Cardiovascular Ultrasound 8: 52, 2010

2）　Orihashi K, et al: Everted leaflet of a bovine pericardial aortic valve. Interact Cardiovasc Thorac Surg 10: 1059-1060, 2010

3）　Tokunaga S, et al: Cuff leakage, not paravalvular leakage, in the Carpentier Edwards PERIMOUNT Magna Ease aortic bioprosthesis. Interact Cardiovasc Thorac Surg 21: 796-797, 2015

4）　Vander S, et al: Severe, transient aortic insufficiency after bovine pericardial aortic valve replacement: a cautionary note. Ann Thorac Surg 88: 672-674, 2009

5）　Kunisawa T, et al: Mild nonpara-/nontransvalvular leakage of a stented porcine valve implanted in the mitral position decreased after the administration of protamine and disappeared after surgery. J Cardiothorac Vasc Anesth 22: 799-800, 2008

6）　Kunisawa T, et al: Transvalvular leakage after the implantation of stented bovine pericardial valves is not only central. J Anesth 23: 639-640, 2009

2. 若手外科医が実際に経験した事例・対処・転帰

⓬ 僧帽弁形成術時の左冠動脈回旋枝損傷

1) このトラブルから学べるポイント
● 僧帽弁形成術後の体外循環離脱困難

2) 症例
　60歳代男性．重症僧帽弁閉鎖不全症に対して僧帽弁形成術が予定された．術前 EF は 60%，術前冠動脈造影では左冠動脈優位で狭窄病変は認めず，僧帽弁は P2 の逸脱を認めた．

　胸骨正中切開でアプローチ，上行大動脈送血，上下大静脈の 2 本脱血で体外循環を確立した．まず，逸脱部 (P2) の三角切除を行った．僧帽弁前後尖のインクドットテストでは接合が若干浅めであったため，人工弁輪はサイジングされたサイズよりもひとつ小さめのものを選択した．人工弁輪による弁輪形成を行った．自己心拍動再開後，術中経食道超音波で逆流の消失を確認した．体外循環の離脱を開始したが，心電図の後側壁誘導で ST の上昇を認めた．また血圧の維持が難しく，肺動脈圧の上昇を認めた．肉眼的にも心臓の収縮は緩慢で，壁運動は低下していた．右冠動脈への空気塞栓による一時的な灌流異常や冠動脈攣縮の可能性を考え，冠拡張薬の投与を開始し，しばらく約 30 分間補助体外循環を行った．血行動態は安定し体外循環を離脱できた．術中の経食道超音波検査では後側壁の軽度壁運動低下を認めたが，僧帽弁逆流は消失しており手術は終了し ICU へ入室した．しかし心電図では後側壁誘導で ST は上昇したままであり，心筋逸脱酵素も経時的に増加する．

　このような状況に対しては，どのように対処するべきか？

3) 先輩医師からのアドバイス
　左冠動脈回旋枝の虚血である．本症例は術後 4 時間目に緊急で冠動脈造影を施行した．冠動脈造影では回旋枝中枢側にひきつれを認め拡張期ではかろうじて流れているものの，収縮期ではほぼ閉塞している所見であった．カテーテルインターベンション (PCI) を行い回旋枝の血行再建に成功した．

　左冠動脈優位の場合の回旋枝の虚血は予後に大きく影響する．弁輪への糸かけの際に注意して手技を行うことは当然重要だが，回旋枝損傷のメカニズムは多彩であり，起こる可能性を常に念頭に置き対処することが重要である．

　回旋枝の血行再建に関しては，術中に回旋枝末梢へ CABG を行う，もしくは PCI で回旋枝の狭窄，閉塞対して拡張する方法が報告されている．侵襲面では PCI は有利であるが，回旋枝の狭窄部位を PCI で拡張後に人工弁輪が外れ逆流が再発し，手術早期に再手術を必要とした報告もある．また血行再建が遅くなれば心機能への影響も大きくなるため，可能であれば手術中に早期発見，対処できることが望ましい．

4) トラブル回避ポイント
　左冠動脈回旋枝中枢部は僧帽弁の前交連付近の弁輪に近接して走行しており，その走行は左冠動脈優位もしくはバランス型では，右冠動脈優位のものよりも弁輪に近接するといわれている．回旋枝血流障害のメカニズムは直接縫合糸がかかり結紮してしまうこと以外にも，深いもしくは幅の広い運針や，小さい人工弁輪での過縫縮の結果，周囲組織のゆがみを生じ，回旋枝の内腔狭窄をきたすことが報告されている．

191

Ⅲ. 各論❷：Critical Case Simulation & Checklist

運針の際や人工心肺の離脱困難な際はこれらの点に注意する.

5）反省点

運針が深くない場合でも縫縮をすることで回旋枝の狭窄をきたすことは知っておくべきことであった.

僧帽弁形成術後の体外循環離脱困難な状況には，早い段階での冠動脈造影も考慮すべきであった.

⑬ 左内胸動脈を free graft にするため中枢側を剝離・切離する際に左鎖骨下静脈を損傷した

1) このトラブルから学べるポイント
- 鎖骨下静脈損傷を避けるための ITA 中枢側剝離手技
- 鎖骨下静脈損傷時の対応

2) 症例
　糖尿病と慢性腎不全のある 58 歳男性．LAD #6 90％（just proximal），LCX #14 90％，RCA #3 75％狭窄に対し冠動脈バイパス術（CABG）が企画された．術前造影検査時に左鎖骨下動脈に高度狭窄が指摘されており，RITA-LAD，free LITA-PL，SVG-4PD の off-pump CABG の予定とした．

　グラフト採取担当は，4 年目の心臓血管外科医．内胸動脈採取（ITA）の機会が増え始めてきた．超音波メスを使用した skeltonize harvesting で 10 例前後の ITA 剝離経験があり，開胸からグラフト採取までは単独で任されている．

　両側内胸動脈症例であり，開胸から 1 時間で採取すべく臨んだ．通常どおり胸骨正中切開を行い胸骨周囲の止血を行ったあと，左内胸動脈から採取を始めた．いつものように胸骨中部から末梢にかけて ITA 剝離を進めていき，末梢側までは順調に剝離が進んだ．今度は中枢側の剝離へ移った．脂肪が多く少し時間がかかったものの，特に問題なく進めていった．

　さらに中枢端に剝離を進めたときに，少し手に力が入り，超音波メスの先端が奥に入り込んでしまった．まずいと思いすぐに手を引いたが，その瞬間静脈血が湧き出てきた．慌てて吸引を当てて出血点を確認しようとしたが，なかなかみえない．闇雲にモノフィラメント糸で止血を試みるものの，出血量が増えるばかり．結局圧迫止血をしながら先輩外科医に助けを求めることに…．

　ITA 採取に自信を持ち始めていた矢先の出来事だった．どうすればよかったのか？

3) 先輩医師からのアドバイス
①ITA 採取について
　鎖骨下静脈損傷は，ITA 採取時に最も起こしてはいけない合併症のひとつである．中枢側の剝離時に，脂肪のなかを闇雲に（盲目的に）超音波メスで剝離をしようとしてはいけない．ITA 中枢側は鎖骨下静脈や横隔神経が近接するため十分に注意しなければいけない（図 1）．

　中枢側剝離では，結合組織が疎になっているので鈍的剝離を併用するとよい．吸引管やツッペルを使用して ITA 周囲の組織を鈍的に剝離しつつ，枝処理のみ超音波メスや血管クリップを使うとよい．鈍的剝離で難なく鎖骨下静脈も同定できるはずである．周囲の解剖がはっきりしてから超音波メスや電気メスを使用すれば，周囲組織の損傷リスクは随分減らせる．

②鎖骨下静脈損傷時の対応
　ITA 採取時の鎖骨下静脈損傷は，鎖骨下静脈後壁で起こっている可能性が高い．視野が悪いので直接縫合修復するのは難しく，またその間にどんどん出血量が増える．最初のミスをリカバーしようとして傷を拡大する典型例である．静脈出血の基本的対応は，「まずは圧迫止血」である．ガーゼを当てて 5 分程度圧迫してみるとよい．ガーゼを詰め込み出血がコントロールされていれば放置し，先に右内胸動脈の剝離に移る．圧迫で十分に止血が得られてからガーゼを取り除いて LITA 中枢を切離すればよい．損傷が大きく，もし圧迫止血のみで止血困難であれ

Ⅲ．各論❷：Critical Case Simulation & Checklist

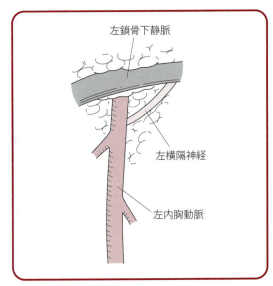

図1　左鎖骨下動脈中枢側の解剖

ば，ベリプラスト®やタコシール®などの組織接着剤を使用する．当院では静脈損傷に対してはゼルフォーム®にベリプラスト®を染み込ませたものを損傷部に当て，2分間指先で圧迫している．

　これでも止血できない場合は，大きく裂けているので直接修復が必要になる．この場合，「CABGのグラフト採取」から，「止血・救命」へと手術プランを切り替える．出血を最小限にしつつ確実に止血を行い，そのうえで可能な範囲で最良の血行再建を行う．人工心肺を使用して安全・確実に止血を行う．off-pump CABGがon-pump CABGになるが，この状況では大きな問題ではない．人工心肺を使用し，静脈圧を下げつつ，出血をサッカーで回収しつつ視野を確保する．確実な視野を確保したうえで4-0や5-0のモノフィラメント糸を使用し修復する．確実な止血を行ったうえで，出血量や全身状態を考慮し以下の例のように新たな戦略を考える．①RITAを採取し予定の血行再建を行う．②最小限のバイパス（free LITA-LAD±SVG-PL, 4PD）．③バイパスを中止．出血を最小限に抑え③はできる限り避けたい．本症例ではベリプラスト®を噴霧したゼルフォームを鎖骨下静脈後壁側へ圧着することで止血が得られた．RITA採取後，LITA中枢側を離断した．幸いfree LITAはPLまで届いたため予定のバイパスを完遂できた．

4）トラブル回避ポイント

　ITA中枢側剝離は鈍的剝離を併用することで周囲臓器損傷を防ぐ．
　まずは圧迫止血を．生体糊も有効．
　圧迫止血が無効な損傷は，人工心肺の使用

5）反省点

　ITA中枢側剝離で鎖骨下静脈を同定せずに超音波メスで強引に剝離しようとしたために鎖骨下静脈損傷を招いた．焦って損傷部を修復しようとしたことで，出血量を増加させてしまった．損傷を起こさないITA剝離，損傷後は圧迫による出血コントロールが重要である．

⑭ CABG での静脈グラフト中枢側吻合で大動脈を損傷した

1）このトラブルから学べるポイント
- 静脈グラフトの愛護的な大動脈吻合
- 上行大動脈損傷の際の対処方法

2）症例
　70歳代男性．高血圧があり，慢性腎不全で維持透析中．術前の心臓超音波は壁運動は良好で，左室拡大なく，MR を1度認めた．CT では上行大動脈の性状は石灰化が散在していたが，遮断部位には問題ないと判断し，人工心肺下での CABG を選択．

　手術は上行大動脈送血，右房から下大静脈まで 2-stage 脱血管を挿入し人工心肺を確立．静脈グラフトで 4PD，OM をそれぞれ末梢側吻合とし，左内胸動脈を左前下行枝に吻合した．

　上行大動脈より挿入したルートカニューレより hot shot を投与し上行大動脈の遮断を解除，吻合部を side clamp した．ルートカニューレを抜去し，中枢側吻合部をパンチャーでトリミング．静脈グラフトをトリミングし，助手に把持してもらい 6-0 プロリーンで連続縫合とした．

　大動脈の性状は不良であり，石灰化が強く針の刺入が困難な部位があった．石灰化がない部位でも内膜肥厚が強く吻合に難渋したが，できるだけ正常な壁をとるように心がけた．また視野が悪くしっかり内膜をとれたか確認できない部位があったが，前後の針では確実に内膜をとれたため，そのまま縫合を続けた．

　空気を抜きながら結紮し，side clamp を解除した．自己心拍はすでに再開していた．ドプラ血流量計で，まずは左内胸動脈の血流を確認し問題なかった．次に静脈グラフトの血流を確認したところ明らかに血流量が低く，グラフト拍動の触知は困難であった．吻合部付近の大動脈には肉眼的な異常所見は認めなかった．

　なぜ静脈グラフトの血流量が低いのかわからず，途方にくれた．さてどうする？

3）先輩医師からのアドバイス
　術野の大動脈エコーで中枢側吻合部の上行大動脈を確認してみた．上行大動脈にフラップがあり，ドプラエコーで偽腔に血流を認めた．術中経食道エコーでは下行大動脈に解離は及んでおらず，上行大動脈解離を合併したと判断した．

　体温を 18℃ まで下げ循環停止とし，上行大動脈を切開した．内腔をみると，静脈グラフト吻合の一部で内膜がとれておらず，同部で大動脈が解離したと考えられた．上行大動脈人工血管置換術を施行することとした．まず，腕頭動脈中枢側の上行大動脈を側枝つき人工血管に吻合し送血を再開した．その後，心臓側を吻合した．冠動脈入口部までは解離していなかった．残った自己上行大動脈には静脈グラフトを再縫合せず，人工血管に吻合した．

4）トラブル回避ポイント
　術前の CT，術中大動脈エコーで石灰化だけでなく内膜肥厚があるかを判断する．

　上行大動脈の性状をよく確認し，不良であれば side clamp は避け，上行大動脈を遮断したまま吻合することも考慮する．

　吻合する際には内膜をしっかりと確認する．

　Enclose Ⅱ や Heartstring などの中枢側吻合補助デバイスを用いる場合には，内膜面の石灰化

Ⅲ. 各論❷：Critical Case Simulation & Checklist

や凹凸で十分な血流遮断ができず，大動脈の内膜がみえづらいことがあるので，適用について注意が必要である．部分的に性状がよい大動脈壁がある場合，PAS-Port system®を使用するのも一手である．

解離を併発した場合，大動脈を肉眼的にみても判断ができない場合がある．

術中大動脈エコーが，静脈グラフト評価と解離診断に有用である．

5）反省点

大動脈の性状が悪い場合には，できるだけ愛護的に手技を行う．

どんな状況でも内膜をしっかり確認しながら縫合する．

万が一大動脈合併症が起こった場合でも，落ち着いて診断し次にやるべきことを考える．

2. 若手外科医が実際に経験した事例・対処・転帰

⓯ MICS-僧帽弁形成術で大腿動脈送血したら逆行性解離した

1) このトラブルから学べるポイント
- ●大腿動脈からの送血を行う際の注意点
- ●術中に逆行性解離が生じた際の対応

2) 症例

60歳代男性．検診での心雑音を契機に僧帽弁閉鎖不全症（MR）を指摘されフォローされていたが，MRが重度となった．術前心エコーで後尖逸脱によるMRを認め形成が可能と判断した．不整脈の既往や三尖弁逆流はなく，追加手技を要しない僧帽弁形成単独手術で，体格や胸郭の形態，術前の造影CTでの大動脈性状は問題がなく，患者希望ありMICS-MVPを予定した．

軽度左側臥位，分離肺換気で手術を開始し，皮膚切開6cmの右第4肋間開胸を行った．

同時に6年目医師が右鼠径部を縦切開し，右大腿動静脈送脱血で体外循環の確立を開始した．

送血管の留置時，Seldinger法でガイドワイヤーを留置し，ガイドワイヤーは抵抗なく進んだ．経食道心エコー（TEE）でガイドワイヤーを下行大動脈に確認し，送血管を4cm挿入して体外循環を開始した．しかし開始直後，送血圧の上昇とTEEで下行大動脈に解離を認めすぐに体外循環を中止した．その際，右下肢のINVOSは著明な低下を認めた．

胸骨正中切開を行い，目視とepi-aortic echoで上行大動脈に解離はなく，TEEで解離は左鎖骨下動脈末梢で止まっていた．体外循環開始後は，真腔は著明に狭小化していたが，体外循環停止後は真腔が拡張した．

血行動態は安定していたため，送血路を上行大動脈に変更して体外循環を再開したところ，下行大動脈の偽腔はほぼ消失した．その後予定の僧帽弁形成術を行い，事なきを得た．術後の造影CTでは下行大動脈以下に血栓閉鎖型の解離を認めたが，幸い追加治療は必要としなかった．

何が原因だったのか？　術中逆行解離への対応は最善だったのか？

3) 先輩医師からのアドバイス

Seldinger法による送血管挿入を行う際に，下行大動脈までガイドワイヤーを挿入して，これをTEEで確認する方法は比較的一般的に行われている方法だが，TEE単独でガイドワイヤーを確認する方法は不十分である．TEEのモニターでは，最も損傷が起こりやすい腸骨動脈領域はblindであるため，腸骨動脈の屈曲や石灰化が強い例では特に内膜の損傷から逆行性解離が生じる可能性がある．そのため，X線透視下での挿入が推奨される．本症例も右外腸骨動脈の強い蛇行を認めており（図1），腸骨動脈領域で解離が生じ，逆行性に下行大動脈まで解離したものと考えられる．

送血管挿入時は血圧を下げることや体外循環開始前の拍動テストを行うこと，体外循環開始時は極めてゆっくりとスタートすることなどは逆行性解離の予防に非常に重要なポイントである．また，解離をきたした場合の早期発見とその対応も重要であり，直視，内視鏡，TEEなど「複数の目」で，送血管挿入時，体外循環開始前後，大動脈遮断前後などのポイントで解離が生じていないかその都度チェックする習慣や取り決めが必要である．

解離が判明した時点で心内操作にいたっていなければ体外循環をすぐに中止し，解離の範囲と分枝虚血の判定を行う．解離の範囲が下行大動脈以下に限局し血行動態が安定していれば手

Ⅲ. 各論❷：Critical Case Simulation & Checklist

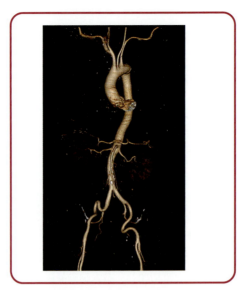

図1　外腸骨動脈の著明な蛇行

術は中止し，術中造影もしくは造影CTで解離の評価をすべきである．上行大動脈に及んでいる場合は，正中切開に変更して解離に対する人工血管置換術の合併手術となる．このようにトラブルシューティングとして術中解離が生じた際の対応をあらかじめシミュレーションしておくことも非常に重要である．本症例では下行大動脈以下に限局した大動脈解離であり，手術を中止し造影CTなどで解離の範囲や分枝虚血の評価を行い，解離の治療を優先すべきであったと考える．

4) トラブル回避ポイント

MICSでの送脱血留置のトラブルは致命的となるため，送脱血管挿入時は胸部操作を止めて，100％安全に留置できていることを確認すべきである．送脱血管挿入はX線透視下の留置が望ましい．直視，内視鏡，TEEなど「複数の目」で，送血管挿入時，体外循環開始前後，大動脈遮断前後などのポイントで解離が生じていないかその都度チェックする習慣や取り決めを徹底し，解離が生じた際の早期発見を行う．また解離が生じた際の対応をあらかじめ手術スタッフでシミュレーションしておくことが必要である．

5) 反省点

時間短縮のため胸部と鼠径部の操作を同時に行い，経験の浅い若手医師単独に送脱血管留置を委ねた．術前CTで腸骨動脈の蛇行に注意が払われず，TEE単独ではガイドワイヤーの確認が不十分であった．解離が生じた際の対応がチーム内でシミュレーションされていなかった．

B. 日本血管外科学会ワーキンググループより

❶ 腹部ステントグラフト術時に腎動脈カバーをきたした症例

1）このトラブルから学べるポイント
- 腹部ステントグラフト内挿術（EVAR）において，腎動脈をカバーしたときの救済方法

2）症例
【症例1】腹部大動脈瘤 φ42 mm（嚢状）・中枢ネック径/長 16/25 mm

デバイスは terminal Aorta が 14 mm と細いため AFX（ENDOLOGIX 社製）を選択．メインボディは BEA22-80/I16-40 を用いることとした

型のごとくステントグラフト（SG）を留置．メインボディの中枢 touch up 後に，type 1a エンドリークを認めたため，カフエクステンションを追加した（A25-25/C75）

touch up 直前に造影を行うと，両側腎動脈がカバーされていた．

【症例2】腹部大動脈瘤 φ52×54 mm，中枢ネック径/長 24/13 mm

デバイスは EXCLUDER C3（GORE 社製）を選択．メインボディは RMT281414 を用いることとした

メインボディは，中枢ネック長が短かったため，両側腎動脈を 1/3 程度カバーする形で留置．touch up 直前に造影を行うと，両側腎動脈がカバーされていた．

さてどうする？

3）先輩医師からのアドバイス
【症例1】カフでのカバー

図1a のごとく，カフが両側の腎動脈をカバーしていた．

救済方法として，両側腎動脈ステントを行うこととした．

右上腕動脈から 5Fr の destination（TERUMO 社製）を挿入し，先端を腎動脈上に留置した．

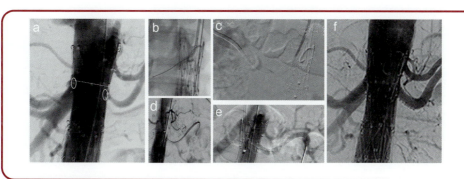

図1 両側腎動脈ステント留置
  a：両側腎動脈カバー：点線が SG 上端，丸がそれぞれの腎動脈分岐部
  b, c：右腎動脈へのカニュレーション/ステント留置
  d, e：左腎動脈へのカニュレーション/ステント留置
  f：最終造影にて良好な腎動脈の血流を確認した．

III. 各論❷：Critical Case Simulation & Checklist

　右腎動脈：5Fr non-taper-angle catheter（TERUMO 社製）越しに，0.035inch の Radifocus Guidewire（TERUMO 社製）を右腎動脈にカニュレーションし，destination を orifice まで追従させた．その後，ワイヤーを 0.014 inch に変更し，Express SD 5-15（Boston 社製）を留置し，血流を確保した（図 1b，c）．

　左腎動脈：こちらも同様のシステムを用いるも，非常に難渋した．Radifocus を，何とか SG の脇に挿入するも腎動脈まで到達できず，non-taper を追従させるも，SG に引っかかり挿入困難であった．カテをより追従性の高い 4.0Fr CXI support catheter（COOK 社製）に変更も同様で，次に，0.014inch ワイヤーに変更．先端が SG の脇に入ったところで，Coyote ES PTA balloon catheter3-20mm（Boston 社製）で inflation し，隙間を作製．これにて，CXI が追従し，左腎動脈へのカニュレーションが可能となった．Radifocus に変更後，destination の先端を左腎動脈の分岐部まで追従させ，右側同様 Express SD5-19 を留置した（図 1d，e）．

　最終造影にて，両側腎動脈の良好な血流と，エンドリークの消失を確認し，手術終了とした（図 1f）．

　AFX は内骨格であるため，腎動脈へのカニュレーションが比較的容易である．しかし，完全にカバーすると，本症例のように，難渋する場合がある．他の外骨格のデバイスは，骨格に引っかかるため，よりカニュレーションは困難であり，かつ，ワイヤーがどこを通過しているかを確認する必要がある．

【症例2】メインボディでカバー
　deploy 直後は，1/3 カバーであったが，中枢の touch up 直前は，全カバーとなっていた（図 2a，b）．

　救済方法として，メインボディを引き下げることとした．
　両側の鼠径間で pull-through を完成させ，両側同時に索引することで，1/2 カバー程度まで改善することが可能であった（図 2c，d）．

　このテクニックは，末梢のデバイス留置は完成しているため，長い距離の引き下げは期待できない．しかし，短い距離を稼ぎたい症例であれば，試す価値のある方法と考える．

　しかし，腎動脈付近の血栓が多量な症例では，塞栓症のリスクがあるため，症例 1 のように，腎動脈ステントを用いた治療を選択することも考慮する必要がある．

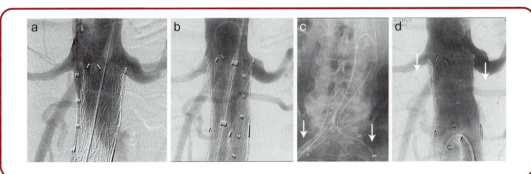

図2　SG のメインデバイス引き下げ
　a：メインデバイスをそれぞれ腎動脈 1/3 ほどカバーする位置に deploy．
　b：touch up 直前の造影で両側腎動脈がカバーされているのが判明．
　c：両側総大腿動脈で pull through を完成させ，デバイスを引き下げた．
　d：最終造影

4) トラブル回避ポイント（原因）

　症例1は，カフのdeploy後，インナーコアを引っ張った際抵抗があり，抜去に難渋した．そのとき，インナーコアを上下に動かしたことにより，migrationが起こったものと思われる．

　症例2は，対側の12Frシースをあげる際，メインボディに引っかかったため，migrationが起こったものと思われる．

　いずれの症例も，中枢のtouch upを行う前に，腎動脈造影を行っている．何らかの憂いがある場合は，必ず，造影を先行し，腎動脈をSGがカバーしていないことを確認することは重要である．touch up前であれば，大動脈とSGの間隙があるため，ワイヤーを通過させることや，多少は引き下ろすことが可能である．

5) 反省点

　いずれの症例も，デバイスが移動した原因となる手技があり，反省すべき点である．EVARに習熟すればするほど，ひとつひとつの手技を丁寧に行うことが重要と考える．

文献
1) 大木隆生：腹部大動脈瘤 ステントグラフト内挿術の実際，医学書院，2009
2) 大木隆生：胸部大動脈瘤 ステントグラフト内挿術の実際，医学書院，2010
3) 古森公浩：腹部大動脈瘤ステントグラフト内挿術，南山堂，2011

Ⅲ. 各論❷：Critical Case Simulation & Checklist

❷ 胸部ステントグラフト術のシース抜去時にアクセス血管損傷をきたした症例

1) このトラブルから学べるポイント
- アクセス血管の損傷時の対処方法
- アクセス血管の損傷予防のためのアプローチ方法

2) 症例
　73歳女性．造影CT上，遠位弓部瘤φ47mm（囊状）を認め，ステントグラフト（SG）内挿術予定とした．

　瘤の中枢，末梢径は28〜29mm，病変長は60mm．CTAG（GORE社製）のTGU343420Jを選択し，シースは22Fr DrySeal sheath（GORE社製）を用いることとした．

　外腸骨動脈（EIA）は両側ともにφ7mmであり，石灰化，狭窄は認められなかった．

　全身麻酔下で手術開始し，右総大腿動脈アプローチとした．

　術中造影で，外腸骨動脈径を確認（図1a）．22Frシースの外径は8.3mmのため，7mmのEIAに対して8mmバルーンにて前拡張を行ったあと，Lunderquist越しに22Frシースを挿入した．その際，若干の抵抗があったものの挿入は可能であった．SGの留置は，型のごとく行われ，エンドリークも認められず，シースを抜去することとした．

　シース抜去の際，抵抗があり，やや難渋したため，左右に回転をかけながら，ゆっくり引き抜くと，何らかのタイミングで，「すっと」抵抗がなくなり，シースが抜けた．術野には，何ら変化はなかったが，次の瞬間，血圧が40〜50mmHg台に低下していた．

　いったい，何が起こったのか，さてどうする？

3) 先輩医師からのアドバイス
　これまでも数回，シース抜去時のアクセスルート損傷の経験をしてきた．あまりすべき経験ではないが，このような場合，強い抵抗のあと，急に軽くなる瞬間がある．これを言葉で表現すれば，「すっと」というのが最も適した表現と思われる．

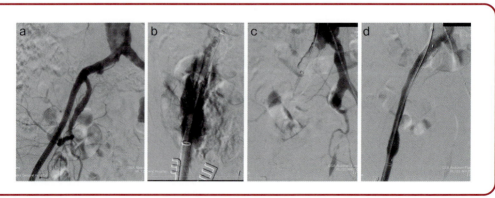

図1　損傷血管の修復
　a：狭窄・石灰化などは認めず，良好な血管である．
　b：シース造影にて血管損傷の確認．
　c：同側より挿入したバルーンオクルージョンを施行．
　d：Excluder leg（Gore社製）を用いて，損傷部位をカバーし止血を得た．

アクセスルートに狭窄，石灰化などがあれば，当然，損傷を念頭に抜去すると思われるが，高齢・女性のやや細い良好なアクセス血管こそ，注意を要する．

最も重要なのは，シースが抜去できたらからといって，すぐにワイヤーを抜かないことである．ワイヤー抜去は，すべての治療オプションを失いかねない．

血管損傷が疑われたら，まず，シース造影を行い出血部位の確認を行う（図1b）．血管損傷を認めたら，直ちに同側よりバルーンを挿入し，損傷部より中枢でオクルージョンする（図1c）．その際，術前のCTにて，血栓や石灰化の有無，径を把握しておくことが重要である．

対側よりバルーンが挿入可能であれば，腹部大動脈のオクルージョンを行い，同側のバルーンが抜去できる状況が整えば，なお，安全に処置が可能である．

損傷部の修復は，カバードステント（CS），もしくは，SGを用いるのが最も簡便である．日本では，血管損傷用にCSのVIABAHN（GORE社製）が，2016年12月より保険収載され，使用可能であるが，当時はまだ使用できる環境ではなかった．胆管用ステントであるFluency（BARD社製）も選択肢のひとつであるが，拡張力が弱く，出血がとまりにくいため，あまり推奨されない．多くの施設で，いずれかの企業のSGが在庫として置いてあるため，SGの脚を用いるのが最も現実的である．

今症例はExcluder（GORE社製）のレッグ（PXC121400J）を使用した（図1d）．

同側のバルーンを抜去する際，再度大量の出血を伴う．対側からの腹部大動脈バルーンがあれば，出血は軽減可能である．腹部大動脈バルーンの挿入が困難な際は，同側のバルーン抜去は，十分輸液・輸血を行ってから行うべきである．

SGの選択肢があまりない場合は，長く太いものを選択するのが肝要である．在庫のSGがなく，到着するまでに時間を要する場合，オクルージョンしたまま待機するのは，虚血再灌流を誘発するため，躊躇なく外科治療にconvertすべきである．その場合，後腹膜アプローチを行えば，容易に病変に到達するため，血管内治療にこだわる理由はあまりない．

4）トラブル回避ポイント

アクセス血管の損傷を防ぐためには，術前の造影CTでのサイジングが最も重要となる．狭窄，石灰化は当然であるが，挿入するシース径とアクセス血管径に配慮すべきである．

同サイズ，もしくは，血管径が1mm程度細い場合は，鼠径部アプローチを選択するが，それ以上であれば，後腹膜アプローチで腸骨動脈，大動脈穿刺を選択すべきである．

5）反省点

シース径と血管径が1mm以上あったにもかかわらず，鼠径アプローチを選択してしまった点．

挿入時に抵抗があった際は，その時点で，後腹膜アプローチにconvertすべきであった．

文献
1）大木隆生：腹部大動脈瘤 ステントグラフト内挿術の実際，医学書院，2009
2）大木隆生：胸部大動脈瘤 ステントグラフト内挿術の実際，医学書院，2010
3）古森公浩：腹部大動脈瘤ステントグラフト内挿術，南山堂，2011

Ⅲ. 各論❷：Critical Case Simulation & Checklist

❸ 腹部ステントグラフト内挿術（EVAR）時のタッチアップバルーンにより血管損傷をきたした症例

1）このトラブルから学べるポイント
- EVAR タッチアップバルーン時の血管損傷の対処

2）症例
77 歳の小柄な女性．径 48 mm の腹部大動脈瘤に対して EVAR を予定．

サイジング：中枢ネック径 18 mm，右総腸骨動脈（CIA）径　12 mm, 14 mm, 11 mm（3 箇所で測定），右内外腸骨動脈分岐部手前に半周性石灰化あり，左 CIA 径 13 mm，右外腸骨動脈（EIA）径 5 mm，左 EIA 径 6 mm．固定部の長さは十分．

治療計画：アクセス不良のため Excluder を使用．3 ピースで両側 CIA ランディングの予定．

3）手術経過
左アクセスにてメインボディ（23×14×12）を留置．造影確認後（図 1a），対側右脚（16×11.5）を内外腸骨動脈分岐部手前にランディング．

中枢から順にタッチタップ．右脚末梢端の広がりがやや悪いようにみえたため，末梢端にバルーンの位置を合わせて拡張．バルーンに圧がかかると横方向に伸び，脚の外にもバルーンが

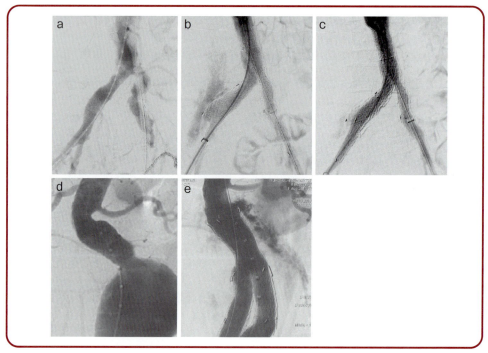

図 1　手術経過
　a：右総腸骨動脈は中央部分がやや太く，内外腸骨動脈分岐部で再び細くなる．
　b：右脚留置後，右内外腸骨動脈分岐部付近に著明な extravasation．
　c：右脚を外腸骨動脈まで延長したが，extravasation 残存．
　d：中枢ネック損傷症例．中枢ネックは大きく屈曲しており，その下は部分的に拡張あり．
　e：中枢ネック損傷症例．ステントグラフト中枢端は屈曲部直下の拡張している部分にあり，バルーンかけたことで端の部分の大動脈が損傷した．
　（d, e：黒澤弘二：中枢 neck の穿孔．大木隆生：腹部大動脈瘤 ステントグラフト内挿術の実際，医学書院，p.230（図 3），p.231（図 6），2010 より許諾を得て転載）

少しかかっていたがそのまま圧をかけた（このとき，突然圧がスッと抜けたような感じがしたがあまり気にしなかった）．

続いて同側左脚の延長（16×9.5）を行ったが，急に血圧低下あり．造影にて右脚の末梢端付近で著明な extravasation あり（図1b）．右脚末梢端での動脈損傷と診断．脚を右 EIA まで延長すれば止血できるだろうと考えた．右内腸骨動脈（IIA）は脚を延長すれば自然に閉塞するだろうと判断．イリアックエクステンダー 14.5×7.0 と 10×7.0 を順に追加して右脚を EIA まで延長．

造影を行うと extravasation が続いていた．連結部からの Type Ⅲ endoleak を疑いレッグ12×10で裏打ちをしたが，extravasation は消失しなかった（図1c）．よくみると右 IIA は逆向きに流れており，左 IIA の血流が右に回って右 IIA を逆向きに流れて損傷部から出血しているものと考えられた．

次の対処は？

4）先輩医師からのアドバイス

次の手がすぐに思いつかない，もしくは追加デバイスを出すまで時間がかかる場合はバルーンによる出血のコントロールを行う．出血点を抑えようとするとタッチアップバルーンは径が大きいことから損傷部位をさらに押し拡げてしまう可能性があるため，損傷部位より中枢のステントグラフト内で拡張して遮断する．

右脚を EIA まで延長したが extravasation が消失しなかった理由としては，タッチアップバルーンによる血管損傷が内外腸骨動脈分岐部まで及んでしまい，IIA からのバックフローによる出血が続いたものと思われた．

血管内治療で止血困難と判断した場合は open conversion を躊躇すべきではない．

5）トラブル回避ポイント

本症例では血管内治療での止血は困難と判断．右下腹部に斜切開を追加して IIA 分岐部を露出，起始部で結紮することで止血を得られた．

瘤ではなくても動脈径が正常部より太い部位は壁が脆弱化している可能性がある．また，高度石灰化がある場合やステントグラフトの端が屈曲部にかかっている場合も過度なバルーン拡張で血管損傷する可能性がある．本症例の右 CIA は拡張軽度であるが，分岐部に近づくにつれ細くなり石灰化があった．一見すると末梢端の拡がりが悪いようにみえ，その部位にバルーンをしっかりかけてしまったことにより血管損傷をきたしたものと考えられた．このような場合は慎重にバルーンをかける必要がある．

タッチアップはインデフレーターを使用しないのでどの程度の圧をかけているのかは手の感触と透視所見で感じ取るしかない．

別の症例で中枢ネック固定部のタッチアップで血管損傷を起こした造影を示す（図1d, e）．この症例は中枢ネックが部分的に拡張していることに加えて屈曲部にステントグラフト端がかかっており，そこにバルーンをしっかりかけたことにより extravasation が生じた．腎動脈直下まで少し距離があったためアオルタエクステンダーを挿入（その際，挿入後のタッチアップは無理しない）することで止血を得られた．

6）反省点

固定部の動脈に内径差があり，石灰化もある総腸骨動脈にタッチアップバルーンをしっかりかけてしまった．

Ⅲ．各論❷：Critical Case Simulation & Checklist

❹ 血管内治療時に右総大腿動脈の穿刺部出血をきたした症例

1）このトラブルから学べるポイント
- 適切な圧迫止血の重要性
- 超音波ガイド下のプローベ圧迫法

2）症例
　某科で血管内治療（EVT）を施行．
　右総大腿動脈に 6F シースを挿入．手技終了．
　シース抜去部を卒後 8 年目の医師が用手的圧迫止血を約 15 分間行い，アンギオロールとバンテージで固定し退室．病棟帰室後，ベッド上安静．
　翌朝，病棟レジデントが穿刺部膨隆ないことを確認し，アンギオロールを除去．安静解除となり，リクシアナ内服．
　同日，治療後ルーチンの造影 CT 検査施行．右総大腿動脈から腹側への造影剤血管外漏出を認めた（図 1）．穿刺部出血と診断し，アンギオロールとバンテージで穿刺部を再度，圧迫固定．ベッド上安静・車椅子可とし，経過観察．
　その翌朝（EVT 後 2 日目）に圧迫解除．病棟レジデントが穿刺部血腫の拡大がないことを確認し，リクシアナ内服．
　EVT 後 3 日目，右鼠径部の疼痛と膨隆が増悪したため，再度，アンギオロールで圧迫固定．リクシアナは内服継続．その後，圧迫固定のまま造影 CT 検査施行．造影剤の血管外漏出は残存し，皮下血腫も増大していた（図 2）．この時点で，血管外科にコンサルト．
　卒後 7 年目の外科医（血管外科 3 年目）が某科の圧迫固定を除去し，血管超音波検査を施行．CT で同定された部位からの出血を確認した．
　肥満と皮下血腫拡大による鼠径部膨隆で，圧迫止血は困難であることが予想された．しかしながら，超音波ガイド下のプローベ圧迫で止血を得ることができ，そのまま 60 分間，プローベによる圧迫止血を継続した．
　プローベ圧迫解除後も，超音波検査で止血が得られていることを確認．穿刺部をアンギオロールで固定し，造影 CT 検査を施行した（図 3）．

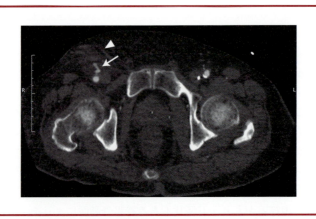

図 1　右総大腿動脈腹側に造影剤の血管外漏出（矢印）と皮下血腫（白矢頭）を認める

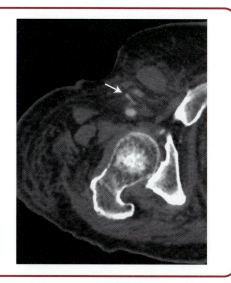 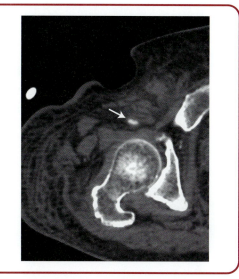

図2　圧迫が不十分で造影剤の血管外漏出が残存（矢印）

図3　適切な圧迫により，動脈内腔は保たれ，止血も得られている（矢印）

　適切な圧迫止血により造影剤の血管外漏出は消失していた．大腿動脈の内腔は保たれ，内側に位置する大腿静脈の開存（圧迫されていない）も確認できた．

　当科による止血の翌日（EVT後4日目），圧迫解除．超音波検査で止血が得られていることを確認し，安静解除．同日はリクシアナ内服中断．

　翌朝（EVT後5日目），再度，超音波検査で止血を確認し，リクシアナ内服再開とした．

3）先輩医師からのアドバイス

　抗凝固薬を内服している場合には，より慎重な経過観察が必要である．いったん，止血がなされていても，安静解除となってから穿刺部出血することがある．

　ひとたび皮下血腫で穿刺部が膨隆すると，圧迫止血が非常に困難となる．肥満患者の場合にはなおさらである．したがって，患者が穿刺部の疼痛や膨隆を訴えた場合には，速やかにベッドサイドで超音波検査を施行すべきである．

　穿刺部の止血デバイスは塞栓や感染の合併症があり，安易に頼ることなく，原則，用手的圧迫止血が基本となる．日頃から血管超音波検査に習熟し，適切なプローベ圧迫手技を身につけておくことが肝要である．

　長時間の圧迫は静脈血栓を誘発することがあるので注意が必要．

4）トラブル回避ポイント

　圧迫止血が困難な場合，仮性動脈瘤内へのトロンビン注入や外科的血行再建が必要となる．

　穿刺部トラブルでは，急性動脈閉塞や仮性動脈瘤に感染が合併すると，血行再建が困難となり，最悪，下肢切断にいたることもある．

　鼠径部穿刺の直前に，超音波検査で総大腿動脈，浅・深大腿動脈の走行と，透視下で大腿骨頭の位置関係を把握したうえで，血管穿刺部位を決定する．超音波ガイド下穿刺ではさらに，石灰化部位を避けることもでき，最も適切な部位の穿刺が可能となる．

　穿刺部位が低位で，浅大腿動脈を穿刺するときに圧迫止血が不十分となりやすい（今回の提示

Ⅲ. 各論❷：Critical Case Simulation & Checklist

症例は総大腿動脈穿刺がなされていた）．浅大腿動脈は解剖学的にやや深い位置を走行し，背側に圧迫止血の土台となる大腿骨頭がないためである．

中枢側穿刺では，鼠径靱帯を貫いて止血困難となる場合や，後腹膜への血腫をきたすおそれがある．後腹膜血腫は穿刺部の膨隆や皮下血腫が顕性化せず，血圧低下，ショックなどで発見されることがあり，極めて危険である．

肥満患者の場合には，アンギオロール（枕子）とバンテージによる圧迫ポイントがずれてしまうことが少なくない．病棟に帰室し，ベッド移動後に圧迫部位が適切か否かを再度確認することも重要である．

5）反省点

治療翌日のCT検査で穿刺部出血を認めた時点で，診療科による超音波検査を行うべきであった．

病変部に対する血管内治療手技のみならず，穿刺部位の決定および止血操作にも十分留意する．

❺ Leriche 症候群の血管内治療後に急性上腸間膜動脈閉塞症をきたした症例

1）このトラブルから学べるポイント
- 治療法（デバイスなど含め）の適切な選択
- 腸骨動脈損傷への対処
- 最終造影の適切な評価

2）症例
　74歳男性．糖尿病，心筋梗塞の既往があるものの ADL は良好，保存的加療で改善しない跛行症状のため血行再建となった．

　ABI は右 0.32，左 0.52，トレッドミルでは最大歩行距離 77 m，回復時間 10 分以上であった．CT では腎動脈分岐部直下から両外腸骨動脈まで完全閉塞をきたしていた（図 1a）．

　大動脈腸骨動脈領域病変の PAD では血管内治療（EVT）を第一選択としていた．

　両鼠経，左上腕動脈アプローチで開始，低位である左腎動脈は塞栓症のリスクを考慮しあらかじめワイヤーを留置，大動脈腸骨動脈閉塞部ワイヤリングに成功した．前拡張後ステント（LUMINEXX®）留置，後拡張後の造影で拡張不良と判断し（図 1b），さらに 8 mm バルーンで拡張させた．その際，血管損傷を起こしたため胆管用 covered stent を留置した（図 1c）．手技時間は 440 分となった．最終造影では血行再建に成功し両腎動脈も造影された（図 1d）．

　腹痛の訴えがあったため帰室数時間後に CT を撮像した．上腸間膜動脈閉塞にて緊急腸切除術を要した（図 2）．

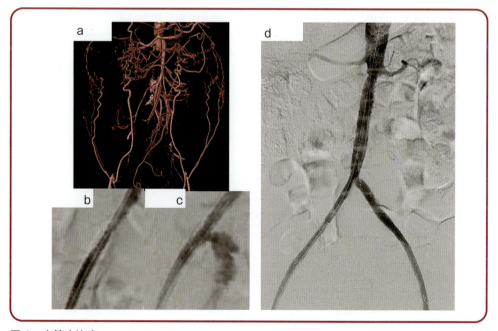

図 1　血管内治療
　a：術前 CTA
　b：腸骨動脈ステント留置，後拡張後
　c：腸骨動脈からの extravasation
　d：最終造影

Ⅲ. 各論❷：Critical Case Simulation & Checklist

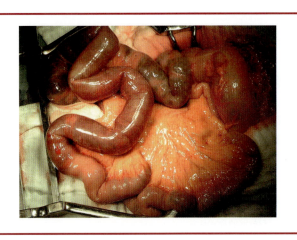

図2　緊急腸切除術時の開腹所見

3）先輩医師からのアドバイス

　10年程前の症例でデバイスの制限があった．血栓性病変に対してはセル孔の小さいステントを選択したり後拡張に小径バルーンを選択したうえで，拡張不良であっても慢性期拡張に期待したりするなどの配慮がなされてきた．

　しかし，末梢塞栓症と異なるSMA塞栓症であり，高位大動脈閉塞では腎動脈，SMAの塞栓予防をどのように行うか議論の余地がある．

　EVT後最終造影でSMAが造影不良となっていた．最終造影を入念に確認していれば，治療介入がより早くできた可能性がある．

　血管損傷を合併し止むを得ないケースではあるが跛行症例であった．手技時間が長時間にわたると放射線被曝量も問題となる．"勇気ある撤退"を含めどこまで治療するか術者，スタッフの共通認識が必要となる．

4）トラブル回避ポイント

　高位大動脈閉塞症例大動脈腸骨動脈慢性完全閉塞症例における血管内治療の適応につき検討すべきだろう．われわれは現在，高位大動脈閉塞症の血行再建では外科的手術を第一選択としている．

　血栓性病変治療時の後拡張は控えめに行う．

　バルーン拡張時には痛みの有無を確認する．

　症例によっては腸骨動脈血管損傷に備えcovered stentのバックアップが必要となる．

5）反省点

　後拡張を追加し血管損傷してしまったこと．

　最終造影の評価が不十分であったこと．

　術式として血管内治療にこだわったこと．

2. 若手外科医が実際に経験した事例・対処・転帰

❻ 腹部人工血管置換術中の遮断鉗子で動脈を損傷した症例

1) このトラブルから学べるポイント
- 腹部大動脈瘤手術における鉗子操作のピットフォール
- 腹部大動脈損傷時の対応

2) 症例

　83歳男性．術者と5年目の医師とで開腹による腹部大動脈瘤切除人工血管置換術を開始した．腹部正中切開を行い腹腔内に到達した．後腹膜を切開し腹部大動脈から両側総腸骨動脈（CIA）を露出した．腎動脈下の正常径の腹部大動脈をテーピングした径は20mm超で，やや拡大している印象であった．CIAは両側とも正常径であったため，これらをテーピングして，吻合は両側ともCIA起始部で行うことにした．

　右CIAテーピングの際，総腸骨静脈を損傷し，4-0ポリプロピレンで修復した．出血量は少量で血圧の変化はなかった．1mg/kgのヘパリンを投与してから腹部大動脈，左右CIAを遮断した．中枢遮断の際に遮断鉗子を横方向でかけようとしたところ，鉗子で瘤起始部の後壁を貫通し出血を認めた．用手的に圧迫しながら直の遮断鉗子でより中枢側を縦方向にかけて遮断し直した．瘤の正中を切開し，内腔を観察すると損傷部を切除しても十分に中枢側吻合部をとれると判断した．Y-graft（INTERGARD®, 20×10mm）を用いて人工血管置換術を行った．

3) 先輩医師からのアドバイス

　まずは出血部位を指で押さえ，出血をコントロールし，気持ちを落ち着ける．大動脈を損傷し出血をきたしていることを麻酔科をはじめ周囲へ周知し急速輸液などの準備を進める．

　損傷部位の中枢側での遮断のため大動脈周囲の剝離を行う．その際には全周にわたり剝離する必要はなく，側面を剝離して縦に遮断鉗子をかけて椎体へ押しつけることで遮断できる．ただし後壁や前壁に板状の石灰化がない場合に限るため術前のCTで評価しておく．

　大動脈壁が脆弱であった場合，より中枢側での損傷をきたす可能性があるため次の一手（大動脈閉鎖バルーン挿入など）を考えておく．

　若手が助手の場合，このような不測の事態には手が止まるため，吸引する部位などの具体的な指示を出す．

4) トラブル回避ポイント

　腎動脈下腹部大動脈瘤手術において大動脈瘤頸部の露出，テーピングは重要な操作である．テーピングをせずとも大動脈遮断は可能であるが，筆者らは遮断鉗子を横方向からかけることが吻合を容易にすると考え，大動脈頸部をテーピングして鉗子をかけている．大動脈周囲を十分に剝離することが直視下での操作を可能にし，副損傷を避けるためにも重要であるが瘤の形態や体形により，時に狭い術野での鉗子操作を余儀なくされる．鉗子の挿入に抵抗があった場合は無理をしないことが肝要である．

　日本血管外科学会がホームページで公開している2013年の全国集計結果によると非破裂腹部大動脈瘤人工血管置換術での術後30日以内の死亡は約1.0%（69/6,642）と安全な手術になってきている[1]．これには麻酔技術を含めた周術期管理の改善も大きいが，さらなる成績向上のためには手術手技の向上も不可欠である．

Ⅲ. 各論❷：Critical Case Simulation & Checklist

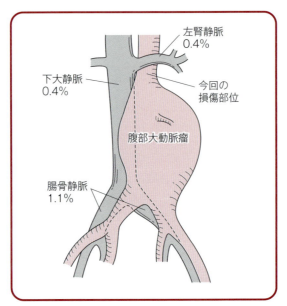

図 1　静脈損傷部位と頻度
（文献 3 を参考に作成）

　手術手技が治療成績に影響を及ぼすものとしては出血量があげられる．開腹での腹部大動脈瘤手術において術中出血量は 750～1,700 mL とされている[2]．瘤内の血液や腰動脈などからのバックフローなど致し方ない部分もあるが下大静脈や腎静脈，腸骨静脈といった大動脈瘤周囲の静脈損傷が出血量の増加を招き，予後に影響する可能性がある[3]（図 1）．今回の症例でも腸骨静脈の損傷がみられた．静脈損傷を気にするあまり動脈に沿った鉗子操作に気を取られた可能性が否定できない．大動脈のテーピングに際し後壁を損傷することは開心術における上行大動脈テーピングの合併症としてもみられ，注意喚起がなされている[4]．損傷した場合は用手圧迫し，修復に向けた操作を進める[4]．

　症例を重ねるに従って破裂性や炎症性，開腹歴のある症例といった動脈剝離に難渋する手術を経験することになる．また，静脈自体の走行異常もある[3]．このような症例では副損傷を完全に予防することは困難であるが，剝離面を認識すること，粗暴な操作を避けること，より広い視野での操作を心がけること，解剖を熟知し術前の CT 評価を頭に入れていることが重要と考える．

5) 反省点
　鉗子操作の際に誤った方向へ先端を向かせ，さらに過度の力をかけてしまった点．
　鉗子が通りにくい場合にはこじったりせず，縦に遮断するなど他の方法へ切り替える．
　副損傷をきたしても心を落ち着けて手術を進める．

文献

1) 血管外科手術例数アニュアルレポート 2013
   http://www.jsvs.org/ja/enquete/aggregate_2013re.pdf
2) Ho P, Ting ACW, Cheng SW: Blood loss and transfusion and elective abdominal aortic aneurysm surgery. ANZ J Surg **74**: 631e4, 2004
3) Hans SS, Vang S, Sachwani-Daswani G: Iatrogenic Major Venous Injury Is Associated With Increased Morbidity of Aortic Reconstruction. Ann Vasc Surg 2017 Sep 5. [Epub ahead of print]
4) Khonsari S, Sintek CF: Preparation for Caridioplmonary Bypass, Cardiac Surgery: Safeguards and Pitfalls in Operative Technique, 3rd Ed, Lippincott Williams & Wilkins, p.20-33, 2003

Ⅲ. 各論❷：Critical Case Simulation & Checklist

❼ 腹部人工血管置換術時に腸骨静脈を損傷した症例

1）このトラブルから学べるポイント
- 腸骨静脈損傷時の対処方法
- 腸骨動脈の確保について

2）症例
　75歳男性．腹部大動脈瘤，右腸骨動脈瘤の診断にてY型人工血管置換術が予定された．術式は腹部正中切開によるアプローチで開始となった．

　開腹後，腸管を周囲に圧排して腹部大動脈瘤の前面を露出する．後腹膜を切開して，動脈瘤頸部を露出する．周囲の組織を十分剥離し，頸部を確保した．

　続いて末梢側の確保に移り，右総腸骨動脈に軽度瘤化を認めるが，内外腸骨動脈分岐上で吻合可能と判断し，右総腸骨動脈の末梢で確保することとした．

　動脈瘤に伴う炎症のために後方を走行する腸骨静脈との間には若干の癒着を認めた．慎重に剥離操作を施行していたが，ライトアングル鉗子で総腸骨動脈裏面を通したところ，下から湧き出てくるように静脈性の出血を認めた．

　動脈の背側のため出血点の確認は容易ではなかったが，なんとかガーゼで圧迫しながら出血点を確認し，シート状止血薬で止血を試みたが，十分な止血が得られなかった．そこで，ポリプロピレン糸によるZ縫合による止血を試みたが，針先の角度が悪かったためか静脈がさらに裂けてしまった．出血がさらにひどくなったため，ツッペル鉗子で出血点の中枢と末梢を圧迫した状態で出血をコントロールしたあと，プレジェット付きのポリプロピレン糸によるU字縫合で止血を行った．

　この部位での動脈確保は回避し，炎症のほとんど及んでいない内外腸骨動脈をそれぞれ確保して事なきを得た．

　左側の末梢側は炎症による癒着はなく総腸骨動脈で確保を行い，その後は瘤切開後に腰動脈の処理を行い，Y型人工血管置換術を施行した．中枢側は大動脈を離断し連続吻合を行ったが，末梢側については離断時に再度静脈損傷のおそれもありinclusion法による連続吻合を行った．

　なぜこんな事態になってしまったのだろう？

3）先輩医師からのアドバイス
　特に動脈硬化性変化が強いときには血管周囲が炎症性変化で動脈と静脈との間に高度な癒着があるため背側の剥離は慎重に行う必要がある．

　むやみやたらに止血鉗子で静脈を遮断しようとすると，別の部位の静脈が損傷を起こし，傷口を広げる可能性があるので注意が必要である．

　出血が十分にコントロールできていない状態で，針糸をかけようとすると静脈が裂けたり，またかけ過ぎることで静脈が狭窄・閉塞してしまうことがあるため注意が必要である．

　止血，修復という観点からいうと動脈より静脈のほうが対応に難渋することが多い．動脈の背側で大量に出血してくるためにコントロールが容易ではなく，出血点を確認しようとする間に逆に出血量が多くなってしまう．よって，出血時は慌てずにまず用手的に圧迫をして出血のコントロールを行い体制を整える．その間にシート状の止血薬や針糸の準備をしたり，損傷の大きさによっては大腿静脈穿刺によるバルーンカテーテルなどの準備もしておく必要がある．

2. 若手外科医が実際に経験した事例・対処・転帰

4) トラブル回避ポイント

術前のCTで動脈や静脈の走行を正確に把握しておくことで，術中に確認しながら血管にアプローチすることができる．通常，大動脈は第4腰椎付近で左右の総腸骨動脈に分かれる．右総腸骨動脈の後方を左腸骨静脈が走行して右腸骨静脈と合流してから下大静脈となる．まれに静脈走行異常のケースがあり注意が必要である．

動脈瘤近くの炎症のあるところでは慎重に剥離を行い，癒着が強い場合は無理な剥離は行わない．冷静に判断し，剥離が困難な場合には手間は増えるが炎症の比較的及んでいない内外腸骨動脈をそれぞれ確保することも大事である．

基本的なことではあるが剥離が十分できていない状態で盲目的にさらに強引に鉗子を突っ込まない．

出血時は慌てず，慎重に出血点を探す．

ガーゼやシート状止血薬などによる圧迫止血でも止血できない場合はポリプロピレン糸を使用し，Z縫合やタバコ縫合で止血する．さらに止血できない場合はプレジェット付きのプロピレン糸を使用することも考慮する．縫合時に止血が制御できない場合は大腿静脈からのバルーンカテーテルで止血操作をすることも考慮する．

無血野をいかにつくり，損傷部位の正確な確認が安定した状態で修復できるか否かが重要なポイントである．

5) 反省点

炎症がひどく癒着があるところで十分な剥離を行わずに鉗子を通してしまった点．

出血時には慌てずに出血点を確認し，いくつかの止血法を確認しながら確実な方法で止血する．

Ⅲ. 各論❷：Critical Case Simulation & Checklist

❽ 下肢バイパス術直後に動脈閉塞をきたした症例

1）このトラブルから学べるポイント
- バイパス血流評価のポイント
- グラフト不全の修繕方法

2）症例

70歳代男性．閉塞性動脈硬化症により，右第5趾は壊死しており，自家静脈を用いた右総大腿–膝下膝窩動脈バイパスが予定された．

手術は全身麻酔下に，右鼠径部にて総大腿動脈，浅大腿動脈および大腿深動脈をテーピングし，コントロールした．膝下膝窩部で内側アプローチにて膝下膝窩動脈をテーピングし，コントロールした．

右大伏在静脈を採取，トリミングしたのちに，フリーグラフト，non reversed法として右総大腿動脈に端側吻合した．吻合はheel，toe側はそれぞれ3点結節縫合を支持とし，側壁は連続縫合で行った．

グラフトは，静脈弁カッターにて弁を破砕したのちに，皮下ルートを通して膝下膝窩部に誘導した．

エアターニケットを用いて駆血し，誘導したグラフトを膝下膝窩動脈に端側吻合した．吻合はheel，toe側はそれぞれ3点結節縫合を支持とし，側壁は連続縫合で行った．

駆血を解除し，グラフトの拍動は触知可能であったが，膝下膝窩動脈の拍動は弱かった．末梢吻合部を確認すると，グラフトのheel側に引きつれを認めた．

いったい何が起こったのか，どのように評価するのか，トラブル回避の方法は？

3）先輩医師からのアドバイス

この症例では，グラフト造影を行うと，末梢吻合部に造影欠損を認めた（図1）．再度エアターニケットを用いて駆血し，末梢吻合部heel側の連続縫合糸を離断した．内腔を観察すると1針が深く入り過ぎ，反対側の血管壁を縫込んでいた．確実に内腔を確認しつつ，結節縫合を数針追加し，離断した連続縫合糸と結紮した．グラフト造影にて末梢吻合部に問題なく，末梢血流が良好となったことを確認した．このように内腔の確認が難しい場合には，後壁側の縫込みを予防するために，最後の数針は，サーフロ針でヘパリン生食を注入し，吻合部を拡張させてから縫合することもある．また，heel側をよく内腔を確認しながら縫合したい場合には無支持連続縫合（パラシュート吻合）がよい場合があるので参考にされたい．

末梢吻合部トラブルの場合は，吻合部からより末梢動脈にかけて静脈パッチ血管形成が必要になることがあるが，最初の吻合で連続縫合していると，切開した際に吻合糸が離断される．特にtoe側は3点から5点の結節縫合をしていると，このようなトラブルに対処しやすい．

今回の症例では術中にトラブル回避できたが，術翌日に早期閉塞に気づいた場合は，静脈グラフトの血栓除去が必要になる．reversed法では静脈弁が障害となることがあるが，in situ法やnon reversed法ではあらかじめ静脈弁カッターで弁が破砕されているため血栓除去がしやすい．血栓除去の容易さが主目的ではないが，標的血管と静脈グラフトの口径差を考慮してnon reversed法を多く選択している．

2. 若手外科医が実際に経験した事例・対処・転帰

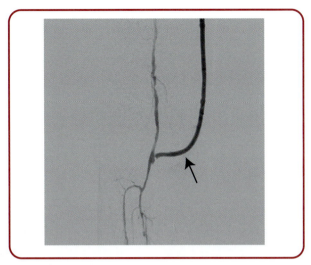

図1　グラフト造影

4) トラブル回避ポイント

　術中造影による末梢吻合部の評価を行っていれば，吻合後の造影で狭窄を認めた場合に，テクニカルエラーによる吻合部狭窄か手術操作に伴う血管攣縮かの判断材料になる．血管攣縮が疑われれば，血管拡張薬（希釈したミリスロールなど）をグラフトから動注したのちに，時間をあけて再度血管造影で確認している．

　術中のグラフト評価の方法として，グラフト造影に加えて，血流計による血流量，血流波形の計測を行っている．今回の症例では再吻合後の血流量は73 mL/min，I型波形であった．グラフト血流量が10 mL/min 未満の場合は，プロスタグランジン製剤のグラフト内持続動注を考慮してもよい．

　自家静脈バイパスの早期閉塞の原因として，今回の症例のような吻合部のテクニカルエラーのほかに，静脈グラフトのトラブルが考えられる．まず，グラフトとして使用する静脈の血管径や性状を術前にCTやエコー検査で評価し，最善の静脈を選択することが重要となる．グラフトのねじれによる早期閉塞を防止するために，グラフトは必ず加圧した状態でマーキングすることや，グラフトのツッパリによる早期閉塞を予防するために，膝関節を伸展させた状態でグラフト長を決定することなどがポイントとしてあげられる．

5) 反省点

　エアターニケットによる駆血を行っていても，膝下膝窩動脈の吻合は，術視野が比較的狭いため，指導的助手側からもみえにくく，吻合ラインの観察が不十分となっていた．本症例のようにheel，toe 側の3点結支持，側壁連続縫合を行う場合は，特に最後の数針は内腔の確認が難しいため，1針1針確実に吻合する必要があった．吻合の際に内腔の確認ができず，少しでも不安が残った場合は，やり直す手間を惜しんではいけないと反省した．

Ⅲ. 各論❷：Critical Case Simulation & Checklist

❾ 腹部大動脈吻合部から native aorta が裂けて出血をきたした症例

1）このトラブルから学べるポイント
- ●大動脈縫合時の注意点
- ●大動脈吻合部からの出血，特に native aorta が裂けた場合の対処方法

2）症例
　75歳男性．左腎動脈分岐から大動脈瘤までの距離が短く中枢ネックが確保できないため open repair を選択．

　大動脈吻合部位に軽度の粥腫がありそうだが，両腎動脈間で大動脈遮断し左腎動脈直下の大動脈で吻合し，特別な腎保護を要しない症例と思われた．

　開腹アプローチで施行．左腎静脈を剝離し，左腎動脈を確認．やや狭苦しい視野ではあったが，その中枢側で大動脈をテーピングできた．末梢は両側総腸骨動脈にて遮断予定で，腸骨静脈に注意し遮断部位を確保できた．

　ヘパリンを投与し ACT 延長を確認後予定部位で遮断．瘤を切開し，腰動脈からの出血を止めたあと，左腎動脈末梢で大動脈を離断した．CT 所見どおり粥腫があり可及的に除去，よく洗ったあとに吻合に入った．このため吻合部の一部は，内膜が欠落する状態となった．

　4-0 モノフィラメント糸でいつもよりは急いで連続縫合し人工血管と吻合．内膜面の一部で，針穴が裂けているのが観察されたが，許容範囲と判断した．遮断を人工血管に架け替えた．左腎虚血時間は30分であった．

　吻合部から少量の出血はあったが許容範囲と判断し，末梢側を吻合，下肢虚血を解除し，血圧が回復したところでプロタミン投与を指示した．

　中枢吻合部の一部から出血が持続しており，よく観察すると縫合糸の脇から僅かだが動脈性出血を確認し，追加針が必要と判断した．大動脈は減圧して縫合したほうがよいことはわかっていたが，プロタミン投与後でもあり，非遮断下に行うこととした．

　同部位に 4-0 モノフィラメント糸でマットレス縫合をかけたが，結紮後から出血量は明らかに増加してしまった．出血量増加に伴い視野不良となり，手間取っている間に，「血圧70台です！」との声が聞こえた．

3）先輩医師からのアドバイス
　出血時には循環動態への配慮が必須であり，速やかな止血が望ましいことは言うまでもないが，容易に止血できそうにないときは，用手的な一時止血を図り，麻酔科医師との連携，補液や輸血の確保，冷静に自分の技量を考慮し上級外科医師へ連絡するなどが，大事にいたらないためには重要である．

　出血しているときは視野不良となっていることが多く，いかに良好な視野を確保するかを考える．運針に必要なスペースも確保しなくてはならない．再遮断せずに出血を制御しながら運針することが可能か，再遮断は安全に可能か，sucker の位置は適切か若しくは sucker work に専念してくれる助手はいるかなど，一時的な止血を図りながら準備を整えることが成否を左右する．

　よく観察を行い出血部位および原因を判断する．native aorta が裂けて出血しているときは，縫合ラインよりも native aorta 側から出血がみられ，出血量が時間経過とともに増加してくると

きは拍動に伴い裂け目が拡大している可能性がある．追加針は，フェルト付の縫合糸を用いてマットレス縫合を裂けた部分の更に中枢から人工血管まで運針し結紮，もしくは人工血管側から裂けた先の native aorta に針を出しフェルト補強して結紮する．前者の場合，刺入点の針穴を大きくしがちなので，針の弯曲を素直に使うよう心がける．助手が息を合わせて用手的止血を行い出血量削減を図る．

　大動脈遮断し，無血野での運針，大動脈内圧を減圧した状態での結紮が望ましいが，プロタミンリバース後の遮断は躊躇することがある．非遮断下に施行した止血操作で寧ろ出血が悪化してしまった場合や出血量が明らかに多い場合には遮断下での縫合止血を考慮すべきである．ヘパリン化なしで腹部大動脈瘤手術が行われた臨床研究において大動脈遮断に伴う末梢動脈血栓症を増加させることはなかったとの報告もあり，通常短時間の遮断であればヘパリン化なしで可能と思われる．

　吻合方法として連続縫合を採用している施設が多いと思われるが，上記マットレス縫合を追加した場合，連続縫合糸に緩みを生じる可能性がある．連続縫合糸に緩みが生じた場合には"まし締め"が有効であり，連続縫合糸を nerve hook で牽引し緩みの部分で形成されたループ内に別の糸を通し，それを牽引しながらマットレス結紮後の縫合糸のひとつをまき糸として結紮することで，連続縫合糸の緩みをとることが可能である．

4）トラブル回避ポイント

　大動脈組織が cutting し止血に難渋するような場合，もともとの大動脈性状が不良なことが多く，粥腫や石灰化を除去し外膜のみでの吻合となる場合や解離症例で偽腔壁に運針する場合には注意を要する．吻合前に大動脈の性状をよく観察し，性状が不良な場合には，より細心の吻合操作，フェルト補強などにて cutting 予防を図る．

　針の弯曲を意識した丁寧な運針，組織と人工血管を寄せながら糸を牽引すること，連続縫合糸に緩みを認めた場合には nerve hook にて丁寧に緩みを取ることなど，日頃から愛護的は吻合操作をマスターしておく．

5）反省点

　脆弱と判断した際に予防策を行わなかったこと．
　中枢吻合部からの出血を放置し，末梢吻合に移行したこと．
　脆弱な部位への追加針を，減圧せずに結紮したこと．

文献

1) Thompson JF, et al: Intraoperative Heparinisation, blood Loss and Myocardial Infarction During Aortic Aneurysm Surgery: A Joint Vascular Research Group Study. Eur J Vasc Endovasc Surg **12**: 86-90, 1996
2) 心臓血管外科学会ホームページ　手術手技と解説（血管）　血管外科手術手技の解説　1.腹部大動脈瘤　外科手術　古森公浩

Ⅲ. 各論❷：Critical Case Simulation & Checklist

3. エキスパート外科医の肝を冷やした一例

❶ 高度の癒着剥離に苦労した若年女性の自己弁温存大動脈基部再建術

　患者さんは 20 歳代前半の，婚約者のいる綺麗な女性だった．近医で心雑音を指摘され，大動脈弁閉鎖不全の評価目的に，筆者の外来に紹介され婚約者といっしょに来院した．現在症状はなく，事務系の仕事をしていて，近い将来，出産を希望しているとのことであった．現在妊娠していないことを確認ののち，心エコー検査と CT 検査を行った．上行大動脈は径 5 cm に拡大し，3 度の大動脈弁閉鎖不全症が認められた．左室の軽度拡大もあった．

　大動脈弁温存大動脈基部再建術のよい適応と考え，手術治療を勧めた．患者さんと婚約者の理解は良好で，手術治療の方針となった．通常のごとく手術準備を進め，胸骨正中切開でアプローチした．心膜を開けてみると，大動脈周囲に強固な癒着があり，大動脈炎症候群であることが判明した．術前の炎症反応はネガティブであったが，後から CT を見直すと，大動脈壁の肥厚が疑われた．大動脈と肺動脈の癒着が高度で，剥離の際に肺動脈壁を損傷し，止血，修復に大変苦労した．上行大動脈の剥離に時間を要したが，何とか David 法で大動脈弁温存基部再建術を完遂した．

　幸い，術後の経過は良好で，軽度の AR は残存したが，左室径の拡大は進行せず，その後，妊娠して，無事にかわいい女の子を出産した．元気な赤ちゃんとともに筆者の外来を受診し，現在は残存する AR の経過を観察中である．若い女性の場合，大動脈炎症候群の可能性も考え，術前の慎重な評価が重要と，改めて思った次第である．

❷ 遮断解除直後に Valsalva 洞から血液が噴き上がった急性大動脈解離の一例

　それは，関連病院の部長職に就いてはじめての急性大動脈解離で，夜中の３時過ぎからの緊急手術だった．Ⅰ型解離で急性の AR も伴っており，上行置換と大動脈弁吊り上げで何とか切り抜けたかに思えた．しかし，遮断解除し，心拍再開３心拍目に，右の Valsalva 洞から血液が噴出．慌てて指で押さえた．「一体何が？　まさか基部破裂…」，一瞬途方に暮れた．頭を上げると，麻酔科，人工心肺技師，器械出し，助手，すべてのスタッフがこちらをみて，「先生どうするんですか？」と沈黙のなかで目だけで訴えかけている．こっちが聞きたい．「どうしたらいいの？」この瞬間，はじめて，自分が部長であり，最終責任者であることの何たるかを知った．誰にも聞けなければ，手術書を読むこともできない．自分の指は血液の噴き上げる大動脈基部を押さえたままで，ここからいっさい動けない．自分が行動を起こさなければ，患者は台上死．一瞬，頭が真っ白になり，時間が止まった．すでに２時間以上の心停止が過ぎていて，ようやく動いた心臓なのに…．残された方法は Bentall 手術？　でも一度もやったことがない．手術手順は？　composit graft のつくり方は？　基部の縫い方は？　…が，次の瞬間，師匠のやっていた Bentall 手術が走馬灯のごとく，突然，頭のなかを駆け抜けた．「一流の外科医になりたければ，よい手術をみていればいいのじゃ」いつもそう言われて，そんな馬鹿な…と思いつつも，幾度となく繰り返しスケッチしていた師匠の術式が，克明に頭のなかで再現され，やるべき手順が，みえた．度胸を決めて，人工心肺技師に血液の冷却を指示．追い詰められた究極の状況で，何かが体に取り憑いた．そこから先は，まさにトランス状態．卒後２年目の初期研修医を第１助手にして，何の迷いもなく，ぶっつけ本番の Bentall 手術に突き進んだ．合計約６時間にも及ぶ大動脈遮断後，心臓は拍動を再開した．患者は生きて無事退院した．

　手術をやらせてもらえないとか言っているより先に，先輩の手術を徹底的に頭に叩き込むこと．あますことなくスケッチに描き記すこと．誰の助けがなくても，どんな状況でも自分の頭で解決すること．日々の手術で，そういうイメージを常に持って臨むこと．そうすれば，本当に困ったときに，師匠が天から降ってくる．そして憑依する．

Ⅲ. 各論❷：Critical Case Simulation & Checklist

❸ 急性増悪した上大静脈症候群のため脳浮腫・意識消失をきたした Bentall 術後大動脈解離の緊急手術 — 腋窩静脈脱血による bail-out

　32 歳の Marfan 症候群の女性で Bentall 手術を受けた既往があった．息切れと顔のむくみで来院したが，弓部大動脈に解離が認められて入院となった．CT で大動脈周囲の滲出液がなく，炎症所見や D-dimer の上昇がないことから急性でないと判断して準緊急の予定手術を組んだが，患者は仰臥位になれず，偽腔の拡大による上大静脈・右肺動脈の圧迫は明らかだった．数日後急激に呼吸促迫，顔面チアノーゼを呈し気管挿管．CT で弓部の再解離と末梢側への進展，および高度の脳浮腫を認め，循環の維持が困難となって手術室に搬入した．逆 Trendelenburg 体位のまま全身麻酔をかけるとさらに循環荒廃した．同時進行で大腿動静脈バイパスを開始したが無効．とっさに頭の血を抜けばいいんだと思い直して，右腋窩静脈をダッシュで露出，脱血管を挿入して回路に追加するとあっという間に循環を維持できるようになった．このあと再胸骨正中切開を加えて通常の弓部置換を完遂することができた．術後は若いこともあってか無事すっきり目覚めた．肝を冷やした症例だった．GTCS に症例報告があるので参照されたい．

文献
1）　Koizumi K, et al: Gen Thorac Cardiovasc Surg **60**: 815-817, 2012

❹ 強固な石灰化のために大動脈弁置換が遂行できなかった一例

76歳女性．高安大動脈炎の慢性期で，大動脈弁輪，Valsalva洞，上行大動脈が全周性に高度石灰化していた（図1a, b）．右腕頭動脈分岐部に高度狭窄を有していた．6年前の70歳のときに，左右冠動脈入口部高度狭窄による不安定狭心症に対して，筆者がOPCAB 2枝（LITA-LADおよびRGEA-4PD）を施行していた．OPCAB時にはほとんどみられなかった大動脈弁狭窄が急速に進行し，体動時の胸痛を呈するようになった．バイパスはともに開存していた．経胸壁心エコーでは最大圧較差82 mmHgのASに3度ARが合併していた．胸部CTでは，典型的なporcelain aortaで大動脈弁輪から上行大動脈中部まで全周性に石灰化がみられた．今であればTAVIを考慮する症例であるが，当時はTAVIがなかった．CUSAを使用して脱灰しながらAVRを行う方針とした．

再開胸を行い，右大腿動脈送血，上下大静脈脱血で人工心肺を確立した．右上肺静脈から左心ベントを挿入した．右房を小切開してRCPカニューレを留置した．石灰化の比較的軽い上行遠位で大動脈を遮断した．心筋保護液は針の刺さる部分をどうにか見つけて，初回は順行性，2回目以降は逆行性投与した．大動脈切開はメスでは刃が立たず，強力な剪刀でようやく切開した．厚さ3〜5 mm程度の分厚い石灰層があり，まず切開部の上下の石灰化をCUSAで丁寧に脱灰して大動脈を縫合閉鎖できるように準備した．ST junctionの石灰化が著明で弁を観察できず，ここの脱灰も全周性に行った．弁がみえるようになるまでに1時間を要した．弁輪の石灰化はさらに分厚く，CUSAで脱灰を始めた．弁輪をある程度露出したが，弁の切除ができても人工弁の縫合は不可能としか思えなかった．

ここで，はたと手詰まりになってしまった．これ以上何もしないで大動脈を閉鎖することも頭によぎった．Bentall手術に移行することも考えた．しかし，高度な石灰化のためにcoronary buttonの作製は不可能であった．LMTとRCA近位も高度石灰化のため冠動脈入口部の閉鎖も困難であった．手術中に汗をかかない筆者が冷や汗をかいていた．そのときにふと思いついたことがあった．約20年前の心臓血管外科学会であったと記憶しているが，当時国立大阪病院にいた北村和雄先生が石灰化大動脈弁を脱灰して治療するrasping法と呼ばれる術式の有用性を報告した．当時は「こんな方法もあるのだな」程度の認識であったが，早速これを採用することにした．CUSAで丁寧に弁尖を全面にわたり脱灰して，弁の可動性を回復させることに成功した．

術後の心エコーでは，最大圧較差21 mmHgまで低下しARも1度となった．約2週間で退院した．しかしながら，その後数年経過して再び圧較差が徐々に上昇し始めている．

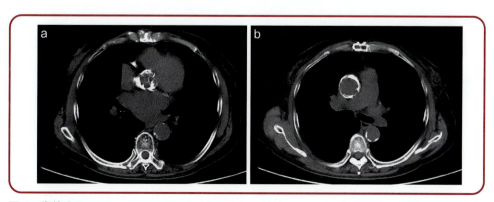

図1 術前CT

Ⅲ. 各論❷：Critical Case Simulation & Checklist

❺ 人工心肺送血による術中大動脈解離

　79歳女性．重症ASにて大動脈弁置換術を予定した．人工心肺（CPB）の開始に伴って，送血部より瞬時に中枢側にひろがる上行大動脈外膜下の膨隆がみられ，即座に，大動脈解離の発症を疑った．経食道心エコー（TEE）にて弓部〜下行大動脈の形態と血流動態を観察した．楕円形の真腔とその周囲に三日月型の解離腔を確認し，エントリーは確認できなかったが送血管挿入部からA型解離が発生したのであろうと推測した．真腔＞解離腔で真腔血流がしっかりと温存され，静脈還流量と動脈圧の著明な低下やCPB回路圧上昇がなく，瞳孔不同，心筋虚血や下肢虚血を認めず，進行性の著明なアシドーシスをきたさなかったので，腹部臓器虚血や脊髄虚血のリスクは低いと判断して，そのままのCPB下に手早くAVRを施行した．大動脈切開部は解離部を補強しながら縫合閉鎖し，送血カニューレを抜去したが，挿入部からの出血をコントロールできなかった．

　この時点で送血部位を大腿動脈へ転換し，20℃の超低体温循環停止とし，上行大動脈の解離の修復を行った．エントリーは送血部位であることを確認し，解離は前面半周に限局していたため，エントリー部を切除して辺縁の解離部をglueで接着し，人工血管の楕円形パッチを補填することで上行大動脈前壁の修復を施行した．解離発症後もTEEで観察するAVR中の解離形態や循環動態に悪化はなかった．手術1ヵ月後の退院時CTでは解離腔はほぼ消失していた．

　唯一の予防手段は大動脈解離が起こることを予測して，送血管挿入時の血圧を低めに管理して，正確に手術手技を行うことである．発症した場合にはCPBを即座に中止できるか，もともとの手術計画を中止するか，進行するかをチームで検討することが重要である．本症例では，大動脈解離の確認後に大腿動脈の真腔送血に転換し，AVRと上行大動脈の人工血管置換術を行うのが最もよかったと思われる．また，人工心肺開始後にはTEEにより大動脈灌流状態を経時的に観察することを推奨する．

❻ 僧帽弁置換 13 年後の再弁置換術中に左室破裂をきたした一例

　13 年前に機械弁にて大動脈弁および僧帽弁置換術を施行した患者．僧帽弁位の弁周囲逆流（PVL）が出現し，心不全と溶血のため手術となった．総ビリルビン 6.6 mg/dL，体血圧と等圧の肺高血圧，高度三尖弁逆流があった．僧帽弁位の人工弁は 1/3 周以上が外れ容易に切除できた．弁輪が弱く，ATS 弁周囲にウシ心膜を縫着して補強することにした．ATS 弁は 2-0 ポリエステル糸の水平マットレス縫合で弁輪に縫着し，ウシ心膜のカラーは左房壁に 4-0 ポリプロピレン糸の連続で縫着した．三尖弁輪は，MC3 を縫着した．

　大動脈遮断を解除し，人工心肺から離脱を試みた．突然右室下壁の心外膜より動脈性の出血を認めた．心臓を挙上すると弁輪周囲に血腫を認めたため，Type Ⅰ の左室破裂と診断した．フェルトで止血を試みたが無効であり，心停止下に ATS 弁を取り除いた．P3 に相当する弁輪直下に左室心筋の laceration を認めた．この部を 2×2cm のウシ心膜パッチを用いて，4-0 プローリーンで閉鎖し，再度 ATS 弁を縫着した．IABP 下に，ECC より離脱した．止血に難渋したが，閉胸して，ICU へ帰室できた．

　左室破裂は僧帽弁置換後に極めてまれに起こる致死的合併症である．幸い救命できたが，肝を冷やした症例であった．このため PVL に対する開心術以外の他の治療法がないかを模索し，Amplatzer vascular plug Ⅱ での PVL 閉鎖の臨床研究や Occlutech 社の PVL 閉鎖デバイスを使用した治験を始めるきっかけになった症例でもある．

III. 各論❷：Critical Case Simulation & Checklist

❼ 筆者の成人先天性心疾患再手術構築に影響を与え続けている一針

　基礎疾患に心室中隔欠損を伴う肺動脈閉鎖症を持つ21歳男性．
　8歳時に心内修復術（心室中隔欠損閉鎖＋1弁付きパッチによる右室流出路再建），19歳時に肺動脈弁置換（生体弁）を伴う右室流出路再再建（ウマ心膜）を受けていた．弁置換2年後，発熱をきっかけに生体弁に疣腫（vegetation）を伴う心内膜炎が確認され，右室流出路全体をステントレス生体弁に置き換える方針となった（図1）．
　生体弁周囲の疣腫を可及的に切除し右室流出路後壁とステントレス生体弁の縫着（5-0糸連続縫合）を始めたところ，途中で針穴から出血を認めた．高度癒着に加えて，疣腫周辺組織の可及的切除のためオリエンテーションが付きにくかったが，左冠動脈（LCA：術前CTで生体弁背側に位置）の可能性が否定できず，その運針糸を抜いて周囲癒着組織で蓋をするように止血対応をした．ステントレス生体弁の位置をずらして縫着し直し手術を終えたが，心機能低下，肺機能低下，感染制御不良が重なり，最終的にこの患者を救命することができなかった．剖検がなく確認できていないが，今でも脳裏をよぎる一針である．

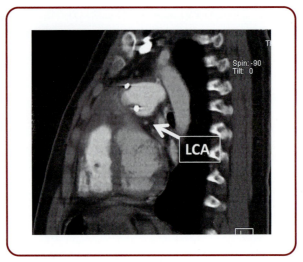

図1　術前CT

❽ ガイドワイヤーによる胸腔内出血

　70歳代男性．間欠性跛行に対し人工血管による右総大腿‒近位膝窩動脈バイパスが行われている．中枢吻合部直上の右総大腿動脈に狭窄が見つかり，左上腕動脈から拡張術を行うこととなった．しかし，0.035 inch のワイヤーが短くて病変まで到達しないため，200 cm の 0.018 inch のガイドワイヤー使用し PTA を行った．ところが拡張後ガイドワイヤーが monorail のバルーンカテから出た部分で左鎖骨下動脈に引っかかり，抜去困難となった．透視ではガイドワイヤーが屈曲して動脈に引っかかっているようにみえた．このため，右大腿動脈を露出し，シースを入れてスネアでワイヤーを捕捉，尾側に引くことで抜去できた．直後の造影では異常はみられなかったが，術直後から血圧低下を認めショックとなった．再度造影してみると左鎖骨下動脈から造影剤が噴出しているのがみえ（図1 矢印），血胸となっている．急いで上腕動脈を切開し，当時たまたまあった胆道用 covered stent を留置し止血を得ることができた．covered stent は 2 週間後に閉塞したが，症状がほとんどなかったため，経過観察とした．

　この症例は定格より細いワイヤーを使用したため，ワイヤーがカテーテルの弾性に負けて 1 回転し屈曲してしまい血管壁に刺さって損傷を与えた症例だった（図2）．運よく左椎骨動脈が鎖骨下動脈からではなく，大動脈弓から直接分岐する変異があったおかげで脳梗塞の心配なく covered stent を入れることができ救命できた．現在なら血管用のステントグラフトを使用する場面であろう．一般に低侵襲といわれる血管内治療は，いったん合併症が起こると治療に難渋することがあることを思い知らされた．

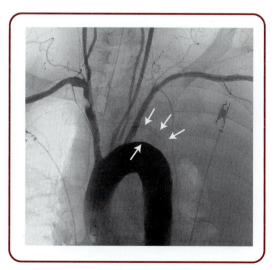

図1　ショックになったときの血管撮影

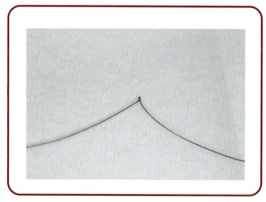

図2　屈曲しコブをつくったガイドワイヤー

Ⅲ. 各論❷：Critical Case Simulation & Checklist

❾ 体外循環確立前に上大静脈から出血した一例

8歳，体重29kg．診断は右室二腔症．

皮膚切開は胸骨長の2/3，胸骨は下端から3/4程度切開により手術を進めた．体外循環確立前のSVC背側剥離中にかなりの出血をきたし，術者が交替した．第1助手がSVCを用手的に圧迫し，ある程度の止血を得た．ヘパリン投与し，上行大動脈に送血カニューレ（先端がL字で本体部分は成人と同じ径でやや硬いタイプ）を挿入した．視野の邪魔にならないように挿入部分より5cmほど高い位置でカニューレ固定用のルメル（縫合糸保持チューブ）に結紮固定した．吸引血を戻す形で送血開始し血行動態は正常に戻った．送血カニューレを皮膚切開の頭側シーツに布鉗子で固定しようとしたところ，送血カニューレが大動脈から抜けた．この時点でSVCからの出血は持続しており，血圧が低下した．人工心肺からの送血が直ちに必要であったが，上行から再度の挿入には時間を要すると判断し，送血カニューレを右心耳から挿入し血行動態を回復させた．今度はやわらかいカニューレを上行に挿入した．体外循環確立後，SVCの背側の小孔を修復し患児は問題なく退院した．

反省点として，送血カニューレのルメル固定が通常より高い位置になったことと，シーツに固定する際にカニューレの硬さを考慮して，直接にシーツではなく「枕」を用いるべきであった．心停止前であったため，右心耳からの送血を直ちに行ったのは血行動態回復に有用であった．

3. エキスパート外科医の肝を冷やした一例

❿ 縫っても縫っても裂ける心室

　急性心筋梗塞後合併症で遭遇したくないひとつが左室自由壁破裂である．壊死した心筋は心筋そのものが脆弱であるのみならず，縫合に最も強い味方である心外膜までもが脆弱になり，縫っても縫ってもどんどん裂けてくる状態である．陳旧性心筋梗塞を繰り返す症例なら左室も大きく縫縮しても問題にならないが，左室が大きくない急性心筋梗塞では左室を縫うこと自体が縫合糸のテンションが上がり，心筋を裂き，泥沼に陥っていく大変困難な状態となる．こういうときに大きな決断が必要で，壊死心筋をすべて除去し，大きなパッチで左室を形成する覚悟が重要である．

　筆者は，鈍角枝梗塞で自由壁破裂の症例と，後下行枝閉塞の心室中隔穿孔＋下壁自由壁破裂の症例計2例に対して，パッチ左室形成を決意し救命し得た経験を持つ．心筋（左室自由壁）を直径3cmほど切除したあと，3枚構造のパッチを用いた左室形成を行った．ヘマシールドパッチとウシ心膜を合わせた二重パッチを心内膜側にヘマシールドパッチ1枚を心外膜側に置き，あたかも心筋部位を空中となるような形で心内膜，心外膜を新しくつくる形とした．モノフィラメント糸プレジット付きマットレスで両パッチを健常心筋に縫着した．縫合線にはバイオグルーを塗布し，タコシールを貼付した．幸いにも両症例とも縫合部位からの出血は制御され，救命し得た．

　左室自由壁破裂は極めて治癒困難な状態であり，縫うことが仕事の外科医にとって，縫う相手がない（脆弱）という状態は本当に困難極まりない状況である．こういうときこそ姑息的に走りたがる気持ちに打ち勝ち，大胆に振る舞う気持ちを持たなければならない．

⓫ 食事摂取開始後胸骨下ドレーンからの排出物により腸管損傷に気がついたCABGの一例

　69歳男性．off-pump CABGx3（LITA-LAD，RITA-Radial-4PD-4AV）を施行した．術後1日に経口摂取開始後，胸骨下ドレーンから褐色泥状の排液が流出した．消化管内容物と判断し，緊急開腹，開胸ドレナージを施行する．胸骨剣状突起下の癒着剥離の操作で腹膜と考えられた層は横行結腸と判明した．9年前に施行された，胃亜全摘＋横行結腸切除術の際，腹膜が修復されていなかったか，修復後両側に泣き別れてしまったと思われる．脂肪や腹膜組織はなく，かわりに拡張した横行結腸が縦隔スペースに直接隣接していたため，横行結腸を損傷したと考えられた．開胸は別の医師が行い，閉胸時に開腹したことを伝えられていた．特に疑問も持たず，拡大している横行結腸を癒着し肥厚している腹膜と思い込み，そのまま連続縫合で閉じていた．

　横行結腸にストーマ作製，縦隔炎に対する治療に53日間ICU滞在を必要とした．その後，経口摂取可能となり術後120日で退院となった．改めて見直した術前CT（図1）では拡張した横行結腸が剣状突起下にあり，胃亜全摘＋横行結腸切除術後だということを念頭に置いて慎重に開胸すべきであった．

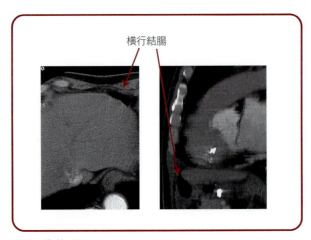

図1　術前CT

⓬ 油断するな，心しておりよ

　70歳代後半女性，身長143cm，体重40kg．大動脈弁狭窄兼閉鎖不全症で上行大動脈は最大径38mmの軽度拡大と石灰化が散在する．術中大動脈エコーでは上行大動脈遠位に健常部を認めたが，壁の厚さはやや薄い．上行大動脈の送血管挿入に際して固定糸をフェルトで補強し，上下大静脈に脱血管を挿入し体外循環を導入．生体弁による大動脈弁置換を通常どおり行った．体外循環中から送血管挿入部周囲からの出血がやや多かった．プロタミン投与後上大静脈の脱血管を抜去，下大静脈脱血管を緊急出血時の送血回路として残しておいた．送血管を抜き，purse string suture を結紮したところ，内側の糸の結紮時に出血があり，外側の糸を強く締めたところ大動脈壁が裂けた．用指的に圧迫し，4-0 プロリーン SH に大きめのフェルトをつけて追加針をかけたが，再び大動脈が裂け術者の示指先端が入る大きな欠損孔が形成された．さあ，どうする？

　対処法としていくつかの選択肢を考えた．

①大動脈に部分遮断鉗子をかけて追加針をかける．

②大動脈を用指的に圧迫したまま鼠径部を切開し大腿動脈から送血管を挿入し，体外循環を再開し，中等度低体温下で低流量として送血管挿入部をパッチ閉鎖する．

③送血管を大動脈の孔から再度挿入し，体外循環を再開，膀胱温で25℃の超低体温循環停止として大動脈を離断，送血管挿入部を含めて切除し，上行大動脈人工血管置換を行う．

　方法としては③を選択した．幸いに送血管は胴部が太い製品であり，胴部まで挿入し出血を制御できた．人工血管吻合に際しては大動脈周囲を帯状フェルトで補強し出血なく体外循環を離脱できた．循環停止時間は20分であった．

　ちなみに①は遮断鉗子をかけるには部位として困難で，大動脈プラークによる塞栓リスクもあり，止血も不確実，②は体格が小さく，大腿動脈送血では十分な流量がとれないリスクがある．何より術者が疲れる（！）．

Ⅲ．各論❷：Critical Case Simulation & Checklist

⑱ Bentall 手術中に左室破裂を起こし止血に難渋した一例

　70 歳女性．1997 年急性 A 型大動脈解離に対し上行大動脈置換術施行．仮性瘤と大動脈弁閉鎖不全の進行に対して，2004 年に手術を施行し出血制御に計 5 回の心停止を要したが軽快退院した．

　心停止-1：Bentall 手術において，当時は弁輪からの出血予防のため，人工血管の端から 1 cm の部位に生体弁を縫着して，この余った人工血管を残存大動脈壁へ連続縫合していた．左右冠動脈は，ボタン状にして人工血管へ吻合．心拍再開後しばらくして突然弁輪付近から拍動性出血が起こった．

　心停止-2：疑わしいのは NCC 相当部の弁輪と考え，心停止としてそこを連続縫合．しかし，拍動性出血は不変．

　心停止-3：拍動下では出血部位は不明なので，心停止とし人工血管を離断し導尿用 Foley カテを人工血管内に入れ心筋保護液を注入して，大動脈基部の出血源を検索．LCC 相当部の出血と考え，連続縫合．その後，同様に基部に圧をかけて止血を確認．しかし心拍動を再開すると，また同様の出血が起こった．

　心停止-4：出血源がまったく不明なので，また心停止として左右冠動脈ボタンを外して，弁輪部を全周性に連続縫合で補強してから冠動脈を再建し，上記のリークテストで止血確認．もう大丈夫と判断して，人工心肺を離脱．しかし，心拍動が強くなると徐々に LCC 相当部から出血再開．プロタミン投与して止血を試みるも不可．

　心停止-5：人工心肺再開し心停止として，もう一度観察．ここではじめて，LCC 相当部の弁輪からわずかに離れた左室側に裂隙を発見し，人工弁の弁座が確認された．ここを 2 層で縫合閉鎖．

　体外循環からの離脱は容易．総体外循環時間；10 時間 57 分，総心停止時間；4 時間 38 分．

　弁輪部の出血予防のために行った人工血管と残存大動脈壁との吻合に張力が強くかかり左室が裂けたと考える．その後，術式をドーナツ状ウシ心膜スカートを用いての補強へ変更した．

⓮ MICS で発症した術中大動脈解離

　中年の女性の MICS（upper partial sternotomy）による AVR に指導的助手として参加していた．順調に AVR が終わり心拍再開，さあ体外循環離脱だという段階で心停止液用のカニューレを抜くと大動脈に赤黒い血腫がさっと広がっていった．エコーで大動脈をみると偽腔がみえてそのなかにカラーフローで血流が認められる．カニューレを抜いたときに発症した大動脈解離だ．一瞬，悪い思い出（新米執刀医のころに経験した CABG 術中の解離）が頭をよぎる．その症例は，弓部置換したものの脳障害で失った．ただ今回は経食道心エコーでみた下行大動脈は正常だ．すべきことは上行置換か弓部置換だ．上行置換ですむかもしれない．弓部置換が必要であれば，full sternotomy にすればよい．執刀医も落ち着いている．術者交替せずそのまま循環停止にもっていって手術することとした．

　左室ベントを入れ直し冷却を開始，循環停止でクランプを外すと，幸い解離は腕頭動脈の前で止まっていた．上行置換で十分だ．視野もよい．遠位吻合終了後循環再開し，近位吻合のあとに心臓を再灌流した．心臓は何事もなかったように心拍再開，人工心肺からの離脱もスムーズだった．

　筆者が数千例経験した心臓手術で術中解離は 3 例だ．どんな手術のときも何か変なことがあると解離ではないかとビクビクする．備えあれば患いなしというが，誰にもいつかは起こる合併症だと観念して手術に臨むしかない．

⓯ 石灰化した左房壁の tear に対し生体弁越しにウシ心膜パッチを縫着して再建した一例

　82歳女性．以前に僧帽弁狭窄症，三尖弁狭窄症に対してそれぞれ僧帽弁置換術，三尖弁交連切開術を受け，その後ペースメーカー移植術を受けた．今回は僧帽弁人工弁周囲逆流のために手術適応になったが，大動脈弁狭窄症ならびに三尖弁逆流も進んでいた．

　手術は再僧帽弁置換術，大動脈弁置換術，三尖弁置換術をすべて生体弁で行った．僧帽弁へのアプローチは心房中隔から左房天井を切開した (superior biatrial approach)．慢性心房細動があり，左房は拡大し，左房天井の切開した部分には石灰化を認めた．手術を終え左房，心房中隔，右房を型どおり閉鎖し，大動脈遮断を解除し，心臓に血液を満たしていったところ，左房天井の tear を認め，second pump run にて左房の修復を行った．左房壁に石灰化が強く，大動脈壁に隣接した正常な左房壁がなかったため，大動脈切開を再度開き，大動脈弁生体弁越しに subaortic curtain の部分から 4-0 プロリーンのフェルト付きマットレスを 5 針大動脈の外に抜き，ウシ心膜パッチを縫着した (図 1a)．そのパッチを使って左房壁を再建し，左房を閉鎖した (図 1b)．

　左房壁に石灰化があっても，石灰部分を内膜摘除したうえで連続縫合で閉鎖することは多くの症例で可能である．ただ本例のように石灰化を除去したのちの組織が非常に脆弱で直接縫合することが不可能であったり，また石灰化が全層に及んでいると左房組織を直接縫合できない場合がある．その場合は本術式も修復のひとつのオプションになりうる．

文献
1) Ohira S, et al: Transaortic repair as bailout procedure for left atrial tear in redo mitral valve surgery via superior transseptal approach. Heart Lung Circ **25**: e1-e3, 2016

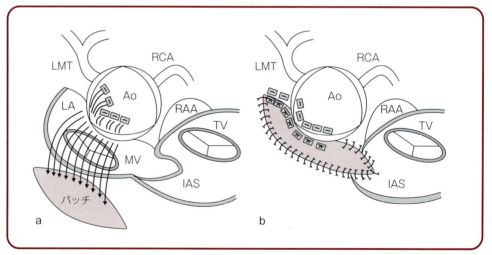

図1　術式
　a：大動脈生体弁越しに運針．
　b：ウシ心膜にて左房天井を再建．

⑯ 胸腹部大動脈ステントグラフト治療時に予期せず上腸間膜動脈をカバーした一例

　重症 COPD で他院で手術不能と宣告された Crawford 4 型の胸腹部大動脈瘤の患者に腰椎麻酔下で枝付きステントグラフト治療を行った．その際にステントグラフトで上腸間膜動脈（SMA）をカバーするアクシデントがあった．強い腹痛を訴えたため急いで血管内から SMA にワイヤーを通そうとしたが完全にカバーされており難渋した．急遽全身麻酔に切り替え小開腹したところ，腸管は pale で蠕動もなかった．回盲部を見い出し，SMA 末梢から 6Fr シースを挿入し造影すると，ステントグラフトは SMA を完全にカバーしていた．逆行性アプローチにより容易にステントグラフト中枢エッジを越えてワイヤーを大動脈内に進めることができた．SMA 起始部に腸骨動脈用ステントを留置することで救済することができ，腸管色調も蠕動も瞬く間に改善しエンドリークなく手術を終えた．

　本件では腰椎麻酔であったことや腸管虚血という時間的な制約もあり選択肢は限られていた．近年では傍腎動脈大動脈瘤に対して snorkel 法などを用いて治療を行う場合が増えているが，その際に本症例のように予期せず SMA をカバーすることがある．SMA 閉塞の場合はゴールデンタイムが短いので血管内治療での bail-out に固執せず，小開腹して SMA 末梢からステントを挿入する方法を念頭に置くべきである．また，本法は open conversion と違って極めて低侵襲である．ステントグラフト治療はこのように時に外科治療が必要となるため，今後も外科医が率先して行っていくべきである．われわれのこの経験が後進の一助になれば幸いである．

索 引

B
Basic Skill Training　28
Bentall 手術　222, 232

C
CABG　50, 195
Cadaver　23
Cognitive Ability　7

D
Deliberate Practice　6, 22
Dreyfus Model　2
Dry Lab　22

E
endoscopic vessel harvesting（EVH）　60
endovascular aneurysm repair（EVAR）　76, 199, 204

F
Fontan 型循環の再手術　183

I
innominate vein　167
internal thoracic artery（ITA）　56

L
Leriche 症候群　209
Live Animal　23

M
massive trans-valvular leakage　189
MICS　197, 233

N
native aorta　218
Non-Technical Skill　2

O
Objective Structured Assessment of Technical Skill（OSATS）　7
OFF-JT certificate　102
OPCAB　50
oscillating saw　170

P
Psychomotor Ability　7

S
Simulator-based Skill Training　22
Skill Acquisition　26
Skill Durability　26
Skill Transfer　26
Surgical Slip Knot　30

T
Technical Skill　2

V
Virtual Reality（VR）　23

W
Wet Lab　23

あ
アクセス血管損傷　202
アビテン　39

う
植木鉢型血管吻合シミュレーター　110

え
腋窩静脈脱血　222
オキシセル　39

か
ガイドワイヤーによる胸腔内出血　227
冠動脈バイパス術トラブル　128

き
急性大動脈解離　221
金魚すくいのポイ　112

く
クルー・リソース・マネジメント　15

け
血管内治療　88, 206

し
止血　37
自己弁温存大動脈基部再建術　220
上大静脈症候群　222
人工心肺操作　41
人工心肺トラブル　118

す
ステントグラフト手術トラブル　158
ステントグラフト内挿術　97

せ
石灰化　223, 234
専門医制度　9

そ
僧帽弁手術トラブル　137
僧帽弁置換術　71

た
大動脈手術トラブル　148
大動脈弁置換術　66, 187
大動脈弁置換術トラブル　130
タコシール　39

ち
腸骨静脈損傷　214

て
テープを用いた slip knot のトレーニング　114

と
動脈管結紮　185
トレーニング施設紹介　104

な
内胸動脈　56
内胸動脈採取　56
内視鏡下大伏在静脈採取　60

に
認定要件　102

ぬ
縫う　33

は
バード　アリスタ AH　39
バイオグルー　39
ハイドロフィット　39

ひ
標準手術トレーニング　41

ふ
フィブリンのり製剤　39
腹部大動脈人工血管置換術　76
プロタミン　39

へ
ベリプラスト　39
ベントカテーテル　179

ほ
ボルヒール　39

ま
末梢端側吻合　50
末梢動脈手術トラブル　154
末梢動脈バイパス　82

み
みかん法　106

む
結ぶ　28

心臓血管外科専攻医・専門医必修！ Off the Job Training テキスト ［Web 動画付］

2018 年 10 月 15 日　発行	監修者　3 学会構成 心臓血管外科専門医認定機構 発行者　小立鉦彦 発行所　株式会社 南 江 堂 〒113-8410 東京都文京区本郷三丁目 42 番 6 号 ☎（出版）03-3811-7236　（営業）03-3811-7239 ホームページ http://www.nankodo.co.jp/ 印刷・製本 日経印刷 装丁 渡邊真介

Cardiovascular Surgery Off the Job Training Textbook
© The Japanese Board of Cardiovascular Surgery, 2018

定価はカバーに表示してあります．
落丁・乱丁の場合はお取り替えいたします．
ご意見・お問い合わせはホームページまでお寄せください．

Printed and Bound in Japan
ISBN978-4-524-24144-6

本書の無断複写を禁じます．
JCOPY 〈（社）出版者著作権管理機構 委託出版物〉

本書の無断複写は，著作権法上での例外を除き禁じられています．複写される場合は，そのつど事前に，
（社）出版者著作権管理機構（TEL 03-3513-6969，FAX 03-3513-6979，e-mail: info@jcopy.or.jp）の
許諾を得てください．

本書をスキャン，デジタルデータ化するなどの複製を無許諾で行う行為は，著作権法上での限られた例外
（「私的使用のための複製」など）を除き禁じられています．大学，病院，企業などにおいて，内部的に業
務上使用する目的で上記の行為を行うことは私的使用には該当せず違法です．また私的使用のためであっ
ても，代行業者等の第三者に依頼して上記の行為を行うことは違法です．

心臓血管外科
専門医認定試験
過去問題集
2012〜2015

医書.jpによる電子書籍も販売中！

監修
3学会構成
心臓血管外科専門医認定機構
日本胸部外科学会・日本心臓血管外科学会
日本血管外科学会

編集
コア・カリキュラム委員会

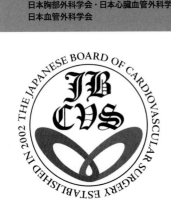

2012〜2015年に実際に出題された問題から選定された約450問と解答を掲載。
さらに正答率も掲載した受験者必携の一冊！

心臓血管外科専門医認定機構（胸部外科学会・心臓血管外科学会・血管外科学会の3学会で構成）監修，コアカリキュラム委員会編集の心臓血管外科専門医認定試験の過去問題・解答集．

■B5判・194頁　2017.3.
ISBN978-4-524-25266-4
定価（本体 6,000 円＋税）

■主要目次■
発刊にあたって
コア・カリキュラム作成および問題選択の基準
コア・カリキュラム一覧
必修問題
選択問題
　先天性／弁膜症／不整脈／腫瘍／虚血性心疾患／補助循環／心膜疾患（病因／症候／診断／治療）／心臓その他／大血管・末梢血管疾患（血管内治療を除く）／大血管・末梢血管疾患（血管内治療）
解答

定価は消費税率の変更によって変動いたします．消費税は別途加算されます．